Sabine Weinberger
Kindern spielend helfen

Edition Sozial

Sabine Weinberger

Kindern spielend helfen – Einführung in die Personzentrierte Spielpsychotherapie

6., überarbeitete Auflage

BELTZ JUVENTA

Die Autorin

Sabine Schlippe-Weinberger, Dr. phil., Diplompsychologin, ist als approbierte Psychologische Psychotherapeutin und Kinder- und Jugendpsychotherapeutin in eigener Praxis tätig. Darüber hinaus von 1978 bis 1990 Lehrbeauftragte an Fachhochschulen für Sozialpädagogik in Regensburg und München und von 1978 bis 2001 Lehrbeauftragte der Universität Bamberg. Ausbilderin in Klientenzentrierter Gesprächsführung und Personzentrierter Psychotherapie für Kinder und Jugendliche der Gesellschaft für Personzentrierte Psychotherapie und Beratung (GwG).

2014 wurde Sabine Schlippe-Weinberger vom Verband für Personzentrierte Kinder- und Jugendlichenpsychotherapie (VPKJ) in Salzburg der Virginia-Axline-Preis für ihr Lebenswerk verliehen.

Bibliografische Information der Deutschen Nationalbibliothek

Die Deutsche Nationalbibliothek verzeichnet diese Publikation in der Deutschen Nationalbibliografie; detaillierte bibliografische Daten sind im Internet über http://dnb.d-nb.de abrufbar.

1. Auflage 2001
2., überarbeitete und ergänzte Auflage 2005
3., ergänzte Auflage 2007
4. Auflage 2010
5. Auflage 2013
6., überarbeitete Auflage 2015

www.beltz.de · www.juventa.de
Druck und Bindung: Beltz Bad Langensalza GmbH, Bad Langensalza
Printed in Germany

ISBN 978-3-7799-3161-4

Für Fabian, Kilian und Bastian

Vorwort zur 6. Auflage

Dankbar habe ich die Gelegenheit wahrgenommen, das Buch „Kindern spielend helfen“ für die 6. Auflage noch einmal gründlich zu überarbeiten. Es freut mich sehr, dass die Grundlagen der Personzentrierten Spielpsychotherapie im psychotherapeutischen wie im psychosozialen Bereich so einen Anklang gefunden haben. In einer Zeit, in der die „Förderung“ des Kindes zunehmend an Bedeutung gewinnt, dies aber häufig mit „Wissen ansammeln“ gleichgesetzt wird, kommen Kreativität und die sinnliche, körperliche und emotionale Selbsterfahrung, die das Kind von sich aus im freien Spiel aufsucht, deutlich zu kurz. Diese „heilenden Kräfte“ im kindlichen Spiel gilt es, verstehen und begleiten zu lernen.

In die vorliegende Überarbeitung wurden unter anderem konzeptionelle Weiterentwicklungen der Personzentrierten Spielpsychotherapie aufgenommen, das Konzept der Resilienz ergänzend eingefügt, einzelne Problembereiche wie Hyperaktivität und Aggression dem derzeitigen Forschungsstand angepasst und alle Literaturhinweise auf den neuesten Stand gebracht.

Danken möchte ich Mag. Christine Wakolbinger, Dipl.-Päd. Hildegard Steinhauser und Dipl.-Soz-Päd. Nina Harbig für ihre wertvollen Rückmeldungen und Anregungen.

Erbendorf im Januar 2015
Sabine Weinberger

Vorwort zur 1. Auflage

> Drei Dinge
> sind uns aus dem Paradies geblieben:
> Sterne, Blumen und Kinder.
> *Dante*

Das vorliegende Buch ist aus meiner Tätigkeit als Kinder- und Jugendlichenpsychotherapeutin, sowie als Ausbilderin für Personzentrierte Beratung und Psychotherapie mit Kindern und Jugendlichen entstanden. Diese Erfahrungen möchte ich an die verschiedenen Berufsgruppen in der psychosozialen Versorgung weitergeben. Die jahrelange Tätigkeit als Ausbilderin hat mir dabei geholfen, das Material zu strukturieren und erprobte und bewährte Übungen anzufügen, anhand derer die Lerninhalte reflektiert und vertieft werden können.

Danken möchte ich allen Ausbildungsteilnehmern und Teilnehmerinnen, die durch ihr großes Interesse, ihre Mitarbeit und ihre Fragen indirekt mit dazu beigetragen haben, dass dieses Buch entstanden ist.

Ein besonderer Dank geht an Dipl.-Psych. Dr. Beate Ehlers, Dipl.-Psych., Dipl.-Päd. Eduard Kumberger und Dipl.-Päd. Hildegard Steinhauser für die Durchsicht des Manuskripts und die wertvollen Hinweise und Anregungen.

In dieser Lern- und Praxisanleitung geht es um die Vermittlung von sowohl genuin psychotherapeutischem Fachwissen als auch um pädagogisch-therapeutische Kompetenz im psychosozialen Praxisfeld. Als Oberbegriff für die Berufsgruppen habe ich das Wort „Therapeut" gewählt, auch wenn die Hilfe im Rahmen von Beratung stattfindet.

Da im Kontext von Beratung und Therapie mit Kindern eindeutig sehr viel mehr Frauen als Männer tätig sind, habe ich im Buch häufig die weibliche Form verwendet. Alle männlichen Leser mögen sich bitte mit gemeint fühlen.

Erbendorf, im Oktober 2000
Sabine Weinberger

Inhalt

Einführung

> Es gibt nichts Wunderbareres und
> Unbegreiflicheres und nichts,
> was uns fremder wird und
> gründlicher verloren geht,
> als die Seele des spielenden Kindes
> *Hermann Hesse*

Inhalt und Ziele

Immer mehr Kinder brauchen fachliche Hilfe, sei es eine Kinderpsychotherapie, eine Sprach- oder Ergotherapie, heilpädagogische Maßnahmen oder eine Frühförderung. Welche Schwierigkeit auch vorliegen mag, immer ist das ganze Kind betroffen. Dieser Blick auf das ganze Kind erfordert mehr psychotherapeutische Kompetenz in den verschiedensten Berufsgruppen. Dies gilt sowohl für den Bereich der Kinder- und Jugendhilfe und der Heilpädagogik, in denen dies schon eine lange Tradition hat, als auch für die wachsende Anzahl von Anlaufstellen, wie z.B. Frühförderung, Sprachtherapie, Ergotherapie. Der Erwerb dieser psychotherapeutischen Kompetenz ermöglicht auch eine bessere Verständigung der verschiedenen Fachkräfte untereinander und erleichtert damit deren oft notwendige Vernetzung.

Kinder, überall auf der Welt, drücken sich im Spiel aus: Um Erlebtes zu verarbeiten, wird es in Szene gesetzt und so lange durchgespielt, bis es für das Kind in einen ihm verständlichen Sinnzusammenhang gebracht werden kann. Diese Darstellung geschieht entweder mit Spielfiguren, im Rollenspiel mit anderen Kindern oder durch Malen und Zeichnen. Kinderpsychotherapeuten nutzen schon seit langem diese Fähigkeiten der Kinder, ihr inneres Erleben mittels dieser analogen Kommunikation (Fahrig 1991) „sichtbar" werden zu lassen. Im Therapievorfeld wird dieses Wissen noch wenig in die Arbeit integriert, ebenso wird in den kognitiv-behavioralen Therapieansätzen die Kreativität, die sich im freien Spiel des Kindes zeigt, noch wenig psychotherapeutisch genutzt. Diese Einführung in die Personzentrierte Spielpsychotherapie ist daher als Lern- und Praxisanleitung konzipiert, um

- angehenden *Kinder- und Jugendlichenpsychotherapeutinnen* und *Kinder- und Jugendlichenpsychiaterinnen* einführende Kenntnisse der Personzentrierten Spielpsychotherapie zu vermitteln,
- Sie als *Fachkraft* in einem helfenden Beruf (Ergotherapeutin, Kinderärztin, Logopädin, Psychologin, Sozial-, Sonder- oder Heilpädagogin) an diese „heilenden Kräfte“ (Zulliger 1951) im Spiel heranzuführen. Es werden Anregungen vermittelt, wie Sie in Ihrem beruflichen Kontext Kindern mit verschiedenen Materialien helfen können, einen ins Stocken geratenen Entwicklungsprozess wieder aufzunehmen. Gleichzeitig sollen Sie neugierig gemacht und motiviert werden, dieses Wissen in einschlägigen Fort- und Weiterbildungen zu vertiefen.
- *Studentinnen* verschiedener Fachrichtungen, die an einer zusätzlichen Qualifikation im Bereich der Kinderpsychotherapie interessiert sind, sollen einen ersten Einblick in die psychotherapeutische Arbeit mit Kindern erhalten.
- *Seminar- und Kursleiterinnen* will das Buch ein didaktisch aufbereitetes und praxiserprobtes Material für den Einsatz in entsprechenden Fort, - Aus- und Weiterbildungen bieten.

Der hier vorgestellte Ansatz bezieht sich auf das Personzentrierte Konzept von Carl Rogers. Dieser Ansatz hat als Grundlage die spezifische Beziehungsgestaltung zwischen Therapeutin und Kind. Da die Verwirklichung des Beziehungsangebotes sehr eng mit Ihrer individuellen Persönlichkeit verknüpft ist, kommt Ihrer Person und Ihrer Lebensgeschichte eine große Bedeutung zu. Die Arbeit mit Ihrem „inneren Kind“ ist daher ein wichtiger Bestandteil des Buches.

Zusammengefasst besteht die Lern- und Praxisanleitung aus drei Bestandteilen:

1. **Beziehungsgestaltung:** Sie sind die Person, die dem Kind – auch wenn es nur für einen begrenzten Zeitraum ist – die Bedingungen bieten kann, die nach Carl Rogers notwendig sind, um sich zu einem Menschen zu entwickeln, der offen ist für neue Erfahrungen und der diese ohne Verzerrung und Verleugnung in sein Selbstbild integrieren kann.

2. **Wissen und Techniken:** Entwicklungspsychologisches Wissen über die Kindheit, Kenntnisse über die Entstehung und Aufrechterhaltung von psychischen Störungen, eine geschulte Wahrnehmung und ein ganz konkretes Handwerkszeug im Umgang mit Kindern: Welche Medien und Materialien können

Sie mit welchen Zielen einsetzen und wie sieht die Begleitung des Kindes in der konkreten Situation aus.

3. **Das Kind in Ihnen:** Wenn Ihr inneres Kind in Ihnen lebendig ist, dann finden Sie auch einen Zugang zu den Kindern, mit denen Sie beruflich zu tun haben. Dann fällt es Ihnen leicht, sich auf die Fantasiewelt des Kindes einzulassen: von einem Moment zum anderen werden Sie eine auf einem Besen reitende, fliegende Hexe oder ein Polizist, der gerade auf Räubersuche ist.

Aufbau der Lern- und Praxisanleitung

Das Arbeitsbuch gliedert sich in eine *theoretische Einführung* und einen *praktischen Teil.* In *beiden* Teilen finden sich eine Vielzahl von Übungen, die die Inhalte durch Erfahrungslernen ergänzen.

Die *theoretische Einführung* beginnt mit einer Darstellung der speziellen Anforderungen an die Arbeit mit Kindern. Dazu gehört eine Diskussion der Begriffe *Beratung, Pädagogik* und *Psychotherapie,* wie auch eine Übersicht über die *Unterschiede zwischen Kindern und Erwachsenen.*

Daran anschließend werden die Grundlagen des *Personzentrierten Ansatzes* dargestellt, die *Personzentrierte Psychotherapie mit Kindern und Jugendlichen* im heilkundlichen Rahmen überblicksartig skizziert und die Anwendungsfelder des Ansatzes in den *pädagogischen* und *psychosozialen Bereichen* vorgestellt. Es folgen Grundkenntnisse aus der *Entwicklungspsychologie* und die *Bedeutung des Spiels* für den Aufbau, die Aufrechterhaltung und die Wiederherstellung einer gesunden Persönlichkeitsentwicklung. Abschließend werden aus den von Rogers formulierten Beziehungsvariablen ausdifferenzierte Handlungsmöglichkeiten dargestellt und es wird anhand von Beispielen und Übungen erläutert, wie Sie diese in der *Begegnung mit dem Kind* einsetzen können.

Im *praktischen Teil* wird dargestellt, wie sich das Personzentrierte Konzept in der Arbeit mit Kindern umsetzen lässt. Nach einer Beschreibung der ersten *Kontaktaufnahme* und der *diagnostischen Schritte* folgt ein Überblick über die *Personzentrierte Spielpsychotherapie.* Unter der Überschrift *„Differenzielle Spielangebote"* werden anschließend verschiedene Medien dargestellt, es wird beschrieben, welche Ziele Sie mit ihnen erreichen können und wie Sie diese Medien konkret in der Praxis umsetzen können. Nachfolgend wird die Arbeit mit *Ritualen* und die *Biografiearbeit* erläutert. In dem Kapitel über *ausgewählte Problembereiche* werden Hinweise und Arbeitsmaterialien aufgeführt, auf die Sie bei diesen Problemen zurückgreifen können. Anschließend wird ausgeführt, wie Sie Probleme mithilfe von *Supervision* lösen können. Das Arbeitsbuch schließt mit *Fallbeispielen aus der psychosozialen Praxis*, in denen die personzentrierte Arbeit mit Kindern in zwei verschiedenen Praxisfeldern exemplarisch vorgestellt wird.

Aufbau und Themen des Buches verdeutlicht die folgende Grafik. Aus der Qualitätssicherung stammt das Modell, die einzelnen Schritte von der Vision zum praktischen Handeln darzustellen.

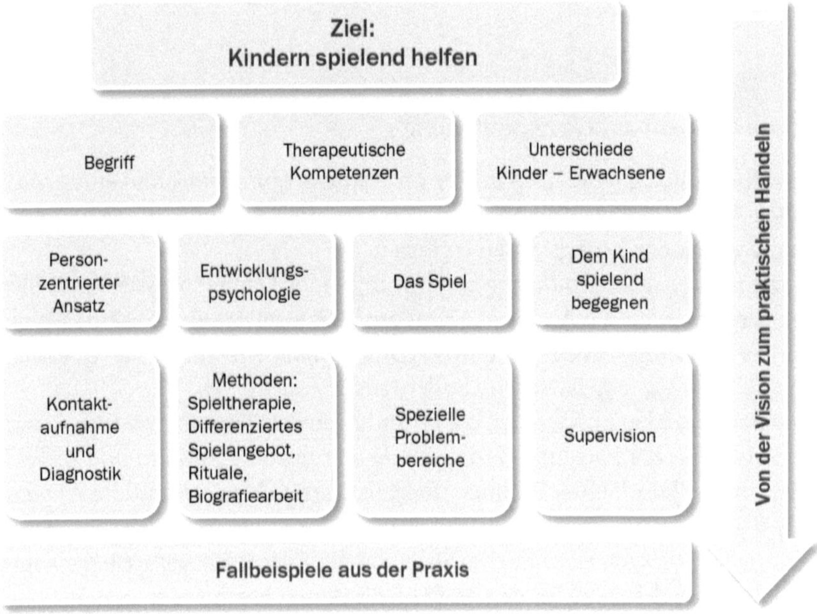

Teil I
Theoretische Grundlagen

1 Spezielle Anforderungen an die Arbeit mit Kindern

Alle Tränen sind salzig.
Wer das begreift, kann Kinder erziehen.
Wer das nicht begreift, kann sie nicht erziehen.
Janusz Korczak

1.1 Unterschiede zwischen Kindern und Erwachsenen

Die Arbeitsweise mit Kindern ist von der mit Erwachsenen sehr verschieden. Sowohl von den Methoden her gesehen, als auch in Bezug auf das, was von der Person der Therapeutin gefordert ist. Kinder und Erwachsene haben grundsätzliche Gemeinsamkeiten, was z. B. ihr Bedürfnis nach unbedingter Wertschätzung anbelangt. Gleichzeitig sind jedoch die intellektuellen und moralischen Strukturen des Kindes von denen des Erwachsenen qualitativ grundsätzlich verschieden, wie Piaget (1926/1997) zeigte. Piaget (nach Wild 1998, S. 88) veranschaulichte diesen Sachverhalt mit dem Beispiel von der Kaulquappe und dem Frosch. Beide brauchen Sauerstoff, doch um ihn aufzunehmen, atmet die Kaulquappe mit einem anderen Organ als der Frosch.

Ausgehend von einem Thesenpapier von Ehlers (1996) sind im Folgenden die wichtigsten Besonderheiten in der Arbeit mit Kindern aufgeführt. Daraus werden konkrete Aufgaben und Anforderungen an die Fachkräfte, die mit Kindern arbeiten, abgeleitet.

- Kinder verwenden andere **Kommunikationsformen** und **Kommunikationsstrukturen** als Erwachsene: auf der **Handlungsebene**: spielen, gemeinsam etwas tun; auf der **Symbolebene**: entwicklungsabhängige Imaginationen, Bilder; auf der **verbalen Ebene**: kindliche Sprachstrukturen.
  Aufgabe: Kindliche Kommunikationsformen auf der Handlungsebene, der Symbolebene und der verbalen Ebene verstehen und anwenden können.

- Kindliche **Erlebnisprozesse** sind an phänomenologische Prozesse gekoppelt, d. h., Kinder können nur über **konkrete Sinneserfahrungen** ihre innere Welt strukturieren und verändern und nicht so sehr über abstrakte kognitive Prozesse.
  Aufgabe: Kindliche Aktivitäten und Sinneserfahrungen begleiten, anregen und in Beziehung zum Erleben des Kindes setzen können.

- Kinder verwenden eine andere **Symbolbildung** als Erwachsene.
  Aufgabe: Die Symbolbildung der Kinder erkennen und in dieser Symbolsprache **„antworten“** können.

- Kinder haben ein anderes **Realitätsverständnis** als Erwachsene: Es ist ego-zentriert, phänomenologisch orientiert und noch sehr an mystische Vorstellungen gebunden.
  Aufgabe: Sich im Realitätsverständnis von Kindern auskennen.

- Kinder suchen und benötigen eine andere **Beziehungsform** als der Erwachsene.
  Aufgabe: Als Fachkraft sind Sie **Erwachsene, „Elternersatz“, Spielpartnerin** oder auch **Anwältin** des Kindes. Je nach dargestellter Thematik ist das eine oder andere im Vordergrund, mit unterschiedlichen Aufgaben.
  a) **Aufgaben als *Erwachsene*:**
  - Sie wissen, dass zwischen dem Kind und Ihnen immer ein Autoritäts- und Kompetenzgefälle besteht,
  - Sie sind sich klar darüber, dass Sie - positiv besetzt - immer ein Modell für das Kind sind, das die Persönlichkeit des Kindes prägt und verändert,
  - Sie geben Anregungen und Hilfestellungen, wenn das Kind nicht weiter weiß.

  b) **Aufgaben als *„Elternersatz“*:**
  - Sie können regressive Bedürfnisse befriedigen (z. B. das Kind ist im Spiel ein Baby, das von Ihnen geschaukelt und gefüttert werden möchte),
  - Sie ermöglichen korrigierende emotionale Beziehungserfahrungen,
  - Sie geben Orientierung und können Grenzen setzen.

  c) **Aufgaben als *Spielpartnerin*:**
  - Sie können in der analogen Sprache des Kindes antworten,
  - Sie können durch Rollenübernahme stellvertretend das kindliche Erleben ausdrücken.

d) **Aufgaben als *Begleiterin*:**
Sie sind sehr präsent, sind innerlich beim Kind (z.B. wenn das Kind etwas gestaltet). Diese Beziehungserfahrungen spielen sich *konkreter* und *unmittelbarer* ab als in der Erwachsenentherapie (z.B. das Kind fordert Sie auf, auch ein Bild zu malen oder schaut Sie Hilfe suchend an, wenn es nicht weiter weiß).
e) **Aufgaben als „*Anwältin des Kindes*"** (Beckmann 2002):
Sie können sowohl in familiären Bezügen, als auch bei juristischen Auseinandersetzungen auftreten und (in Ausnahmefällen!) entsprechende Verantwortung übernehmen (z.B. Mitteilung an das Jugendamt).

- Das Kind hat einen anderen Entwicklungsstand als der Erwachsene.
  Aufgaben: Sie verfügen über fundierte Kenntnisse in der *Entwicklungspsychologie,* um
  - Entwicklungsrückstände zu erkennen,
  - Material- und Spielangebote altersangemessen zur Verfügung zu stellen,
  - in den Spielhandlungen dem jeweiligen kognitiven, emotionalen und sozialen Entwicklungsstand entsprechend zu reagieren.

- Das Kind ist in hohem Maße abhängig von seiner Familie.
  Aufgaben:
  - Sie können das Symptom des Kindes im *Kontext der Familie* analysieren (Anforderungen, Rollenzuschreibungen, inwieweit ist das Kind Symptomträger etc.).
  - Sie sind in der Lage, Familien- und Elterngespräche zu führen.

- Das Kind lebt in einem bestimmten *sozialen Umfeld*, das seine Erfahrungen entscheidend mitbestimmt und prägt.
  Aufgaben:
  - Sie kennen sich in den altersentsprechenden *Lebenswelten* der Kinder/Jugendlichen gut aus (Konsum- und Medienwelt, Idole, Rituale, Rollenanforderungen, Gruppenerfahrungen).
  - Sie können mit diesem *Umfeld arbeiten* (Gespräche mit der Schule, Jugendamt, Helferkonferenz etc.).

- Auch wenn Kinder bereits kognitiv ein Verständnis der Zeiteinteilung in Stunden, Tage, Wochen und Monate haben, so ist ihr *Zeitempfinden* doch ein anderes. Sie haben noch sehr stark ihren eigenen Zeitrhythmus, der sich erst langsam an das Zeittempo der Umwelt anpasst. Kinder leben viel unmittelbarer und intensiver in der Gegenwart, die Zeit „läuft noch nicht davon".
  Aufgabe: Bei der zeitlichen Termingestaltung und bei einer eventuellen Terminverschiebung wird das kindliche Zeitverständnis berücksichtigt. Zum Beispiel kann eine Terminverschiebung um eine Woche für ein Kind – je nach Alter – eine endlos lange Zeit sein.

- Der Umgang mit Kindern aktualisiert im Erwachsenen viel *unmittelbarer Emotionen* und auch *andere Emotionen* als der Umgang mit Erwachsenen. Die eigene Kindheit mit ihren guten und schlechten Erfahrungen, sowie Vorstellungen, Wünschen und Sehnsüchten wird wieder spürbar und in Szene gesetzt.
  Im Einzelnen bedeutet dies:
  – Im Rollenspiel können in sehr schneller zeitlicher Abfolge sehr starke Gefühle ausgelöst werden. Sie müssen Ihre „Themen" daher sehr gut kennen, um in der *laufenden Spielhandlung* – z.B. während Sie gerade ein Krokodil sind, das im nächsten Moment sein eigenes Kind auffressen soll – die Gefühle, die das unmittelbare Agieren in Ihnen auslöst, und die Gefühle des Kindes in der Situation wahrnehmen zu können.
  – Da Kinder ihre *Impulse ausagieren* – und zwar manchmal blitzschnell –, müssen Sie sich und Ihrer Grenzen in jeder Situation sehr bewusst sein (z.B. das Kind drängt sich Ihnen körperlich auf, das Kind zerstört etwas).
  Aufgaben: Spezielle *Selbsterfahrung* und *Supervision.*

Die vorliegende Lern- und Praxisanleitung gibt Anregungen, um diesen vielfältigen Aufgaben und Anforderungen in der Arbeit mit Kindern begegnen zu können.

1.2 Beratung – Pädagogik – Psychotherapie

Fachkräfte im psychosozialen Bereich bewegen sich je nach Ausbildung und Aufgabengebiet im Spannungsfeld zwischen beratender, pädagogischer und psychotherapeutischer Tätigkeit. Was versteht man unter diesen Begriffen und lassen sich diese Tätigkeiten sinnvoll voneinander trennen? Was sind die Gemeinsamkeiten und Unterschiede? Im Folgenden einige Erläuterungen.

Beratung

Der Begriff Beratung hat sich in den letzten Jahren sehr verändert. War Beratung früher in erster Linie mit Rat, Informationen, Auskunft geben verbunden, so hat der Beratungsbegriff nicht zuletzt durch den Klientenzentrierten bzw. Personzentrierten Ansatz eine zusätzliche Prägung bekommen: weg vom Ratschläge geben und Problemlösen hin zu einer Betonung der Beziehung und einer Orientierung an der Person und ihren Fähigkeiten, zu eigenen Lösungen zu kommen (Weinberger 2013; Sander/Ziebertz 2010). Auch das 1991 in Kraft getretene Kinder- und Jugendhilfegesetz hat nach Proksch (1990) die darin formulierte Beratungsleistung stark in Richtung einer „Hilfe zur Selbsthilfe“ akzentuiert. Dies wird im Rahmen der Sozialarbeit unter dem Begriff der „Sozialen Einzelhilfe“ schon lange umgesetzt (Roberts/Nee 1992).

Für den Bereich der Erziehungsberatung formulierten Feldmann-Bange/Specht (1986, zitiert nach Hundsalz 1998) Beratung als die „gemeinsame Klärung von belastenden Problemen, Erarbeiten eines neuen Verständnisses und Entwicklung von Lösungs- und Veränderungsmöglichkeiten.“ Hundsalz (1998, S. 165) arbeitet anschließend heraus, dass im Gegensatz zum Hausbesitzer, der ein Problem hat und zur Energieberatung geht, es bei der Beratung in der Erziehungsberatungsstelle zwar auch um ein Problem und eine Lösung geht, hier aber steht im „Zentrum dieser Prozesse die Persönlichkeit der Menschen, die die Erziehungsberatungsstelle aufsuchen, ihre innere Welt, ihre Empfindungen, Fantasien und Bewertungen. Die Rat Suchenden selbst werden zum Gegenstand der Beratung. Thematisiert werden ihre Beziehungen zu sich selbst, zu ihren Familienmitgliedern und ihre Beziehungen zu ihrer außerfamiliären Umwelt.“ Die Bundeskonferenz für Erziehungsberatung (1994, S. 4) betont die Beziehung zwischen Berater und Rat Suchendem und den Aspekt, dem Klienten die Möglichkeit zu geben, die eigenen Gefühle und Reaktionsweisen zu verstehen, um daraus resultierend Einsicht und Verhaltensänderung zu bewirken. Nach Hundsalz drückt diese Definition von Beratung aus, dass die Person des Rat Suchenden selbst thematisiert wird und dass über die Thematisierung der Beziehung auch die Person des Beraters angesprochen ist. Diese auf die Person bezogene Beratung weist daher einen engen Bezug zur psychotherapeutischen Intervention auf (Hundsalz 1998, S. 165f.).

Damit werden entscheidende Aspekte des Personzentrierten Ansatzes aufgegriffen. So charakterisierte Rogers seinen Ansatz 1942 (dt. 1972, S. 36) folgendermaßen:

> „Er zielt direkt auf die größere Unabhängigkeit und Integration des Individuums ab, statt zu hoffen, dass sich diese Resultate ergeben, wenn der Berater bei der Lösung des Problems hilft. Das Individuum steht im Mittelpunkt der Betrachtung und nicht das Problem. Das Ziel ist es nicht, ein bestimmtes Problem zu lösen, sondern dem Individuum zu helfen, sich zu entwickeln, sodass es mit dem gegenwärtigen Problem und mit späteren Problemen auf besser integrierte Weise fertig wird. Wenn es genügend Integration gewinnt, um ein Problem unabhängiger, verantwortlicher, weniger gestört und besser organisiert zu bewältigen, dann wird es auch neue Probleme auf diese Weise bewältigen."

Beratung – Psychotherapie

Der Deutsche Arbeitskreis für Beratung (1993) sieht Beratung als Oberbegriff für eine Vielfalt von Arbeitsformen, die sowohl Auskünfte und Informationen erteilen umfasst, als auch: eine helfende Begleitung, beraterisch-therapeutische Interventionen und eine nachsorgende längerfristige Beratung. Daran wird deutlich, dass sich Beratung und Psychotherapie nicht klar voneinander abgrenzen lassen, sondern dass es fließende Übergänge gibt und diese beiden Begriffe als Endpunkte eines Kontinuums zu sehen sind. Dies bezieht sich sowohl auf die Beratung und Psychotherapie von Erwachsenen (Weinberger 2013) als auch auf die Arbeit im Bereich der Erziehung (Hofer 1996). Feldmann-Bange/Specht (1986) sprechen ebenfalls von einer unauflösbaren Verbindung von Beratung und Behandlung (Therapie), „danach könnten Beratung und Behandlung nicht sinnvoll voneinander getrennt werden, denn Beratung könne in Behandlung übergehen und umgekehrt" (zitiert nach Hundsalz 1998, S. 159).

Hundsalz (2008), der sich auch mit dem Profil der Erziehungsberatung angesichts der immer schneller ablaufenden gesellschaftlichen Veränderungen auseinandersetzt, spricht von einer „verschärften Profilgebung" im Gegensatz zu einer „konturlosen Vielfalt" (ebd., S. 17), die die heutige Beratung kennzeichnen sollte. Das erfordert u.a. eine enge Kooperation mit anderen Berufsgruppen, eine konzeptionelle Auseinandersetzung mit „Brennpunkten" wie „Trennung-Scheidung", „Migration" und „Frühe Hilfen" und in verstärktem Maße einschlägige Fort- und Weiterbildungen, um ganz spezielle

– auch psychotherapeutische – Kompetenzen zu erwerben, um den unterschiedlichen Problemlagen der Kinder und Jugendlichen begegnen zu können. So orientiert sich eine Psychotherapie im Rahmen der Erziehungsberatung an der „Gewährleistung des Kindeswohls“ (§ 27, SGB VIII) mit dem Blick auf Familie und Erziehung, eine psychotherapeutische Leistung durch niedergelassene Psychotherapeuten als Leistung der Krankenkassen (SGB V) setzt immer eine „Krankheit“ voraus, wobei Hundsalz zutreffend bemerkt, dass eine trennscharfe Zuordnung nicht immer möglich ist und sich beide Maßnahmen auch gut ergänzen können (ebd. S. 26).

Pädagogik – Psychotherapie

Specht (1993, S. 115) unterscheidet Pädagogik und Therapie in Bezug auf Handlungsgrundlage und Vorgehen: Danach hat die Pädagogik als Handlungsgrundlage die „Vorstellungen von wünschenswerter Entwicklung“ und als Vorgehen eine „Strukturierung von Erfahrungs- und Lernmöglichkeiten“. Die Therapie geht von der „Feststellung individueller Beeinträchtigungen“ aus und nimmt als Vorgehen eine „methodisch strukturierte Kommunikation“. Resch (1996, zitiert in Hundsalz 1998) sieht Therapie an der Störung orientiert, Pädagogik primär am Gesamtprozess ausgerichtet. Pädagogik versucht Ressourcen zu mobilisieren und den beeinträchtigten Entwicklungsprozess zu unterstützen. Dem kann einschränkend gegenübergestellt werden, dass sich auch die Psychotherapie immer mehr an den Ressourcen des Klienten orientiert (Grawe/Grawe-Gerber 1999, Willutzki & Teismann 2013).

Wie bereits im vorherigen Abschnitt angeführt, eignet sich auch der Krankheitsbegriff nicht unbedingt zur klaren Abgrenzung. Hundsalz macht dies noch einmal deutlich, wenn er schreibt (1998, S. 163):

> „Psychotherapie in der Jugendhilfe orientiert sich nicht an einem Krankheitsbegriff, sondern nimmt das Wohl des Kindes bzw. seine Gefährdung zum Ausgangspunkt“ – und weiter – „Ziel der therapeutischen Intervention in der Jugendhilfe ist die umfassende, auf die ganze Persönlichkeit des Kindes abzielende Förderung. Nicht ein einzelner Verhaltensbereich steht im Vordergrund, sondern die ganze Persönlichkeit des Kindes bzw. des Jugendlichen.“

Diese Erläuterungen legen nahe, dass es auch in Bezug auf Pädagogik und Psychotherapie fließende Übergänge bzw. Überschneidungen gibt und dass der Personzentrierte Ansatz (PZA) gerade auch für die Pädagogik von großer Bedeutung ist (vgl. Abschnitt 2.4.3.). Für diese Bereiche wird in den nachfolgenden Ausführungen der Begriff der „Pädagogisch-therapeutischen Intervention“ verwendet.

Anwendung in der Praxis

Die Situation von Kindern heute – charakterisiert dadurch, dass eine zunehmende Anzahl von Kindern Hilfen außerhalb der Familie benötigen (Statistisches Bundesamt 2013) – verlangt, dass alle Fachkräfte, die mit Kindern im psychosozialen Bereich zu tun haben, mehr von diesen – nicht am Krankheitsbegriff, sondern an einer wünschenswerten gesunden Entwicklung und an den Ressourcen des Kindes orientierten – pädagogisch-therapeutischen Kompetenzen erwerben. Darauf aufbauend, können dann in Abhängigkeit von den individuellen Entwicklungs- und Förderungsbedürfnissen des Kindes in reflektierter Weise beratende, pädagogische, spezifisch therapeutische und psychotherapeutische Vorgehensweisen angewendet werden. Das Fachgebiet, das Kind, die jeweilige Situation und das angestrebte Ziel bestimmen die jeweils adäquate Vorgehensweise, wobei ein schneller Wechsel zwischen den Handlungsalternativen notwendig werden kann. Diese Flexibilität erfordert eine ständige Reflexion der Aktionen und Reaktionen der Fachkraft.

2 Der Personzentrierte Ansatz

Alles wirkliche Leben ist
Begegnung.
Martin Buber

2.1 Carl Rogers: Fragestellung und Forschung

Das Personzentrierte Konzept geht auf Carl R. Rogers (1902–1987) zurück, der diesen Ansatz ab 1942 aus seiner psychotherapeutischen und pädagogischen Arbeit in den USA entwickelte. Rogers hatte ursprünglich Theologie studiert, war aber dann zum Studium der Psychologie übergewechselt. Philosophisch beschäftigte er sich eingehend mit dem Existenzialismus, speziell mit den Schriften des dänischen Philosophen *Søren Kierkegaard*. Wichtig wurde für ihn ebenso der jüdische Religionsphilosoph *Martin Buber* mit seinen Schriften zur Bedeutung der Begegnung, der Beziehung vom „Ich und Du" (Buber 1923/1995). Im Feld der Psychotherapie war in den USA *Otto Rank* einer der Ersten, der, von der Psychoanalyse herkommend, den Beziehungsaspekt in der psychotherapeutischen Arbeit hervorhob und Rogers dahingehend beeinflusste.

Rogers berichtet von einem für ihn wichtigen Schlüsselerlebnis: Er arbeitete als Psychologe in einem Institut, das verhaltensauffällige Kinder behandelte. Er war für die begleitende Elternarbeit zuständig. Eines Tages hatte er ein Gespräch mit einer Mutter eines sehr verhaltensauffälligen Kindes. Der Grund für die Schwierigkeiten des Jungen lag nach Auffassung Rogers darin, dass die Mutter ihren Sohn schon sehr früh abgelehnt hatte. In mehreren Gesprächen versuchte Rogers der Mutter dies einsichtig zu machen. Ohne Erfolg, die Gespräche blieben trotz all seiner Bemühungen an der Oberfläche. Schließlich resignierte Rogers:

> „Ich erklärte ihr, dass es so aussähe, als hätten wir beide alles versucht, doch letztlich versagt, und dass wir genauso gut unsere Treffen aufgeben könnten. Sie stimmte zu und so beendeten wir das Gespräch; wir schüttelten uns die Hände und sie ging zur Sprechzimmertür. Dort drehte sie sich um und fragte: „Nehmen Sie auch Erwachsene zur Beratung an?" Als ich zustimmte, sagte sie: „Also, ich brauche Hilfe." Sie kehrte zu dem Stuhl zurück, den sie eben verlassen hatte und begann, eruptiv die Verzweiflung über ihre

> Ehe, das gestörte Verhältnis zum Ehemann, das Gefühl des Versagens und der Verwirrung mitzuteilen – alles ganz anders, als die ‚sterile Fallgeschichte', die sie früher vorgebracht hatte. Die wirkliche Therapie setzte in diesem Moment ein und führte schließlich zum Erfolg." (1961, S. 27)

Für Rogers war dies eine wichtige Erfahrung, die ihm deutlich machte, dass der Klient die ganze Zeit weiß

> „wo der Schuh drückt, welche Richtung einzuschlagen, welche Probleme entscheidend, welche Erfahrungen tief begraben gewesen sind. Langsam merkte ich, dass, wenn ich es nicht nötig hätte, meine Cleverness und Gelehrsamkeit zu demonstrieren, ich besser daran täte, mich auf den Klienten zu verlassen, was die Richtung des Prozessablaufs anging." (1961, S. 28)

In den folgenden Jahren und Jahrzehnten beschäftigte Rogers sich intensivst mit der Frage: *Welche Bedingungen sind es, die dazu führen, dass eine Person von sich aus über ihr Erleben spricht, sich dabei besser verstehen lernt und schließlich zu einer Einstellungs- und Verhaltensänderung gelangt?* In einem ersten großen Forschungsprojekt, dem viele weitere folgen sollten, nahm Rogers die Gespräche von Hunderten von Therapeuten und Klienten auf und analysierte sie anonymisiert nach dieser Fragestellung. Dieses wissenschaftliche Herangehen an das zwischenmenschliche Geschehen trug Rogers in einer Zeit, in der die Psychoanalyse noch absolut dominierte und Psychotherapie nur hinter „verschlossenen Türen" stattfand, viel Kritik und Empörung ein. Davon unbeeindruckt, versuchte er, „die Ordnung zu entdecken, die in unseren Erfahrungen bei der Arbeit mit Menschen besteht" (1959/deutsch 1991, S. 12).

2.2 Das Beziehungsangebot im Personzentrierten Konzept

Mit seinen Forschungsarbeiten fand Rogers heraus, dass Veränderungsprozesse in Kraft gesetzt werden können, wenn es gelingt, eine definierte Beziehung herzustellen. Mit dieser sehr radikalen Ansicht, dass die Art der Beziehungsgestaltung der entscheidende Wirkfaktor für Veränderungen ist und es nicht die angewandten Methoden sind, stand Rogers bzw. der Klientenzentrierte Ansatz sehr isoliert da - denn die Psychoanalyse thematisierte die Beziehung im Rahmen der Konstrukte „Übertragung" und „Gegenübertragung", während die Verhaltenstherapie die Beziehung als Mittel zum Zweck ansah, damit die Klientin sich auf die Verhaltensanweisungen der Therapeutin einlassen kann - bis die neuere Psychotherapieforschung über 50 Jahre später genau diese Forschungsergebnisse von Rogers bestätigte (Grawe et al. 1994, Lambert/Barley 2002, Orlinsky et al. 2004).

So schrieb Rogers bereits 1942 (deutsch 1972, S. 37):

> „Dieser Ansatz ist der Erste, der die therapeutische Beziehung selbst als *Erfahrung des Wachsens* betont. Alle anderen aufgeführten Ansätze erwarten vom Individuum, dass es wächst, sich verändert und bessere Entscheidungen trifft, nachdem es die Beratungsstunde abgeschlossen hat. In der neueren Praxis ist der *therapeutische Kontakt selbst eine Entwicklungserfahrung*. In ihr lernt der Klient sich selbst zu verstehen. Ganz sicher ist diese Art der Therapie keine Vorbereitung auf Veränderung, sie ist Veränderung." (Hervorhebungen S.W.)

Zwanzig Jahre später, nach akribischer empirischer Forschungsarbeit, kommt Rogers zu folgendem Resümee:

> „Dabei bin ich allmählich zu dem Schluss gelangt, dass in all diesen Erfahrungsbereichen die zwischenmenschliche Beziehung den Ausschlag gibt. Mit einigen dieser Personen komme ich nur kurz in Berührung, bei anderen habe ich Gelegenheit zu näherem Kennenlernen. Doch in beiden Fällen dürfte die Qualität der persönlichen Begegnung auf lange Sicht das Element sein, welches bestimmt, in welchem Maß es zu einem Erleben kommt, das Entwicklungen freisetzt und Wachstum fördert. Ich glaube, dass die Qualität meiner Begegnungen auf lange Sicht wichtiger ist als mein fachliches Wissen, meine berufliche Ausbildung, meine therapeutische Orientierung oder die im Gespräch angewandte Technik." (1962, deutsch 1997, S. 211)

Für die Art der Beziehungsgestaltung formulierte Rogers sechs Bedingungen, die erfüllt sein müssen, wenn eine konstruktive Persönlichkeitsveränderung erfolgen soll (Rogers 1959/1991):

1. **Zwei Personen befinden sich in Kontakt.** Dies bedeutet, dass sich Veränderung innerhalb einer Beziehung abspielt.
2. **Die eine Person, der Klient, ist im Zustand der Inkongruenz, ist verletzlich oder voller Angst.** Inkongruenz bedeutet, dass die Person aktuelle Erfahrungen nicht in ihr Selbstbild integrieren kann, sie werden gänzlich abgewehrt oder verzerrt wahrgenommen, dies wird im Abschnitt 2.1.4. noch näher erläutert.
3. **Die zweite Person, der Berater/Therapeut, ist in der Beziehung kongruent.** Der Berater/Therapeut tritt dem Klienten als Person gegenüber. Als Person, die offen ist für ihr eigenes Erleben und die sich nicht hinter einer Rolle „versteckt" (Echtheit / Kongruenz).

4. **Der Berater empfindet dem Klienten gegenüber bedingungslose positive Beachtung.** Der Berater achtet den Klienten als Person. Er bemüht sich, sein Gegenüber so anzunehmen, wie dieses ist, ohne sein Verhalten/Aussehen etc. an seinen eigenen Bewertungsbedingungen bzw. Maßstäben zu messen. Damit muss der Berater die Handlungen der jeweiligen Person nicht gutheißen, dies ändert jedoch nichts an der Haltung, die der Berater der Person gegenüber einnimmt (Unbedingte Wertschätzung).
5. **Der Berater erfährt im empathischen Verstehen den inneren Bezugsrahmen des Klienten.** Die Beraterin nimmt die Welt aus der Sicht des Gegenübers wahr, versucht die subjektive Wirklichkeit der Person zu verstehen, sich in diese einzufühlen (Einfühlendes Verstehen).
6. **Der Klient nimmt zumindest in geringem Ausmaße die Bedingungen Nr. 4 und Nr. 5 wahr, nämlich die bedingungslose positive Beachtung des Beraters und das empathische Verstehen des Beraters.** Der Klient ist in der Lage, zumindest in Ansätzen die bedingungslose Beachtung bzw. unbedingte Wertschätzung und das einfühlende Verstehen wahrzunehmen. Dies ist wahrscheinlich nicht der Fall, wenn der Betreffende unter Drogen steht oder sich in einem psychotischen Zustand befindet.

Gelingt es, in dem Kontakt eine Beziehung herzustellen, die auf Seiten der helfenden Person durch „Kongruenz (Echtheit, Authentizität)", „Unbedingte Wertschätzung" und „Einfühlendes Verstehen" gekennzeichnet ist und wird dieses Beziehungsangebot vom Klienten zumindest in Ansätzen wahrgenommen, so führt dies auf Seiten des Klienten dazu, dass er sich mehr und mehr seinem inneren Erleben, d. h., seinen emotionalen Einstellungen, Bewertungen, Wünschen und Zielen zuwendet, sich schrittweise über diese klarer wird und in diesem Prozess des Sich-Selbst-Verstehens zu neuen Einstellungen und Verhaltensänderungen kommt. In der Sprache des Personenzentrierten Konzeptes: es kommt zu unverzerrten, an der Aktualisierungstendenz (dieser Begriff wird auf den nachfolgenden Seiten näher erläutert) ausgerichteten Symbolisierungen, d. h. die Person macht im wahrsten Sinne des Wortes *neue Selbst-Erfahrungen.*

Wie sich diese Beziehungsmerkmale in der konkreten Begegnung mit dem Kind umsetzen lassen wird in Kapitel 5 näher ausgeführt.

Rogers Ansatz versteht sich als *phänomenologische* Position. Dieser Ausdruck aus der Philosophie bedeutet, dass vorurteilsfrei von den Dingen (Phänomenen) an sich ausgegangen wird. Im therapeutischen Kontext heißt das, dass die Äußerungen des Klienten in Bezug auf ihre *subjektive Wahrheit* hin angenommen und akzeptiert werden.

Rogers nannte seinen Ansatz zuerst „nicht-direktiv", um zu betonen, dass es nicht darum geht, dem Gegenüber Ratschläge, Ermahnungen, Erklärungen zu geben. Das Individuum und nicht das Problem steht im Mittelpunkt der Aufmerksamkeit. Das einmalige Individuum hat die Fähigkeit, im Rahmen eines spezifischen Beziehungsangebotes zu einem besseren Verständnis seiner selbst zu kommen und daraus folgend kann es dann Einstellungs- und Verhaltensänderungen selbstgesteuert entwickeln. Nachdem er jedoch die Erfahrung machte, dass das Wort „nicht-direktiv" das Missverständnis nahe legte, dies bedeute „nicht aktiv" zu sein, nannte er seinen Ansatz „client-centered" deutsch „klientenzentriert". Dieser Ausdruck charakterisierte das Neue, *auf den Klienten und sein Potential zentriert zu sein.* Später begann er mehr und mehr seinen Ansatz auf Menschen in den verschiedensten Lebensbereichen auszudehnen. Er engagierte sich für den Frieden und gab weltweit Seminare, um Konfliktparteien ins Gespräch zu bringen. Kennzeichnend für diese letzte Phase wurde der Ausdruck „person-centered". Mit *„personzentriert"* sollte zum Ausdruck gebracht werden, dass die Person als Mensch im Mittelpunkt steht und nicht in ihrer Funktion als Klient. Seit 1983 sprach Rogers daher vom „Personzentrierten Ansatz", in der deutsprachigen Fachliteratur setzte sich dieser Begriff erst Mitte der 80er-Jahre durch.

2.3 Menschenbild und Persönlichkeitstheorie

Rogers gehört mit seinem Persönlichkeitskonzept zu den Begründern der so genannten Humanistischen Psychologie. Diese, neben der Psychoanalyse und dem Behaviorismus als „Dritte Kraft" bezeichnete Richtung, betont das jedem Menschen innewohnende Bedürfnis nach konstruktiver Veränderung und Selbstverwirklichung. Ausgehend von einer phänomenologischen Orientierung sieht sie den Menschen in seiner Einzigartigkeit und betont seine Fähigkeit, zu wählen und sich zu entscheiden. Diese Orientierung an den Ressourcen des Individuums – Grawe/Grawe-Gerber (1999) bezeichnen dies als „primäres Wirkprinzip der Psychotherapie" – teilt das klientenzentrierte Konzept mit anderen Verfahren der humanistischen Psychologie wie z.B. der Gestalttherapie, der Hypnotherapie, der Positiven Psychologie und der themenzentrierten Interaktion nach Ruth Cohn.

Rogers Persönlichkeitskonzept bezieht sich ausdrücklich nicht nur auf die Psychotherapie, sondern es ist eine Theorie der Psychotherapie, der Persönlichkeit und der zwischenmenschlichen Beziehungen (Rogers 1991). Zentrale Begriffe in Rogers Persönlichkeitstheorie sind die **Aktualisierungstendenz** und die **Inkongruenz**.

Aktualisierungstendenz

Die *Aktualisierungstendenz* ist die grundsätzliche Fähigkeit des Organismus, sich selbst zu erhalten und sich weiterzuentwickeln. Rogers bezeichnet sie als „die dem Organismus innewohnende Tendenz zur Entwicklung all seiner Möglichkeiten; und zwar so, dass sie der Erhaltung oder Förderung des Organismus dienen" (Rogers 1959/1991, S. 21). Mit Organismus ist dabei die psychische und physische Ganzheit/Einheit des Menschen gemeint.

Diese Aktualisierungstendenz ist das grundlegende Axiom des Personzentrierten Ansatzes. Die personzentrierte Vorgehensweise ist demzufolge darauf ausgerichtet, diese jedem Menschen innewohnende Kraft zu unterstützen. Dabei geht es um weit mehr als um das Vorhandensein von Selbstheilungskräften oder die Darstellung eines Motivationskonzeptes. Mit der Aktualisierungstendenz beschreibt Rogers vielmehr ein *Entwicklungsprinzip:* eine richtungsgebende Kraft im Menschen, sein in ihm liegendes Potenzial zu entwickeln. Es geht um Wachstum, um die „Suche nach freudvoller Spannung, Tendenz zur Kreativität, Tendenz, mühsam Gehen zu lernen, wo doch Krabbeln müheloser zur selben Bedürfnisbefriedigung führen würde" (Rogers 1959/1991, S. 22).

Die Aktualisierungstendenz bewertet Erfahrungen danach, ob sie für den Organismus als Ganzen erhaltend oder förderlich sind oder ob sie die Erhaltung oder Förderung hemmen. Dieser *organismische Bewertungsprozess* findet auf den verschiedensten Ebenen statt, z.B. wenn das Baby hungrig ist, schreit es (= Hungergefühl als ungute organismische Erfahrung), wenn es gefüttert wurde, ist es zufrieden (Sättigung als positive organismische Erfahrung). So werden positive und negative Erfahrungen ins Bewusstsein aufgenommen. Dies geschieht in der vorsprachlichen Zeit durch Körperempfindungen und später zusätzlich durch Sprache: „ich fühle mich gut; ich bin traurig". Für dieses Wahrnehmen einer Erfahrung – nebst der damit zusammenhängenden Bewertung – gebraucht Rogers die Ausdrücke *„Gewahrwerdung"* oder *„Symbolisierung"*. Es ist das, was im Focusing (Gendlin 1998, Wiltschko 2002; Gendlin/Wiltschko 2007, Résisbois-Kemp 2011) ein „felt shift", eine „gefühlte Bedeutung" genannt wird.

Diesen Symbolisierungsprozess können Sie erkennen, wenn Sie zum Beispiel einen Satz oder eine Beschreibung hören, die genau auf Sie zutrifft. Es ist dieses Gefühl von „Das ist es!", welches immer auch von einer körperlich spürbaren Erleichterung begleitet ist (vgl. Biermann-Ratjen 2002; Behr 2002; Wiltschko 2011).

Veränderungen im Verhalten und Erleben eines Kindes nach Spielprozessen auf der symbolischen Ebene – wenn z.B. das Kind als Rotkäppchen gegen den Wolf kämpft und siegt – zeigen, dass diese Gewahrwerdung nicht unbedingt bewusst sein muss, sondern eine unterschwellige Wahrnehmung ausreicht.

Tendenz zur Selbstaktualisierung

Mit zunehmender Entwicklung des Selbst als einer psychischen Struktur entwickelt sich als *Teil* der Aktualisierungstendenz eine Tendenz zur *Selbstaktualisierung*. Diese Tendenz sorgt für die Erhaltung des sich bildenden Selbstkonzeptes: Erfahrungen werden nun danach bewertet, ob sie für den Organismus als Ganzen förderlich sind und ob sie für das Selbstkonzept förderlich sind. So findet neben dem geschilderten organismischen Bewertungsprozess auch immer eine Bewertung durch die menschlichen Beziehungen statt, in die das Kind „eingebettet" ist. Die nachfolgende Grafik soll dies verdeutlichen:

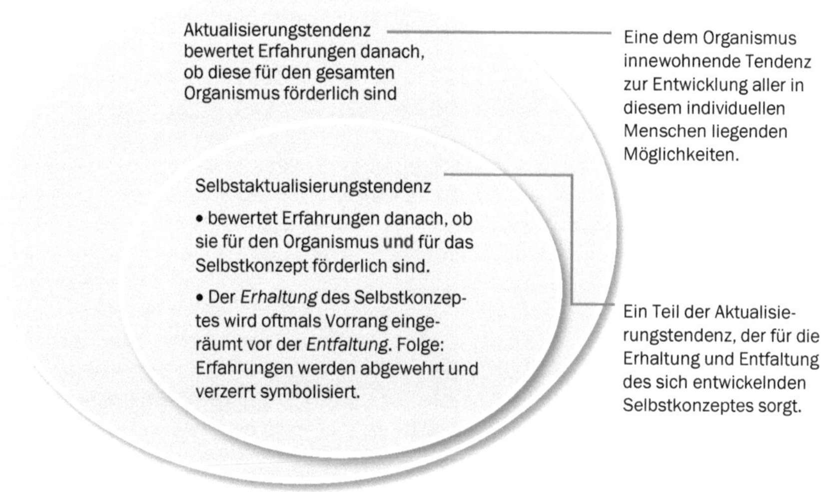

Abbildung 1: Zusammenhang zwischen Aktualisierungstendenz und Selbstaktualisierungstendenz

Die zwischenmenschliche Beziehung ist für die Entwicklung des Selbstkonzeptes grundlegend. Nach Rogers hängt die gesunde psychische Entwicklung des Kindes davon ab, dass es in seinem Erleben bestimmte förderliche Entwicklungsbedingungen vorfindet. Dies sind die bereits erwähnten Prinzipien „unbedingte Wertschätzung", das „einfühlende Verstehen" und die „Kongruenz" der Bezugsperson. Dabei ist die *unbedingte Wertschätzung, auch „bedingungsfreie positive Beachtung"* genannt, von besonderer Bedeutung, da die Entstehung des Selbst mit dem zentralen *Bedürfnis* nach dieser *unbedingten Wertschätzung* verbunden ist. Dieses Bedürfnis führt dazu, dass sich das heranwachsende Individuum mehr nach dem richtet, was von seinen Bezugspersonen als „richtig" und „gut" bewertet wird, als nach seinem organismischen Bewertungsprozess. So entstehen unendlich viele Prägungen, geformt durch die „bewertende Brille“ des Erwachsenen, statt durch die eigene organismische Bewertungstendenz. Diese Erfahrungen werden in dem sich bildenden Konzept vom Selbst integriert.

Beispiele Ein Kind hat sich wehgetan und ist nahe daran zu weinen (organismische Bewertung durch die Aktualisierungstendenz). Da das Kind aber gleichzeitig spürt, dass der daneben stehende Vater dies missbilligen würde, schluckt das Kind die auftretenden Tränen herunter und macht ein fröhliches Gesicht, was ausdrücken soll: das hat mir gar nichts ausgemacht (Bewertung des Erlebens durch die Selbstaktualisierungstendenz). Durch wiederholende Erfahrungen dieser Art entwickelt sich das Selbstbild heraus: Mir machen Schmerzen nichts aus. Der Erhaltung des Selbstkonzeptes wird Vorrang eingeräumt vor der Entfaltung des Organismus. Die Selbstaktualisierung, die das Selbstkonzept – ich bin keine Heulsuse – erhält, bewirkt, dass die Erfahrung des Schmerzes verleugnet wird: „Es hat gar nicht wehgetan.“ Oder verzerrt symbolisiert wird: „Es macht mir gar nichts aus.“

Ein Kind, das nach Ankunft eines Geschwisters kaum noch beachtet wird, weil alle Bekannten und Verwandten sich um das neugeborene Baby kümmern und gar nicht wahrnehmen, dass es auch im Raum ist, wird je nach zugrunde liegendem Temperament wütend oder traurig sein. Während der organismische Bewertungsprozess, d. h. die Aktualisierungstendenz, danach strebt, diese Gefühle auszudrücken, werden diese Gefühle nicht zugelassen, wenn das Kind durch die negative Bewertung der Eltern damit die Erfahrung macht, „böse“ oder „bockig“ zu sein. Die ursprünglichen Gefühle gegenüber den Erwachsenen wie auch wohl gegenüber dem neuen „Eindringling“ (Wut oder Traurigkeit darüber, dass er/sie da ist) werden nicht mehr gespürt, da sie von den Eltern negativ bewertet werden.

Die Bindungsforschung hat eindrücklich gezeigt, wie perfekt bereits Kinder von einem Jahr ihre Gefühle unterdrücken können (vgl. Abschnitt 3.2). *Die eigenen Bedürfnisse werden so mit der Zeit immer weniger wahrgenommen, stattdessen identifiziert sich das Kind mehr und mehr mit den Wünschen und Bedürfnissen der Bezugspersonen.* Rogers schreibt dazu:

> „Dies ist aus unserer Sicht die grundlegende Entfremdung im Menschen. Er ist nicht er selbst; er ist seinen natürlichen organismischen Bewertungen der Erfahrungen untreu. Nur um sich die positive Beachtung der anderen zu erhalten, verfälscht er einige wertvolle Erfahrungen und nimmt sie lediglich auf der Ebene der Bewertungen anderer wahr. Jedoch ist dies keine bewusste Entscheidung, sondern eine natürliche, ja tragische Entwicklung während der Kindheit. Der Weg der Entwicklung Richtung psychischer Reife, der Weg der Therapie, besteht in der Aufhebung dieser Entfremdung des menschlichen Handelns, der Auflösung der Bewertungsbedingungen, der Erreichung eines Selbst, welches in Übereinstimmung mit der Erfahrung ist, die Wieder-

herstellung eines einheitlichen organismischen Bewertungsprozesses als dem Regulator des Verhaltens." (1991, S. 52)

Im Idealfall fallen Aktualisierungstendenz und Selbstaktualisierungstendenz zusammen, d. h., der Mensch kann das, was gut für seinen Organismus ist, auch in sein Selbstkonzept integrieren. Das ist dann die „fully functioning person", damit ist eine Person gemeint, die alle Erfahrungen – positive wie negative – vollständig wahr- und annehmen kann, z. B.: „ich mache Fehler", „ich könnte vor Wut jemanden umbringen", „ich habe Angst", „ich bin sozial sehr geschickt", „ich bin manchmal feige" etc.

Sind nun alle Bewertungen schlecht? Jaede (2002) macht darauf aufmerksam, dass die Bewertungen der Bezugspersonen nicht notwendigerweise zu einer pathologischen Entwicklung führen müssen. Im Gegenteil, diese Bewertungsprozesse stellen notwendige Entwicklungsbedingungen dar, die das Kind für seine Orientierung – etwa im Rahmen der moralischen Entwicklung – benötigt. „Wertebedingungen", wie Jaede es formuliert, werden „dann kritisch, wenn der eigene Bezugsrahmen des Kindes grundsätzlich infrage gestellt wird und eigene Erfahrungen und Wahrnehmungen des Kindes als Bewertungsgrundlage auf Dauer ausgeklammert werden" (ebd., S. 139).

Mrochen (2002) beschäftigt sich mit dem Spannungsfeld zwischen erzieherischen Bewertungsprozessen im Dienste der Entwicklung von Selbstbewusstsein und Leistungswillen und dem im Personzentrierten Ansatz formulierten Grundbedürfnis des Menschen nach Akzeptanz, nach nicht an Bedingungen gebundener Annahme. Er stellt die negativen Auswirkungen elterlicher Bewertungsprozesse auf das Selbstwertgefühl des Kindes dar und zeigt den mühevollen Prozess, den es zu durchlaufen gilt, bis sich „Inseln der Selbstbewertung" aufzubauen beginnen.

Inkongruenz

Macht das Individuum Erfahrungen, die nicht mit seinem Selbstbild übereinstimmen, so entsteht ein Zustand von Inkongruenz. Inkongruenz ist die Unvereinbarkeit der zwei Tendenzen: dem organismischen Erleben einerseits und dem Selbstkonzept andererseits. Oder anders ausgedrückt: Inkongruenz entsteht aus der Diskrepanz zwischen der Aktualisierungstendenz (Erleben wird mit dem gesamten Organismus gespürt und bewertet) und der Selbstaktualisierungstendenz (Erleben wird mit den Augen der bedeutsamsten Bezugspersonen bewertet). Aus dieser Unvereinbarkeit resultieren Spannungen, die das Individuum löst, indem es die Erfahrungen entweder verzerrt, d. h. verfälscht wahrnimmt, oder ganz verleugnet, wie bereits beschrieben wurde.

Beispiele

1 Ein kleiner Junge ist unendlich traurig, weil sein Vater nach der Trennung der Eltern ausgezogen ist. Seine Mutter, in deren Erleben nur die negativen Verhaltensweisen des Vaters präsent sind und die froh ist, dass der Ehemann endlich ausgezogen ist, kann diese Traurigkeit des Kindes entweder nicht adäquat wahrnehmen, d. h. sie wird ganz ausgeblendet oder sie wird abgewertet. Der Junge wird beschimpft, er solle doch froh sein, dass der Vater nicht mehr da sei, dieser habe sich doch nie um ihn gekümmert. Auf diese Weise erlebt der Junge die Bewertungsbedingung: „Nur wenn Du nicht über den verlorenen Papa heulst, mag ich Dich" d. h., der Schmerz über den Verlust wird nicht mit unbedingter Wertschätzung aufgenommen bzw. nicht bedingungsfrei positiv beachtet, so dass der Junge sich als „bei Verlust trauernder Junge" selbst nicht akzeptieren kann. Der Junge bekommt so keine korrekte Resonanz in Bezug auf dieses Erleben von Traurigsein, es wird in keiner Weise gefühlsmäßig verstanden. Da der Junge von der Zuwendung der Mutter abhängig ist – ganz besonders nachdem er den Vater zumindest zeitweise „verloren" hat – wird er seine Traurigkeit, die er vom organismischen Erleben her deutlich spürt (= Aktualisierungstendenz) immer mehr unterdrücken, bis er sie gar nicht mehr wahrnimmt. Dies ist sein Ausweg, die positive Beachtung durch die Mutter nicht zu verlieren. Das Gefühl, „ich bin traurig", wird damit nicht korrekt in das sich entwickelnde Selbstkonzept aufgenommen. Der Junge zeigt sich dann im Laufe der Zeit in Situationen, in denen andere ihre Traurigkeit spüren, unbeteiligt: „Das macht mir doch nichts aus." Sein Erleben wird in dieser Situation allein durch die Selbstaktualisierungstendenz bewertet, d. h. der Erhaltung des Selbstkonzeptes wird Vorrang eingeräumt vor der Entfaltung des Selbstkonzeptes.

Mehrere Beziehungserfahrungen dieser Art werden dazu führen, dass sich dieser Junge als Jugendlicher als jemand erlebt, der wirklich „cool" ist, kaum Gefühle, besonders keine Gefühle von Traurigkeit spürt. Solange diese Erfahrungen vollständig abgewehrt werden, erlebt der Jugendliche keine Angst und Spannung. Erlebt er jedoch einen starken Verlust, z. B. wenn ein Freund an einem Verkehrsunfall stirbt oder seine Freundin sich überraschend von ihm trennt, dann kann die organismische Erfahrung nicht mehr vollständig abgewehrt werden. Der Jugendliche erlebt dieses Gefühl, das er nicht richtig einordnen, nicht richtig verstehen kann, dann als für ihn ganz unerklärliche Angst und Spannung, die sich in mannigfaltigen Symptomen niederschlagen kann.

2 Ein kleines Kind, das in seinem Ausprobieren und Tun sehr oft von den Eltern Kritik und Abwertung statt positiver Beachtung erfährt, wird bald die organismische Erfahrung von „Freude" über eine gelungene Tätigkeit nicht mehr spüren können. Die durch das Selbstbild „Ich kann nichts/mir gelingt nichts" entstandenen inneren Bewertungsbedingungen werden einen Erfolg kaum noch zulassen. Wenn dieses Kind später in der Schule eine gute Note schreibt, wird es dies vielleicht auf Glück oder die leichte Aufgabenstellung zurückführen (vgl. das Konzept internaler versus externaler Kausalattribuierung, Rheinberg 2002), nicht auf sein Können. Der Mangel an Er-

fahrungen von Selbstwirksamkeit führt dann immer mehr zu einer resignativen und/oder eher depressiven Haltung: „Ich kann da sowieso nichts machen." So werden positive Erfahrungen verzerrt aufgenommen oder ganz von der Wahrnehmung ausgeschlossen. „Die fließende, aber konsistente Organisation, die die Struktur oder das Konzept des Selbst ist, verhindert so das Eindringen einer Wahrnehmung, die im Widerspruch mit ihr steht" (Rogers 1942/1972, S. 436).

Ein Kind, das in einem größeren Ausmaß unter Inkongruenzen leidet, stagniert in seiner gesunden Entwicklung, weil es viele Erfahrungen gar nicht mehr aufsucht oder Erfahrungen verfälscht wahrnimmt, was auch wieder zu Rückzug oder Vermeidungsverhalten führen kann. Schmidtchen (1999, S. 199) nennt als wichtigste Auswirkungen:

- eine *Ablehnung bzw. Abwehr* entwicklungsfördernder und selbsterweiternder Erfahrungen, weil diese als Bedrohung des Status quo des Selbstsystems bewertet werden und deshalb eine existenzielle Angst erzeugen,
- eine *negative, misserfolgsorientierte Selbstbewertung*, die zu fehlerhaften Einschätzungen und Symbolisierungen von positiven Erfahrungen und zum Abspalten (bzw. Verleugnen) wichtiger Selbstkompetenzen und -ressourcen führen kann,
- eine *misstrauische und feindselige Einstellung gegenüber anderen*, die zu einem generellen Rückzugsverhalten und zu Ablehnung von Menschen führen kann,
- eine *unrealistische Wahrnehmung von Problemen* aller Art (insbesondere im sozialen Bereich), die zu einer fehlerhaften und eingeschränkten Informationsverarbeitung und damit zu einer *gestörten Problemlösungs- und Handlungskompetenz* führen kann.

In der psychotherapeutischen Arbeit mit dem Kind geht es deshalb darum, sich auf eine gemeinsame Entdeckungsreise zu begeben: *Das Kind soll neue Erfahrungen machen können und verzerrte oder verleugnete Erfahrungen korrigieren können. Dies geschieht in erster Linie durch spielerisches Handeln in einer emotional korrigierenden Beziehungserfahrung.*

Neuere Forschungsansätze

Der personzentrierte Ansatz wurde in den letzten Jahren durch die Emotionsforschung und neurobiologische Kenntnisse untermauert. So zeigte sich die Bedeutung des unmittelbaren Erlebens für das Entstehen, die Aufrechterhaltung und Veränderung von Verhalten (Bauer 2004, 2005; Damasio 2002, Hüther 2009) und gleichzeitig, wie destruktive, dysfunktionale emotionale Schemata durch eine neue Beziehungserfahrung verändert werden können (Bauer 2004, Greenberg 2011). Lux (2007) beschreibt dezidiert, wie Rogers grundlegende Thesen zur Entwicklung der Persönlichkeit durch die neurobiologische Forschung bestätigt wurden und wie sich durch das Beziehungsangebot eine verbesserte Verbundenheit zwischen expliziten und impliziten Funktionssystemen des Gehirns einstellt (Lux 2008, S. 235).

Weiterführende Literatur

Biermann-Ratjen, E.: Entwicklungspsychologie und Störungslehre.

Groddeck, N.: Carl Rogers. Wegbereiter der modernen Psychotherapie

Hinz, A./Behr, M.: Biografische Rekonstruktionen und Reflexionen. Zum 100. Geburtstag von Carl Rogers.

Hufnagel, E./Fröhlich-Gildhoff, K.: Die Entstehung seelischer Störungen – betrachtet aus einer personzentrierten und entwicklungspsychologischen Perspektive.

Rogers, C.R.: Eine Theorie der Psychotherapie, der Persönlichkeit und der zwischenmenschlichen Beziehungen.

Rogers, C.R.: Die nicht-direktive Beratung

Rogers, C.R.: Entwicklung der Persönlichkeit

Rogers, C.R.: Die Kraft des Guten - ein Appell zur Selbstverwirklichung.

Rogers, C.R.: Der neue Mensch.

Schmid, P.F.: Begegnung von Person zu Person. Die anthropologischen Grundlagen Personzentrierter Therapie.

Zurhorst, G.: Die therapeutische Beziehung in der Gesprächspsychotherapie (GPT). Jenseits von Deutungs- und Manipulationsmacht.

2.4 Anwendung auf Kinder und Jugendliche

2.4.1 Die nicht-direktive Spieltherapie

Rogers arbeitete zum Zeitpunkt der ersten Formulierung seines neuen Ansatzes an einer Beratungsstelle für verhaltensauffällige Kinder. Er bezog daher seinen Ansatz schon sehr früh auch auf Kinder (Rogers 1939, Reisel 2001). Auch in seinem Buch „Die nicht-direktive Beratung" (1942/1972 a) geht er bereits darauf ein, wie sich das Beziehungsangebot in der Spielsituation mit dem Kind umsetzen lässt (S. 91):

> „Zwar scheint die Spieltherapie vielleicht manchem eine ganz andere Art von Erfahrung zu sein als die Beratung von Studenten oder die Therapie mit Eltern und Erwachsenen, der Struktur nach sind sie sich aber sehr ähnlich, und alles, was wir über die Definition der therapeutischen Beziehung gesagt haben, trifft gleichermaßen auf die Spielsituation zu. Der auffallendste Unterschied ist der, dass die Beziehung in der Spieltherapie wesentlich mehr durch Handlungen als durch Worte definiert wird. Das Interesse des Therapeuten an dem Kind und seine Zuneigung zu ihm werden durch zahlreiche geringfügige Handlungen deutlich gemacht. Der gewährende Charakter der Beziehung wird dem Kind bewusst, wenn es erfährt, dass auch seine gewagteren Handlungen akzeptiert werden. Nach irgendeiner neuen aggressiven Handlung wie Wasser verschütten, nach lautem Schreien oder wenn es einer Puppe wehgetan hat, blickt das Kind schuldbewusst auf und erwartet irgendwelche Bestrafung oder Verweise. Wenn diese nicht kommen, lernt es langsam, dass es sich hier in einer ganz neuen Form von Situation befindet, in der manches gestattet ist, was seiner üblichen Erfahrung nach untersagt war. Auch die Tatsache, dass die Stunde eine Zeit ist, mit der es anfangen kann, was es will, ohne in irgendeiner Weise beeinflusst zu werden, lernt es dadurch, dass es diese Freiheit erfährt und nicht durch verbale Erklärung. Worte spielen nur bei der Festlegung der Grenzen eine Rolle. Das Kind lernt, dass die Erfahrung zeitlich begrenzt ist, dass die Zuneigung des Therapeuten Grenzen hat, da er auch andere Kinder auf der gleichen Ebene sieht, und dass den destruktiven Handlungen Grenzen gesetzt sind."

Mit dem 1947 erschienenen Buch „Kinderspieltherapie im nicht-direktiven Verfahren" (deutsch 1984) von Virginia Axline wurde diese Form der Spieltherapie dann weit über die USA hinaus bekannt gemacht. Grundlegend war für Axline die konstruktive Kraft der Aktualisierungstendenz, die das Kind befähigt, mit seinen Schwierigkeiten und Problemen selber fertig zu werden, wenn es geeignete Wachstumsbedingungen vorfindet. So schreibt Axline am Anfang ihres Buches (ebd., S. 16):

„Kinder neigen dazu, negative Erfahrungen zu vergeben und zu vergessen. Sind ihre Lebensbedingungen nicht zu schlecht, nehmen sie ihr Leben an, so wie es ist und ebenso die Menschen, mit denen sie zusammenleben. Sie sind durchdrungen und begeistert von einer intensiven Liebe zum Dasein; die einfachsten Vergnügungen erfüllen sie mit ausgesprochenem Lebenswillen, mit Neugierde und Lebenslust. Normalerweise hat ein Kind Freude daran, ins Leben hineinzuwachsen und strebt ständig danach, wobei es sich in seinem Eifer zuweilen überfordert. Es ist ebenso bescheiden wie stolz, mutig wie ängstlich, herrschsüchtig wie unterwürfig, neugierig wie befriedigt, eifrig wie gleichgültig. Es liebt und hasst, kämpft und schließt Frieden, ist himmelhochjauchzend und zu Tode betrübt. Woher kommt das? Es gibt Psychologen, die in solchen Reaktionen eine Antwort auf triebhafte Reize sehen. Ich möchte sie lieber als Reaktion auf ein natürliches Wachstum, auf ein Lernen durch Erfahrung, als ein Reifen im Hinblick auf Verstehen und Annehmen seiner selbst und seiner Welt erklären."

Gleichzeitig war für sie genau diese Kraft auch verantwortlich für die Verhaltensstörungen, die ein Kind entwickeln kann (S. 22):

„Ich glaube dass derselbe innere Drang nach Selbstverwirklichung, Erfüllung und Unabhängigkeit auch das hervorruft, was wir Unangepasstheit nennen. Es scheint, dass dies beim Kind entweder zu einer aggressiv zum Ausdruck gebrachten Entschlossenheit führt, auf die eine oder andere Weise es selbst sein zu dürfen, oder aber zu einem starken Widerstand gegen jede Art von Einengung seiner Wesensäußerungen. Wenn Thomas z. B. von seinen Eltern, Lehrern und Kameraden missachtet wurde, weil sein Verhalten und Betragen für sie unannehmbar waren, so wird er trotzdem mit Konsequenz seine Art zu leben beibehalten, selbst wenn man ihn schlägt. Er wird den Kampf mit den Erwachsenen aufnehmen. Er wird ihnen trotzen und sie herausfordern. Er wird so tun, als wolle er die Fahne anspucken. Seine Frustrationen und Konflikte werden ihn dazu bringen, verzweiflungsvoll zu weinen. Das Gleiche gilt für alle anderen Kinder, die in diesem Buch vorkommen. Sie alle kämpfen um ihre Reifung und Unabhängigkeit und um ihr Recht, sie selbst zu sein."

Um dem Kind zu helfen, seine Selbstachtung wieder zu finden und auf konstruktive Art und Weise mit seinen Schwierigkeiten umgehen zu lernen, formulierte Axline acht Grundprinzipien der nicht-direktiven Spieltherapie (S. 73):

1. Der Therapeut nimmt das Kind ganz so an, wie es ist.
   = **Prinzip der vollständigen Annahme**
2. Der Therapeut gründet seine Beziehung zum Kind auf einer Atmosphäre des Gewährenlassens, sodass das Kind sich frei fühlt, alle seine Gefühle uneingeschränkt auszudrücken.
   = **Prinzip der Herstellung eines Klimas des Gewährenlassens**

3. Der Therapeut achtet die Fähigkeiten des Kindes, mit seinen Schwierigkeiten selbst fertig zu werden, wenn man ihm dazu Gelegenheit gibt. Die Verantwortung, eine Wahl in Bezug auf sein Verhalten zu treffen und das In-Gang-Setzen einer inneren Wandlung sind Angelegenheiten des Kindes.
   = **Prinzip der Achtung vor dem Kind**
4. Der Therapeut versucht nicht, die Handlungen oder Gespräche des Kindes zu beeinflussen. Das Kind weist den Weg, der Therapeut folgt ihm.
   = **Prinzip der Wegweisung durch das Kind**
5. Der Therapeut versucht nicht, den Gang der Therapie zu beschleunigen. Sie ist ein Weg, der langsam Schritt für Schritt gegangen werden muss, und der Therapeut weiß das.
   = **Prinzip der Nicht-Beschleunigung**
6. Der Therapeut sollte eine warme, freundliche Beziehung zum Kind aufnehmen, die so bald wie möglich zu einem guten Kontakt führt.
   = **Prinzip der Gestaltung der Beziehung**
7. Der Therapeut ist wachsam in Bezug auf die Gefühle, die das Kind ausdrücken möchte. Er versucht, sie zu erkennen und so auf das Kind zu reflektieren, dass es Einsicht in sein Verhalten gewinnt.
   = **Prinzip des Erkennens und Reflektierens von Gefühlen**
8. Der Therapeut setzt nur Grenzen, wo diese notwendig sind, um die Therapie in der Welt der Wirklichkeit zu verankern und um dem Kind seine Mitverantwortung an der Beziehung zwischen ihm und dem Kind klarzumachen.
   = **Prinzip des Begrenzens**

Diese Grundprinzipien fordert Axline als Basis für die Begegnung mit dem Kind. Als weitere entscheidende Bedingung nennt sie das *freie Spiel* mit dem sich das Kind in seinem selbst gewählten Tempo ausdrücken und mitteilen kann. Axline machte die Erfahrung, dass dieses therapeutische Angebot, in welchem nicht versucht wird, das Kind zu ändern, sondern es grundsätzlich so zu akzeptieren und anzunehmen, wie es im Augenblick ist, zu tief greifenden Persönlichkeitsveränderungen führte. Die Kinder lernten, verschiedenste Aspekte ihrer Persönlichkeit in ihr Selbstbild zu integrieren, mehr und mehr eigene Entscheidungen zu treffen und Verantwortung für ihr Leben zu übernehmen.

Sehr bekannt wurde Axline durch die Veröffentlichung einer mit Tonbandprotokollen dokumentierten Therapie, die auf Englisch mit dem Titel „Dibs. In Search of self“ erschien, auf Deutsch mit dem nicht unbedingt zutreffenden Untertitel „Dibs. Ein autistisches Kind befreit sich aus seinem seelischen Gefängnis“.

Im deutschsprachigen Raum wurde die nicht-direktive Spieltherapie in den 1970er-Jahren von (Schmidtchen (1972) Goetze/ Jaede (1974) und Baumgärtel (1976) bekannt gemacht.

2.4.2 Personzentrierte Psychotherapie mit Kindern und Jugendlichen

Aus der nicht-direktiven Spieltherapie entstand die heute maßgebliche Klientenzentrierte bzw. Personzentrierte Kinderpsychotherapie (Boeck-Singelmann u.a. 2002, 2003; Behr u. a. 2009, Goetze 2002; Hockel 2011, Schmidtchen 1991, 1999, 2001, 2002, Wakolbinger 2011). Im Vordergrund der Personzentrierten Kinderpsychotherapie steht die ganzheitliche Entwicklung der kindlichen Persönlichkeit und nicht der Abbau einzelner Symptome. Es wird dem Kind so viel Raum und Zeit gegeben, wie es für diesen vielschichtigen Prozess der Entwicklung und des Sich-selbst-Entdeckens braucht. Entscheidend ist dabei die durch die personzentrierte Grundhaltung geprägte spezifische Beziehung zwischen Therapeutin und Kind, die die Aktualisierungstendenz im Kind stimuliert, sodass therapeutische Prozesse in Gang kommen können, die tief greifende Veränderungen im Selbstkonzept des Kindes nach sich ziehen. Die Kinder lernen, verschiedene Aspekte ihrer Persönlichkeit in ihr Selbstbild zu integrieren.

Handlungsebene ist in erster Linie das *freie Spiel:* Es ist das Medium, in dem das Kind sich vorwiegend ausdrückt und seine *innere Wirklichkeit* inszeniert. Die vom Kind initiierten Beziehungsmuster und die Beziehung zu sich selbst haben dabei eine herausragende Bedeutung. Dabei sucht sich das Kind immer den für seine Erlebnisverarbeitung optimalen Spannungszustand. Im Spiel werden die mit der jeweiligen Situation einhergehenden Gefühle wieder erlebt und so einer Bearbeitung zugänglich gemacht: Konflikte und traumatische Ereignisse werden auf der Spielebene dargestellt, im eigenen Rhythmus wiederholt und verändert, bis das Kind sie in sein Selbstbild integrieren kann.

Indem die Therapeutin die Gefühle des Kindes – sowohl die verbal wie die nicht-verbal geäußerten – empathisch aufgreift, hilft sie dem Kind, sich mit so unterschiedlichen Gefühlen wie Wut, Schmerz, Traurigkeit und Scham wahrzunehmen, sich zu verstehen und sich damit annehmen zu können. Im Probehandeln werden eigene Lösungen und Antworten gesucht, so wird Vergangenheit bewältigt und Zukunft vorweggenommen. Dabei wird nicht gedeutet oder interpretiert, da gerade die Symbolik im Spiel dem Kind erlaubt, sich „gefahrlos" auszuprobieren.

Während Axline das Spiel eher verbal begleitete und diese nicht-direktive Ausrichtung in den USA weiterhin einen gewissen Stellenwert hat (Landreth 2012), erfolgen die Interventionen der Therapeutin im deutsprachigen Raum auch auf der Spielebene, d.h. die Therapeutin antwortet durch die Art und Weise ihres Mitspielens.

Die Struktur und der damit Sicherheit gebende Rahmen wird durch das Spielzimmer, die festgesetzte Zeit und gewisse Grenzen zur Verfügung gestellt. Diese Struktur stellt zum einen den Kontakt zur Wirklichkeit her, zum anderen stellt sie sicher, dass die Therapeutin das Kind in all seinem Tun akzeptieren kann.

Im Kontext des personzentrierten Beziehungsangebotes können auch differenzielle Vorgehensweisen zur Anwendung kommen, z. B. ein eingeschränktes Spiel- und Materialangebot bei Kindern, die durch das „klassische" Spielzimmer überfordert wären oder die Einbeziehung prozessaktivierender Medien, wie Sandspiel, Märchen und Geschichten, körperbezogene Arbeit, die den Selbstexplorationsprozess des Kindes anregen. Dies wird in den Kapiteln 8 und 9 weiter ausgeführt.

Ausgehend vom Konzept der „Emotionalen Schemata" (Greenberg et al. 1993), erweiterte Schmidtchen (2003) das klassische personzentrierte Störungs- und Behandlungskonzept um die Beschreibung dysfunktionaler emotionaler Schemata und ein differentielles Interventionskonzept mit prozessleitenden Hilfen zum Aufbau gesunder emotionaler Schemata.

Behr (2009, 2012) entwickelte weiterführend ein *interaktionelles Behandlungskonzept*, das beschreibt, wie sich in der neuen Beziehungserfahrung mit der Therapeutenperson die Beziehungschemata und damit die Selbstschemata des Kindes bzw. Jugendlichen verändern. Dies wird im Kapitel 3 und 5 noch näher ausgeführt.

Parallel dazu wurden zu den häufigsten Krankheitsbildern störungsspezifische *Handlungsleitlinien* entwickelt (Behr et al. 2012, Fußner et al. 2012, Fröhlich-Gildhoff/Rose 2012, Hüsson et al. 2012, Jürgens-Jahnert et al. 2012).

Die Spielpsychotherapie eignet sich für Kinder ab etwa 3 Jahren bis zum Alter von ca. 12 Jahren. Sie wird gewöhnlich einmal pro Woche durchgeführt, die Therapiestunde dauert 50 Minuten. Die Zahlen zur Therapiedauer sind widersprüchlich, Schmidtchen (2002) spricht von durchschnittlich 24-40 Kontakten (Spieltherapie- und Familienkontakte), Wuchner/Eckert (1995) nennen durchschnittlich 61 Kontakte.

Jugendlichen wird ein anderes therapeutisches Angebot gemacht, da sie sich nicht mehr vorzugsweise durch das Spiel ausdrücken. Das Gespräch, kreative Medien oder Spiele wie Schach oder Billard werden in diesem Rahmen angewandt. Die Häufigkeit der Kontakte und die Arbeit mit dem Umfeld ist ebenfalls unterschiedlich im Vergleich zur Arbeit mit Kindern (vgl. Monden-Engelhardt 2002, 2008; Fröhlich-Gildhoff 2003, Fehringer 2006, Hammer 2011, Holzer 2006, Langer/ Langer 2011, Weinberger 2009, Weinberger/Papastefanou 2008).

Indikation und Wirksamkeit

Schmidtchen (1993) konnte nachweisen, dass eine Personzentrierte Spielpsychotherapie ihrem zweifachen Wirksamkeitsanspruch gerecht wird: zum einen das Wachstum der kindlichen Persönlichkeit zu fördern und zum anderen damit einhergehend einen Abbau der kindlichen Verhaltensstörungen zu bewirken. Neuere Forschungsergebnisse konnten in den nachfolgenden Jahren die Wirksamkeit der Personzentrierten Kinderpsychotherapie bestätigen (Heekerens 2002, Schmidtchen 2002).

Hölldampf/Behr (2009), die mehrere schulenübergreifende Metaanalysen zur Wirksamkeit von Kinder- und Jugendlichenpsychotherapie aus dem englischen und deutschen Sprachraum vergleichend analysierten, konnten an Hand der Daten die grundsätzliche Wirksamkeit von Kinder- und Jugendpsychotherapie nachweisen, als auch die Wirksamkeit einzelner Verfahren, wie der personzentrierten Spielpsychotherapie (vgl. auch Hölldampf/Behr/Crawford 2010, Hölldampf/Behr 2011).

Zusammenfassend hat sich die Personzentrierte Kinderpsychotherapie nach empirischen Untersuchungen (Schmidtchen 1999, S. 206, Schmidtchen 2002) u. a. bei folgenden psychischen Störungen als erfolgreiches Behandlungsverfahren erwiesen (in Klammern die Diagnosen nach der Internationalen Klassifikation psychischer Störungen, ICD-10):

- Kombinierte Störungen des *Sozialverhaltens* und der Emotionen (F 92; z. B. Störungen des *Sozialverhaltens* mit *depressiver* Störung etc.).
- *Emotionale* Störungen des Kindesalters (F 93; z. B. *Trennungsangst*, generalisierte *Angststörung*, *Geschwisterrivalität* etc.).
- Störungen *sozialer Funktionen* mit Beginn in der Kindheit und Jugend (F 94; z. B. reaktive Bindungsstörung, elektiver *Mutismus* etc.).
- Störungen des *Sozialverhaltens* (F 91).
- *Hyperkinetische* Störungen (F 90).
- Sonstige *Verhaltens-* und *emotionale* Störungen mit Beginn in der Kindheit und Jugend (F 98; z. B. *Enuresis, Enkopresis, Stottern* etc.).
- Reaktionen auf schwere Belastungen und Anpassungsstörungen (F 43; z. B. *posttraumatische Belastungsstörung*, kurze *depressive Reaktion* etc.).
- *Phobische* Störungen (F 40).
- Sonstige *Angststörungen* (F 41).
- Anhaltende oder sonstige affektive Störungen (F 34 und F 38; z. B. *Dysthymia*, einzelne *depressive* Störungen etc.).

Ob im Einzelfall genau diese Therapieform indiziert ist, hängt jeweils vom Ergebnis der psychodiagnostischen Sitzungen ab.

Ein elaboriertes Interventionskonzept im Rahmen der Behandlung der Störung des Sozialverhaltens findet sich bei Schmidtchen (2003). Weitere störungsspezifische Falldarstellungen, die die Diagnostik, Indikation und den Therapieverlauf in einer Personzentrierten Kinder- und Jugendlichenpsychotherapie erläutern finden sich im Kapitel 10.6.

Einen besonderen Stellenwert hat die personzentrierte Spieltherapie bei der Behandlung *traumatisierter Kinder und Jugendlicher.* Durch das spezielle Beziehungs-, Raum und Spielangebot in der personzentrierten Spieltherapie stellen Kinder von sich aus die Bestimmungsstücke erfolgreicher traumatherapeutischer Arbeit her (vgl. Sack et al. 2007, Sachsse 2008), d. h. Distanzierung, Arbeit mit imaginativen Ressourcen und die Veränderung traumatischer Narrative, Hüsson et al. (2012) erarbeiteten vor diesem Hintergrund differenzierte Handlungsleitlinien für Traumafolgestörungen (vgl. auch Döring 2011, Gahleitner 2011 a, Hüsson 2011, Weinberger 2011). Darüber hinaus wurde von Weinberg (2013 a,b) eine spezielle traumabezogene Spieltherapie entwickelt, die für früh und anhaltend traumatisierte Kinder geeignet ist, die besondere haltgebende Strukturen benötigen (vgl. auch Weinberg/Hensel 2008).

Nachdem sich 2010 verschiedene Fachverbände zu einer Arbeitsgemeinschaft Humanistischer Psychotherapie zusammengeschlossen haben, gibt es auch Bestrebungen, eine einheitliche Humanistische Kinder- und Jugendlichenpsychotherapie zu entwickeln, der die personzentriert-experientielle Kinder- und Jugendlichenpsychotherapie zuzuordnen wäre (Nuding/Döring 2013). Trotz unterschiedlicher Schwerpunkte ist das Gemeinsame der humanistischen Verfahren das Menschenbild, das die Fähigkeit des Menschen betont, unter günstigen Bedingungen, damit ist die therapeutische Beziehungsgestaltung und der Einsatz von differentiellen Methoden gemeint, im Rahmen selbstregulierender Prozesse Lösungen für sich zu finden, die dysfunktionale Verhaltens- und Beziehungsmuster überflüssig machen (vgl. Eberwein 2009, Kriz 2013).

Gruppenpsychotherapie. Die Personzentrierte Kinderpsychotherapie wird in unterschiedlichen Formen angeboten. Neben der Einzeltherapie ist die Personzentrierte Gruppenpsychotherapie mit Kindern die bekannteste (Ehlers 1981; Ginott 1961; Grützner/Kulisch,/Langenmayr 2002; Jenny et al. 2006, Jenny/Käppler 2009, Landreth/Sweeney 2001, Lude 2002; v. Stosch 1988).

Filialtherapie. In der Filialtherapie spielt nicht die Therapeutin mit dem Kind, sondern die jeweilige Bezugsperson des Kindes wird angeleitet, Beziehungs- und Interaktionsprobleme im gemeinsamen Spielen zu lösen. Diese

– in den USA bereits seit längerem etablierte Form der Spieltherapie (Landreth 2001, Landreth & Bratton 2005) – wurde im deutschsprachigen Raum in erster Linie von Goetze (2002, 2009, 2013) ausgearbeitet und vorgestellt (vgl. auch Crawford/Nuding 2013).

Arbeit mit den Bezugspersonen und dem Umfeld des Kindes

In der Personzentrierten Kindertherapie wird sehr viel Wert darauf gelegt, das Kind in seinem familiären und sozialen Umfeld zu sehen und dieses Umfeld in die Kinderpsychotherapie mit einzubeziehen. So wird auf die begleitende Elternarbeit sehr viel Gewicht gelegt (Ehlers 2002). Darüber hinaus war Schmidtchen (1991, 2003) einer der ersten, der den systemischen Gedanken in die Spieltherapie integrierte und auch Sitzungen mit der ganzen Familie durchführte.

Zum sozialen Umfeld gehört auch die Kontaktaufnahme mit Lehrern und anderen für das Kind wichtigen Bezugspersonen. Ebenso spielt die Zusammenarbeit mit anderen Institutionen, wie z.B. Kinderhort, heilpädagogische Tagesstätte, Nachmittagsbetreuung, bei Fremdunterbringung Kinderheim o.ä. und Jugendamt eine bedeutsame Rolle.

Weiterführende Literatur

Zur Geschichte der Personzentrierten Kinderpsychotherapie:

Reisel, B.: The Clinical Treatment of the Problem Child. Carl Rogers als Kinderpsychotherapeut.

Behr, M./Hölldampf, D.: Die Geschichte der Personzentrierten Kinder- und Jugendlichenpsychotherapie, Elternberatung und Familientherapie.

Beiträge, die die Theorie und Praxis der Personzentrierten Kinderpsychotherapie in ihrer Weiterentwicklung nach Axline darstellen, sind in folgenden Sammelbänden zusammengestellt:

Behr, M./Hölldampf, D./Hüsson, D:: Psychotherapie mit Kindern und Jugendlichen.

Behr, M./Hüsson, D./Nuding, D./Wakolbinger, C.: Psychotherapie und Beratung bei Kindern, Jugendlichen, Familien. Personzentrierte Beiträge aus zwei Jahrzehnten.

Boeck-Singelmann, C. et al. Personzentrierte Psychotherapie mit Kindern und Jugendlichen. Band 1, 2 3.

Wakolbinger , C. et al.: Die Erlebnis- und Erfahrungswelt unserer Kinder.

Eine ausführliche Darstellung der Personzentrierten Kinderpsychotherapie mit vielen Fallbeispielen finden sich bei

Behr, M.: Interaktionelle Psychotherapie mit Kindern und Jugendlichen.

Goetze, H.: Handbuch der personenzentrierten Spieltherapie.

Hockel, C.M.: Personzentrierte Kinderpsychotherapie.

Die Personzentrierte Kinderpsychotherapie im Kontext der entwicklungspsychologischen Forschung (vgl. Abschnitt 3) wird dargestellt in:

Biermann-Ratjen, E.M.: Entwicklungspsychologie und Störungslehre.

Hufnagel, G./Fröhlich-Gildhoff, K.: Die Entstehung seelischer Störungen – betrachtet aus einer personzentrierten und entwicklungspsychologischen Perspektive.

Ehlers, T.: Das Konzept einer globalen emotional bedingten Entwicklungsstörung und der personzentrierte Ansatz der Spieltherapie.

Reisel, B.: Das Personzentrierte Entwicklungsmodell. Zum Verständnis kindlicher Entwicklung im Personzentrierten Ansatz.

Eine Lehr-DVD zur Personzentrierten Psychotherapie mit Kindern und Jugendlichen mit Life-Mitschnitten realer Psychotherapien ist über die Gesellschaft für Personzentrierte Psychotherapie und Beratung (GwG) zu beziehen, s. hierzu auch Kapitel 7.

2.4.3 Pädagogisch –therapeutische Anwendungsbereiche

Rogers (1942/1972) hat seinen Ansatz von Anfang an nicht auf die psychotherapeutische Situation beschränkt, sondern wandte sich an alle Fachleute, die durch einen persönlichen Kontakt einen konstruktiven Wandel der Einstellungen und des Verhaltens bei ihren Klienten bewirken wollen. Neben der Gesprächspsychotherapie (Eckert et al. 2006, Finke 2004, Keil/Stumm 2002) und der Personzentrierten Kinder- und Jugendlichenpsychotherapie hat das an der Person, ihren Ressourcen und ihrem Veränderungspotential orientierte Konzept deshalb auch zu einer großen Verbreitung in den psychosozialen Arbeitsfeldern geführt. Dies gilt in erster Linie für den Bereich der Sozialen Arbeit, in dem die Klientenzentrierte Gesprächsführung bzw. Personzentrierte Beratung (Sander/Ziebertz 2010, Weinberger 2013) seit Jahrzehnten ein wichtiger Bestandteil der Aus-, Fort- und Weiterbildung ist. Auch in anderen Lebensbereichen, in denen die zwischenmenschliche Kommunikation eine bedeutende Rolle spielt, hat sich der Personzentrierte Ansatz behaupten können (Kunze 2008, Rechtien et al. 2009, Motschnig/Nykl 2009).

Dem Personzentrierten Konzept in der Pädagogik gab Rogers von Anfang an einen besonderen Stellenwert. 1969 (deutsch 1974) verfasste er das Buch *„Lernen in Freiheit“*, in dem er seinen Ansatz auf die Schule übertrug. Er zeigt in seinem Buch, wie sich empathisches Verstehen, unbedingte Wertschätzung und Kongruenz auf Seiten der Lehrperson in einem schülerzentrierten Lernen abbilden kann. Wie ein Lernen entsteht, das selbst-initiiert ist und in welchem Schüler eigene Werte, Einstellungen und Verhaltensmaßstäbe entwickeln und danach handeln. Die Lehrperson versteht sich in diesem Ansatz als *„facilitator“*, als Förderer von Lernprozessen. Mittlerweile hat sich das spezifische Beziehungskonzept in den verschiedensten Arbeitsbereichen, in denen es um die seelische Gesundheit der Kinder und Jugendlichen geht, als entwicklungsfördernd und heilsam erwiesen. Neben der Erziehung, den Erziehungsberatungsstellen und der Heilpädagogik – Bereichen, in denen der Ansatz schon eine lange Tradition hat – sind es die Frühförderung, Schulen, Schulsozialarbeit und schulpsychologische Beratungsstellen, Kindertagesstätten, Horte und die sozialpädagogische Familienhilfe, die sich zunehmend für die Personzentrierte Spielpsychotherapie bzw. das Personzentrierte Arbeiten interessieren. Ebenso lassen sich vermehrt Logo-, Ergo- und Mototherapeuten, wie auch Musik- und Kunsttherapeuten in diesem Ansatz ausbilden, da er sich gut mit der einschlägigen therapeutischen Arbeit kom¬binieren lässt. Im Folgenden einige Anwendungsbereiche mit entsprechenden Literaturangaben, zusätzlich sind im Kapitel 12 beispielhaft Falldarstellungen aus dem Bereich der Frühförderung und der Heilpädagogik angeführt.

Jugendhilfe

Hufnagel, G.: Personzentrierte Kinder- und Jugendlichenpsychotherapie im Kontext von Heimerziehung.

Heilpädagogik

Simon, T./Weiss, G. (Hrsg.): Heilpädagogische Spieltherapie.

Ondracek, P.: Personzentriertheit.

Frühpädagogik / Kindertagesstätten

Fröhlich-Gildhoff, K.: Personzentrierte (pädagogische und therapeutische) Arbeit mit Kindern im Vorschulalter und ihren Bezugspersonen.

Rönnau, M./Fröhlich-Gildhoff, K.: Kinder stärken – Resilienzförderung in der Kindertagesstätte.

Rommel, E./Behr, M./Aich, G.: Spieltherapie in Kindertageseinrichtungen – Konzept, Praxis, Wirksamkeit.

Schule und Lernen

Behr, M.: „Wenn die Beziehung stimmt, lässt sich pädagogisch alles machen“ – Bindungstheorie, Säuglingsforschung und Authentizität der Therapeutenperson

Bender, B./Fleischer, Th./Mersmann, B.: Person und Beziehung in Schule und Unterricht.

Feder, H.: Eine Schülerbegleitung über mehrere Jahre.

Gutberlet, M.: Schülerzentrierter Unterricht im Sinne von Carl Rogers: Zwei Lehrer führen durch ein Lern-Land der anderen Art.

Goetze, H.: Schulische Spielgruppenarbeit. In Handbuch der personenzentrierten Spieltherapie. S. 509-540.

Schmitz-Schretzmair, R.: Der Weg zu einer Personzentrierten Schule besteht aus vielen kleinen Schritten

Schmitz-Schretzmair, R.: Personzentrierte Kommunikation, Kooperation und Konfliktlösung – in Schulen werden diese drei Kompetenzen mehr denn je gebraucht.

Rogers, C.R.: Lernen in Freiheit.

Späth, H.: Personzentriertes Handeln in der Lerntherapie.

Weinberger, S./Lindner, H.: Personzentrierte Beratung.

Wolzfeld, C.: Schulentwicklung zwischen Person und System.

Mototherapie

Kormann, G./Saur, B.: Personzentrierte Mototherapie mit verhaltensauffälligen Kindern.

Kormann, G./Saur, B.: HKS und personzentrierte Mototherapie: Fallbeispiel Claudio

Körperliche Behinderung

Krause, M.P.: Gesprächspsychotherapie und Beratung mit Eltern behinderter Kinder.

Sabrowski, S./Grützner, W.: Personzentrierte Psychotherapie bei einem Kind mit Hutchinson-Gilford Progerie.

Lern- oder geistige Behinderung

Goetze, H. : Kinder mit Behinderungen. Im „Handbuch der personenzentrierten Spieltherapie." S. 407-440.

Irblich, D.: „Bau mir ein Haus!" Falldarstellungen einer personenzentrierten Psychotherapie mit einem geistig behinderten Jungen

Luxburg, J.v: Kindzentrierte Spiel- und Kommunikationstheorie.

Rust, H.: Zeichnen mit Jugendlichen und darüber reden – Selbstkonzept und Lebensplanung in personzentrierten Entwicklungsgesprächen mit lern- und geistig behinderten jungen Menschen.

Weitere ausführliche Darstellungen zu diesem Bereich finden sich bei Goetze, H.: Handbuch der personenzentrierten Spieltherapie. S. 407-440.

Kinder im Krankenhaus

Behrendt, A.: Spieltherapie auf der Kinderkrebsstation. Wenn nicht nur die „Hülle Haut" verletzt wird.

Goetze, H.: Kinder mit Erkrankungen. Im bereits erwähnten „Handbuch der personenzentrierten Spieltherapie", S. 397-402.

Kinder psychisch kranker Eltern

Riedel, K.: Empathie bei Kindern psychisch kranker Eltern.

Riedel, K.: Personzentrierte Kinderpsychotherapie bei Kindern psychisch kranker Eltern.

Beratungsarbeit mit Kindern

Klees, K.: Kindzentrierte Beratung für Kinder in Notsituationen

Elternschulungen

Döring, E./Monden-Engelhardt, C.: Personzentrierte Elternschule – Miteinander leben.

Hollerer, T.: Arbeit mit Eltern und anderen wichtigen Bezugspersonen von ADHS-Kindern – Überlegungen aus personzentrierter Sicht.

Gordon, T.: Familienkonferenz und Familienkonferenz in der Praxis.

Einen Überblick über den Personzentrierten Ansatz in psychotherapeutischen, pädagogischen und psychosozialen Bereichen auf internationaler Ebene findet sich in

Behr, M./Cornelius-White, J.: Facilitating Young People's Development und

Keys, S. & Walshaw, T.: Person-Centred Work with Children and Young People.

Eine umfassende Zusammenstellung der deutsch- und englischsprachigen Veröffentlichungen zum personzentrierten Ansatz:

Behr, M./Hölldampf, D.: Systematische Bibliografie zur personzentrierten Arbeit mit Kindern, Jugendlichen, Eltern und Familien.

3 Entwicklungspsychologie für die Praxis

Mit jedem Kind werden alle Dinge neu geschaffen
und das Weltall wird wieder auf die Probe gestellt.
Gilbert Chesterton

3.1 Säuglingsforschung

3.1.1 Die Entwicklungsstufen des Selbstempfindens

Wann beginnt das, was Psychotherapeuten das „Ich" oder das „Selbst" nennen? Ab wann nimmt das Kind sich als eigenständige Person wahr, wie geschieht dies und inwieweit hat dieser Prozess und die Art und Weise, wie er abläuft, Auswirkungen auf die Persönlichkeit des Kindes, jetzt und später? Dies sind Fragen, mit denen sich die Entwicklungspsychologen wie auch die Entwicklungstheorien der verschiedenen psychotherapeutischen Schulrichtungen immer wieder auseinander setzen. Die Antwort darauf gibt es nicht, zu unterschiedlich sind die theoretischen Konzepte, aus denen heraus diesen Fragen nachgegangen wird. Von den unterschiedlichsten Schulen anerkannt wird die von Daniel Stern (1992) erstmals umfassend dargestellte empirische Säuglingsforschung und die daraus von ihm beschriebenen *Entwicklungsstufen des Selbstempfindens.*

Das auftauchende Selbstempfinden

Ausgehend von einer inneren Motivation, die eigene Welt zu ordnen, entwickelt der Säugling nach Stern (1992) bereits während der ersten zwei Monate ein *Empfinden eines auftauchenden Selbst.* Es ist nach Stern das Empfinden „einer im Entstehen begriffenen Organisation und es ist ein Selbstempfinden, das während des gesamten weiteren Lebens aktiv bleibt" (ebd., S. 61). Diese anfängliche Ordnung in der Wahrnehmungs- und Gefühlswelt ist nach Stern möglich, weil der Säugling schon sehr früh verschiedenartige Ereignisse miteinander verbinden kann, z.B. ist er schon im Alter von drei Wochen in der Lage, eine Verbindung zwischen haptischem Eindruck (z.B. ein Schnuller mit Noppen, einer ohne Noppen) und dem entsprechenden visuellen Reiz (das Bild des Noppen-Schnullers und des glatten Schnullers) herzustellen. Genauso kann er schon sehr früh die Verbindung zwischen visuellem Reiz (ein bestimmter Helligkeitsgrad von weißem Licht) und akustischem Reiz (dem Ton, der dazu am besten passt) herstellen. Diese Fähigkeit, Wahrnehmungen, die mit verschiedenen Sinnesorganen gemacht werden, miteinander in Beziehung zu setzen und zu vergleichen, nennt Stern *amodale Wahrnehmung*, von Dornes (1993) auch *kreuzmodale Wahrnehmung* genannt. So entsteht eine Einheit der Sinne, die zum Beispiel in der Kunst und Literatur angesprochen wird, wenn ein Ton, also ein akustischer Eindruck, mit Geschmacksempfindungen (süß, bitter) oder Farbeigenschaften (grau, hell) beschrieben wird. Nach Stern geschieht dies in einer bisher unbekannten Form, jenseits der bisher bekannten Kanäle der Wahrnehmung.

Dieses Wahrnehmen der Beziehungen zwischen den sensorischen Erlebnissen geht einher mit einem Empfinden für eine sich entwickelnde Organisation: Dadurch, dass der Säugling von Anfang an das Gemeinsame an verschiedenen Sinneseindrücken wahrnehmen kann, z. B. ein weicher, runder Tonfall in der Stimme der Mutter, die dazu passenden sanften und ruhigen Bewegungen und die ruhigen motorischen und sensorischen Empfindungen, die es hat, wenn es auf diese Art und Weise bewegt wird (Dornes 1993, S. 85), kann sich bereits in den ersten zwei Monaten ein einheitliches Erleben bilden. Zur klinischen Bedeutung des auftauchenden Selbstempfindens schreibt Dornes: „Die bisherigen Ausführungen haben klargemacht, dass bestimmte Fähigkeiten, die von Geburt an existieren, eine große Rolle bei der Ordnung von Empfindungen und Wahrnehmungen spielen. Entsprechend darf vermutet werden, dass Störungen dieser Fähigkeiten die Entstehung eines Ordnungsgefühls von sich und der Welt beeinträchtigen. Stern vermutet, dass Lernstörungen auf die Beeinträchtigung der Fähigkeiten zum kreuzmodalen Informationstransfer zurückzuführen sind, macht aber dazu keine näheren Ausführungen. Die Vermutung ist intuitiv einleuchtend, weil ja ein großer Teil des früheren Lernens auf diese Fähigkeiten angewiesen und Lernen generell ein multimodaler Prozess ist, in dem Erfahrungen aus verschiedenen Sinnesmodalitäten integriert werden." (S. 89)

Das Kern-Selbstempfinden

In der Zeit zwischen dem *2./3. Lebensmonat* und dem *7. bis 9. Monat* entwickelt sich nach Stern dann das *Kern-Selbstempfinden*. Dieses Kern-Selbstempfinden setzt sich aus unterschiedlichen Selbst-Erfahrungen zusammen, die der Säugling in dieser Zeit macht. Dazu gehört u. a. die Erfahrung, Urheber eigener Handlungen zu sein, und die Unterscheidung zwischen sich und dem Anderen. Der Säugling entwickelt bereits zu dieser Zeit das Empfinden, ein vollständiges körperliches Ganzes zu sein, das mit einem anderen Körper in Beziehung treten kann, ohne mit diesem zu verschmelzen, wie es frühere Autoren (Mahler 1989) postuliert hatten. Dieses Kern-Selbstempfinden bildet sich durch den emotionalen und sozialen Austausch mit der Betreuungsperson. Dieser Andere, wie es Stern nennt, reguliert das Selbsterleben des Säuglings, anschaulich wird dies beim „Kuckuck-Spiel“ oder bei einem Fingerkrabbelspiel, bei denen ein hohes Erregungsniveau im Selbsterleben stimuliert wird.

Zwischen dem Säugling und der Bezugsperson findet ständig eine wechselseitige Regulierung statt. Der Säugling reguliert das Erregungsniveau, indem er z. B. den Blick abwendet, um einer unangenehmen Stimulation auszuweichen, oder er versucht, durch sein Blickverhalten und seine Mimik eine neue oder bessere Stimulierung zu evozieren. Auf ähnliche Art und Weise finden durch die vielen Kommunikationserfahrungen in dieser Zeit die Affekte und die Erfahrung von Sicherheit oder Bindung Eingang in das Selbsterleben. Mit der Zeit bilden sich aus den vielen gelebten Interaktionserfahrungen, die im *Episoden-Gedächtnis* gespeichert sind, durch Wiederholungen generalisierte Episoden, diese bilden sozusagen eine einmalige Abstraktion aus den vielen erlebten Episoden. In diesen *generalisierten Episoden* sind die interaktiven Erfahrungen repräsentiert.

Das subjektive Selbstempfinden

Zwischen dem *7. und 9. Monat* findet, wie es Stern nennt, ein neuer Quantensprung in der Entwicklung des Selbstempfindens statt. Der Säugling entdeckt das gemeinsame subjektive Erleben, es entsteht die Phase des *subjektiven Selbstempfindens*, die bis zum Alter von *ca. 15-18 Monaten* währt. Aufbauend auf das Kern-Selbstempfinden, das die körperliche und sensorische Unterscheidung zwischen dem Selbst des Säuglings und den anderen Personen beinhaltet, also zuerst einmal die Getrenntheit sicherstellt, kann der Säugling nun entdecken, dass seine Gefühle und Gedanken mit anderen geteilt werden können. Das heißt, während er vorher auf den Gefühlszustand reagiert hat, z. B. auf ein freudiges Gesicht ebenfalls mit einem freudigen Gesicht und umgekehrt, handelt es sich jetzt nicht mehr um eine Imitation, sondern um ein wirkliches *Affektverständnis*, bei dem das Kind einen Zusammenhang zwischen dem eigenen und dem beim anderen wahrgenommenen Gefühl herstellt. Es bezieht den Gefühlsausdruck auf sich und richtet seine Gefühle danach aus. „Damit beginnt die Sozialisierung von Gefühlen mit psychischen Mitteln.“ (Dornes 1993, S. 154)

Während die Kinder bis zum Alter von 9 Monaten auf etwas zeigen, fangen sie jetzt an, anderen etwas zu zeigen. Sie sind jetzt in der Lage, die Perspektive eines anderen als Anleitung für eigenes Handeln zu übernehmen (ebd., S. 153).

In dieser Phase kommt dem, was Stern *Affektabstimmung* nennt, eine herausragende Bedeutung zu. Mit Affektabstimmung ist gemeint, dass die Mutter sich auf das vom Kind gezeigte Gefühl einstimmt und diesem Gefühl des Säuglings mit einer anderen Sinnesmodalität antwortet. Sie gibt dabei nicht das Verhalten wieder, sondern das Gefühl, das sich in dem Verhalten ausdrückt.

Beispiel Ein Kind schlägt voller Freude ein Spielzeug auf den Boden und die Mutter begleitet dies mit einem rhythmischen „Bum-Bum-Bum", der Gefühlszustand des Kindes wird dabei mit der Sprachmelodie, dem Tonfall und den die lautlichen Äußerungen begleitenden Bewegungen aufgegriffen. Diese Affektabstimmung geschieht – im Gegensatz zur Empathie, die nach Stern eine Vermittlung durch kognitive Vorgänge voraussetzt – überwiegend unbewusst, gemeinsam ist beiden, dass es sich um eine emotionale Resonanz handelt (ebd., S. 207).

Stern unterscheidet verschiedene Arten der Affektabstimmung, so gibt es die Affektabstimmung, bei der es der Mutter nur um das Miteinander-Teilen, das Anteil-Haben am Erlebnis geht, dies nennt Stern vollständige Einfühlung (communing attunements). Überraschend bei diesen Untersuchungen war,

- dass 9 Monate alte Säuglinge sehr gut geringste Abweichungen in dem Abstimmungsverhalten bemerken,
- dass diese Abweichungen den Fluss der Aktivitäten unterbrechen und
- dass eine vollständige Einfühlung einen eindeutig entwicklungsfördernden Effekt hat.

Dornes stellt dazu die Frage, inwieweit es einen Entwicklungsanreiz darstellen kann, wenn, wie im Spiegel, immer das Gleiche zurückkommt. Die Antwort: „Communing attunement erlaubt und ermöglicht maximale Gemeinsamkeit im Erleben von Gefühlen. Es ermöglicht die Erfahrung, dass innere Zustände keine privaten Ereignisse sind, sondern soziale und Beziehungsangelegenheiten. Es ist die Antwort auf die Frage: Siehst du, was ich fühle? Und es ist eine positive Reaktion auf das anthropologisch tief sitzende Bedürfnis nach Wahrnehmung und Anerkennung des eigenen Gefühlszustandes." (S. 159)

Neben dieser vollständigen Einfühlung gibt es auch die Affektabstimmung, mit der die Mutter etwas bewirken, z.B. das Kind bewusst oder unbewusst beeinflussen will. Dies geschieht z.B. mit dem, was Stern selektive Affektabstimmung nennt. In diesem Fall wird die Mutter nur ganz bestimmte Äußerungen des Kindes aufgreifen und die anderen entweder nicht beachten oder nicht-verbal (durch Mimik, Gestik und Bewegungen) eine ablehnende Haltung ausdrücken.

Eine andere Form, die Stern „tuning" nennt, geschieht, wenn auf Gefühlsäußerungen des Kindes zwar positiv reagiert wird, aber die Intensität der Gefühlsäußerung nicht getroffen wird. Es wird entweder eine Spur zu stark reagiert oder zu schwach. Dornes beschreibt, wie das Verhalten einer Mutter, die immer eine Spur zu übertrieben auf die mit bestimmten Handlungen einhergehende Freude des Kindes reagierte, schnell dazu führte, dass aus den spontanen Äußerungen des Kindes eine „Vorstellung" für die Mutter wurde. Dornes schreibt dazu:

> „Tuning ist ‚gefährlicher' als selektive oder vollständige Nichtbeachtung einzelner Äußerungen, weil es ein Weg ist, in das Kind und sein Gefühlsleben hineinzukommen und es von innen heraus zu verändern. Im Falle der Nichtbeachtung erfolgt eine Kommunikation von außen, gegen die sich das Kind wehren kann. Das ist beim tuning schwerer. Hier kann man die Anfänge des falschen Selbst vermuten, aber diese Vermutung ist riskant, weil ein gewisses Maß an tuning unvermeidlich ist, einfach weil Eltern eigene Wesen mit eigenen Wünschen und Ängsten sind. Es ist schwer zu sagen, wo der Säugling anfängt, nicht mehr er selbst zu sein, weil er niemals nur er selbst war, sondern unvermeidlich und von Anfang an der Adressat elterlicher Absichten. Deshalb gibt es auf die Frage, was das wahre Selbst ausmacht, keine theoretisch befriedigende Antwort, sondern nur eine klinisch-praktische. Leidet das Individuum unter Symptomen und dem Gefühl innerer Entfremdung, so dürfen wir annehmen, dass sein Gefühlsleben zu stark modifiziert wurde." (Dornes 1993, S. 157)

Das verbale Selbstempfinden

Mit ca. *15–18 Monaten* beginnt das *verbale Selbstempfinden*, das sich das ganze Leben hindurch weiterentwickelt. Der entscheidende Entwicklungssprung ist jetzt, dass das Kind innere Vorstellungen von den ihn umgebenden Dingen und Verhaltensweisen speichern und diese dann in eigenen Handlungen wiedergeben kann. Piaget (1945) hat dies mit seinen Untersuchungen zur „verschobenen Nachahmung" dargestellt. Damit ist die Fähigkeit gemeint, ein noch nie gesehenes Verhalten, z.B. eines Erwachsenen, etwas später, wenn dieser gar nicht mehr da ist, nachzuahmen. Stern stellt dar, dass dies nicht mit der Abstimmung in der intersubjektiven Bezogenheit zu verwechseln ist, da das Kind bei der Abstimmung nur registriert, ob zwei Ausdrucksformen eines inneren Zustandes sich entsprechen oder nicht. Es muss dabei nur auf das Kurzzeitgedächtnis zurückgreifen und auch keine Verhaltensregulation vornehmen. Bei der verschobenen Nachahmung hat das Kind dagegen die Vorlage des Modells als inneres Schema gespeichert und hat einen eigenen motorischen Plan zur Ausführung der Handlung (ebd., S. 234). Aufgrund dieser Fähigkeiten entdecken die Kinder in dieser Zeit, sich selbst als Objekt zu sehen, über das sie reflektieren können, und sie entdecken das symbolische Handeln im Spiel und die Sprache.

Dass sich Kinder als Objekt sehen können, verdeutlichen die Versuche mit dem Spiegelbild: Bis zum Alter von ca. 18 Monaten greifen die Kinder in den Spiegel, wenn ihnen ein roter Fleck auf die Nase gemalt wurde, danach tasten sie nach dem Fleck im eigenen Gesicht. „Sie wissen nun, dass sie ‚objektiviert', d.h., in einer Form repräsentiert werden können, die außerhalb des subjektiv empfundenen Selbst existiert." (Stern, S. 235) In diesem Alter festigt sich auch die Geschlechtsidentität und das erste empathische Verhalten entsteht (vgl. auch Fremmer-Bombick 1991).

Mit dem symbolischen Spiel können sie auch ihre Beziehungen darstellen, über sie reflektieren und sie gefühlsmäßig aufarbeiten und verändern. Auf diese Fähigkeit wird später (Kapitel 5 und 7) noch ausführlich eingegangen, da dem symbolischen Spiel in der hier dargestellten Arbeit mit Kindern eine große Bedeutung zukommt.

Stern schildert, wie sich durch den Spracherwerb neue Möglichkeiten auftun: Das persönliche Erleben kann mitgeteilt werden, es werden zwischen Mutter und Kind gemeinsame Bedeutungen geschaffen (z.B. „liebes Kind") und sie entdecken, dass „ihr persönliches Erfahrungswissen Teil eines größeren Wissenszusammenhangs ist und sie durch eine gemeinsame kulturelle Basis mit anderen Menschen verbunden sind" (Stern, S. 244). Des Weiteren kann die eigene Lebensgeschichte erzählt und damit auch das Selbstbild verändert werden.

Aber der Spracherwerb hat nach Stern auch eine andere Seite: So werden in Verbindung mit einem Wort oder einem Satz Bedeutungen geschaffen, die oft das ganze Leben hindurch bestehen bleiben.

Ein weiterer Aspekt ist, dass in der Alltagssprache (im Gegensatz zur Poesie) das Erleben durch die Sprache in einzelne Kategorien aufgespalten wird. Stern zitiert Werner/Kaplan (1963), die meinen, Sprache greift sich „ein Stück aus dem Konglomerat von Gefühl, Empfindung, Wahrnehmung und Denken, welches das globale nonverbale Erleben konstituiert, heraus. Dieses Stück wird durch den Prozess der Sprachbildung transformiert und entwickelt sich zu einer von dem ursprünglichen globalen Erleben isolierten Erfahrung." (Stern S. 248) Stern bringt dazu folgendes Beispiel (S. 250):

„Stellen wir uns vor, wie ein Kind einen Fleck gelben Sonnenlichts an der Wand wahrnimmt. Es wird die Intensität, Wärme, Form, Helligkeit, Annehmlichkeit und andere amodale Aspekte des Flecks erfassen. Der Tatsache, dass das Licht gelb ist, kommt dabei weder eine primäre noch überhaupt eine Bedeutung zu. Indem das Kind den Fleck betrachtet und ihn (im Sinn Werners) empfindend wahrnimmt, ist es in einem globalen Erleben gefangen, in dem ein Gemisch aller amodalen Eigenschaften, der primären Wahrnehmungsqualitäten, des Lichtflecks zusammenklingt – seine Intensität, Wärme usw. Um diese in hohem Maß flexible, omnidimensionale Perspektive auf den Fleck beizubehalten, muss das Kind für all jene spezifischen (sekundäre und tertiäre Qualitäten wie die Farbe) Eigenschaften blind bleiben, die den Sinnesmodus, über den der Fleck wahrgenommen wird, spezifizieren. Das Kind darf nicht bemerken, es darf ihm nicht bewusst werden, dass es sich um ein visuelles Erleben handelt. Genau dazu aber wird es durch die Sprache gezwungen. Irgendjemand tritt ins Zimmer und sagt: ‚Oh, sieh mal, das gelbe Sonnenlicht'."

Zusammenfassung

Bereits während der ersten Monate beginnt der Säugling eine psychische Struktur zu entwickeln, die seine Wahrnehmungs- und Gefühlswelt ordnet. Diese Ordnung ist möglich, weil der Säugling schon von Anfang an in der Lage ist, verschiedenartige Ereignisse miteinander zu verbinden. Stern nennt diese psychische Organisation, die das ganze Leben über aktiv bleibt, das Selbstempfinden. Dieses Selbstempfinden stellt sich anfangs als Empfinden eines auftauchenden Selbst dar. Nach dem 2./3. Lebensmonat bildet sich aus unterschiedlichen Selbst-Erfahrungen ein *Kern-Selbstempfinden* heraus. In dieser Zeit findet durch den emotionalen und sozialen Austausch mit der Betreuungsperson eine wechselseitige Regulierung des Erregungsniveaus statt. Ab dem 7. bis 9. Monat entwickelt sich das *subjektive Selbstempfinden.* Für die Kommunikation zwischen Säugling und Betreuungsperson ist jetzt die Affektabstimmung entscheidend: das Einstimmen und Aufgreifen des in der Mimik, Gestik und/oder Handlung ausgedrückten Gefühls. Mit ca. 15–18 Monaten beginnt das *verbale Selbstempfinden.* Das Kind kann jetzt Vorstellungen von sich und anderen speichern und in eigener – auch symbolischer – Handlung wiedergeben. Es lernt, sein persönliches Erleben durch die Sprache mitzuteilen.

Weiterführende Literatur

Eine sehr prägnante Zusammenfassung und Erläuterung der Arbeiten Sterns finden Sie bei:

Dornes, M.: Der kompetente Säugling.

3.1.2 Bezug zur therapeutischen Arbeit

Die Säuglingsforschung zeigt, wie das Selbstempfinden des Kindes im Beziehungsgeschehen zwischen der Mutter und dem Kind geformt wird und welch wichtige Bedeutung der Affektabstimmung zukommt. Während sich bei Rogers das Selbsterleben des Kindes durch Beziehungserfahrungen bildet, konzipiert Stern das Selbsterleben als Beziehungserfahrung, d.h., „Interaktionserfahrungen bilden gleichsam die Bausteine des Selbsterlebens", wie Behr es formuliert (2009, S. 42). Im Personzentrierten Ansatz kann das Kind in der Begegnung mit der Therapeutin die Erfahrung machen, mit all seinen Gefühlen, Gedanken und Äußerungen vollständig verstanden und angenommen zu werden. Organismische Erfahrungen, auf die die Mutter keine adäquate Resonanz geben konnte, werden mit unbedingter Wertschätzung aufgegriffen und können somit in das Selbstkonzept einfließen (vgl. Biermann-Ratjen 2002).

Für die Spielpsychotherapie prägte Behr (2002, 2003) für dieses „Resonanz geben" den Begriff der Interaktionsresonanz. Er schreibt dazu:

> „In den Spielstunden inszeniert das Kind Beziehungsmuster. Es bedient sich dazu verschiedener Medien, die über Sprache hinausgehen, in der Regel des Spielens. Die Therapeutenperson interagiert mit dem Kind in den von ihm gewählten Medien. Sie gibt Resonanz in der Interaktion, Resonanz durch ihr Handeln im Medium. Dabei ist sie auf verbaler Ebene empathisch, ist feinfühlig, stimmt sich auf Affekte ein, spiegelt zuweilen, allerdings nicht ‚wörtlich', das kindliche Handeln – die Therapeutenperson tut mehr als all dies, sie gibt durch ihre Interaktion Resonanz auf das Handeln des Kindes." (2002, S. 108)

Behr betont, dass die Interaktionsresonanz aber auch viel mit der Kongruenz, dem Authentischsein der Therapeutin zu tun hat: „Sie reagiert handelnd und beziehungsorientiert auf das Handeln des Kindes, indem sie sich als präsente Person zeigt und sich innerhalb der Beziehung in die Waagschale gibt" (ebd., S. 108).

Wie sich durch das interaktionelle Verhalten zwischen Kind und Therapeutin die Interaktionsschemata des Kindes ändern, wird im nächsten Abschnitt noch näher erläutert.

Für ein genaues ‚Resonanz geben' in der Interaktion ist es erforderlich, darauf zu achten, mit welchen Sinnen das jeweils gegenwärtige Kind wahrnimmt und sich ausdrückt, um dann die jeweiligen therapeutischen Angebote darauf abzustimmen.

Beispiel Ein Kind, das während der Gestaltung mit Knetmaterial vor sich hin summt, kann möglicherweise in einer anderen Situation bei einem traurigen Gesichtsausdruck über die Aufforderung, diesem Gefühl einen Ton zu geben, Zugang zu seiner Traurigkeit finden.

Die nachfolgenden Übungen sollen diese theoretischen Erkenntnisse für Sie persönlich erfahrbar machen. Dabei geht es um das Erleben und die Bewusstwerdung Ihrer Sinne und die Erfahrung für das gleiche Gefühl verschiedene Sinneswahrnehmungen zu finden.

Übung 1 **Das eigene bevorzugte Sinnessystem kennen lernen**

Wir alle benutzen verschiedene Sinnesmodalitäten: die visuelle (sehen), auditive (hören), olfaktorische (riechen), gustatorische (schmecken) und kinästhetische (körperliche Empfindungen) Sinnesmodalität, um Informationen über unsere Umwelt aufzunehmen. Bandler/Grinder (1997) fanden heraus, dass dabei häufig ein bestimmtes Sinnessystem, sie nennen es Repräsentationssystem, bevorzugt wird. Das heißt, jemand hat sehr oft innere Bilder, sieht etwas vor seinen Augen, bei einem anderen werden schneller auditive Vorstellungen ausgelöst, bei ihm „klingelt's" und ein Dritter ist gleich von etwas berührt, ihm wird heiß oder kalt. Welches dieser drei wichtigsten Repräsentationssysteme jemand bevorzugt verwendet, lässt sich nach Bandler/Grinder an so genannten Prozesswörtern erkennen, das sind die Verben, Adjektive und Adverbien, die die betreffende Person benutzt.

Beispiele:

Visuell	Ich kann das nicht mehr sehen!
	Mir wird schwarz vor Augen!
Auditiv	Ich kann das nicht mehr hören!
	Bei mir schreit alles!
Kinästhetisch	Mich schüttelt es bei dem Gedanken!
	Bei der Vorstellung friert's mich!

Anhand einer gelenkten Fantasiereise, in der die drei wichtigsten Repräsentationssysteme angesprochen werden, können Sie Ihr bevorzugtes Repräsentationssystem erkennen:

Suchen Sie sich eine bequeme Stellung im Liegen oder Sitzen, entspannen Sie sich und hören Sie dann der Fantasiereise mit geschlossenen Augen zu oder – falls Sie alleine arbeiten – lesen Sie sich die Geschichte ganz langsam durch und versuchen Sie herauszufinden, an welchen Stellen Sie die deutlichsten Eindrücke haben.

„Stellen Sie sich vor, Sie sind an einem langen Sandstrand. Sie spüren den trockenen Sand unter Ihren Füßen und die warme Luft auf Ihrer Haut. Sie gehen ein paar Schritte in Richtung auf das Meer und spüren, wie der Sand unter Ihren Füßen ganz langsam feuchter wird. Jetzt ist er nass, und schon spüren

Sie wie das erste Wasser Ihre Füße umspült. Sie gehen langsam in das Wasser hinein und spüren die Temperatur des Wassers und die bereits nassen Füße und Knöchel im Gegensatz zu den noch trockenen Körperteilen.
Während Sie dann Schritt für Schritt tiefer in das Wasser gehen und noch einmal die Berührung des Wassers auf der Haut spüren, sehen Sie in der Ferne zwei Segelschiffe, das eine mit weißen Segeln, das andere mit bunten. Die Segelschiffe fahren aneinander vorbei, auf einem können Sie mehrere Leute herumlaufen sehen, auf dem anderen sonnen sich ein paar Gestalten in Liegestühlen. Ganz am Horizont sehen Sie ein großes Passagierschiff mit einem dicken, schwarz-weißen Schornstein, das sich von links kommend ganz langsam nach rechts bewegt. Eine kurze Zeit haben Sie alle drei Schiffe vor Augen, dann sind die schnelleren Segelschiffe weiter weg. Sie sind inzwischen tief im Wasser, schwimmen ein paar Züge, eventuell tauchen Sie auch mit dem Kopf unter. Dann schwimmen Sie langsam zurück.
Wenn Sie wieder gut stehen können, hören Sie ganz deutlich die Brandung: das Rauschen der sich überschlagenden Wellen und das Klatschen, wenn Wellen an weiter weg liegende Felsen stoßen. Ganz fasziniert lauschen Sie auch den Vögeln, die sich mit ihren hell ausgestoßenen Lauten ganz markant von dem eher dumpfen Wassergrollen abheben. Sie bleiben noch einen Moment im Wasser stehen und lauschen diesen so verschiedenen Geräuschen: der Brandung, dem Geräusch des ganz leichten Windes und den Vögeln. Dann hören Sie in der Ferne einen Strandverkäufer, der lauthals seine Ware anbietet.
Jetzt gehen Sie ganz aus dem Wasser heraus zu Ihrem Platz zurück und trocknen sich ab."
Zur Beendigung der Übung räkeln Sie sich und/oder zählen langsam von 5 bis 1 rückwärts und machen dann die Augen wieder auf. Tauschen Sie sich darüber aus, was und wie deutlich Sie *gesehen, gehört* und *gefühlt* haben. In der Regel zeigt sich bei dieser Übung eine Präferenz für das eine oder andere Repräsentationssystem.

Übung 2 **Sinnesmodalitäten wahrnehmen und variieren**

Zwei Personen setzen sich gegenüber. Person A drückt ein Gefühl mit einer einzelnen Sinnesmodalität aus, z. B. akustisch, indem sie einen bestimmten Ton summt. Person B greift diesen Laut mit einer anderen Sinnesmodalität auf, z. B. einer Körperbewegung. Wenn B die von A ausgedrückte Emotionalität genau getroffen hat, dann hört A auf. Rollenwechsel.

Übung 3 **„Zwanzig Fragen"-Spiel**

Stern verweist in seinem Buch (1992, S. 223) auf das Spiel „Zwanzig Fragen": „Derjenige, der an der Reihe ist, denkt an eine bestimmte Person. Alle anderen müssen nun diese Person erraten, indem sie Fragen nach intra- und transmodalen Entsprechungen stellen, zum Beispiel: ‚Wenn die Person ein Gemüse wäre, welches Gemüse wäre sie dann?' ‚Welcher Klang?' ‚Welche geometrische Form?' ‚Wie würde ihre Oberfläche sich anfühlen?' Usw."

3.2 Bindungsforschung

3.2.1 Die Bindungstheorie

Die Bindungstheorie wurde von John Bowlby (1907–1990), einem englischen Psychiater und Psychoanalytiker, formuliert. Bowlby versuchte, in der frühen Entwicklung des Kindes universelle Faktoren ausfindig zu machen, die für die weitere Entwicklung des Kindes entscheidend sind. Bowlbys Interesse richtete sich auf die spezielle Bindung zwischen Mutter und Kind. Ausgangspunkt waren für ihn Forschungen, in denen die Auswirkungen von früher Mutter-Kind-Deprivation auf die Persönlichkeit des Kindes untersucht wurden (Spitz 1945; Bowlby 1951), und Untersuchungen von Harlow/Zimmermann (1958) an Rhesusaffen. Letztere hatten gezeigt, dass isoliert aufwachsende Rhesusaffen nicht die Mutterattrappe aus Drahtgestell, die ihnen mittels einer speziellen Vorrichtung aus einer Babyflasche Nahrung spendet, bevorzugt aufsuchen, sondern sich eindeutig der mit weichem Stoff bekleideten Mutterattrappe bevorzugt zuwenden, auch wenn diese keine Nahrung bietet.

Nach Bowlby besteht beim Menschen eine phylogenetische, d. h. eine stammesgeschichtlich vorgegebene Bereitschaft, eine starke emotionale Bindung zu einer bevorzugten Bezugsperson oder zu mehreren anderen zu entwickeln. So hat der Säugling von Anfang an grundlegende kommunikative Fähigkeiten, wie z.B. ein bestimmtes Signalverhalten (Weinen) und eine Orientierungsfähigkeit. Diese Fähigkeiten und das mütterliche Pflegeverhalten sind aneinander angepasst und bilden somit die Grundlage zur Ausbildung einer sozial-emotionalen Beziehung (Grossmann u.a. 1989).

Die Bindung zu einer Bezugsperson hat die Funktion, dem Kind als „emotionales Band" („Affectional bond or tie", Ainsworth u.a. 1978, S. 303) ein Gefühl von Sicherheit und Vertrauen zu geben. Diese *„sichere Basis"* („secure base", Ainsworth 1968) ist Ausgangsort für die Erkundung der Umwelt und Zufluchtsort bei Angst und Gefahr. Die meisten Kinder haben mehr als eine, aber nicht viele Bindungspersonen, neben der Mutter z.B. den Vater oder die Großmutter. Nach Bowlby bevorzugt dabei jedes Kind in einer Situation, in der es sich nicht wohl fühlt, eine Bindungsperson. Es akzeptiert aber die übrigen Bindungspersonen, wenn seine Hauptbindungsperson nicht verfügbar ist. Bowlby spricht von einer Hierarchie von Bindungspersonen eines Kindes. Bowlby und andere Bindungsforscher postulieren, dass die frühe gefühlsmäßige Bindung an die Hauptbezugspersonen den Prototyp für spätere emotionale Beziehungen zu anderen Menschen darstellt und in engem Zusammenhang zur weiteren Entwicklung des Kindes, insbesondere im sozial-emotionalen Bereich, steht (Bowlby 1969, 1973).

Die Qualität der Bindung wird durch die sozialen und emotionalen Erfahrungen des Kindes mit seiner jeweiligen Bindungsperson bestimmt. Diese Erfahrungen werden mit der Zeit verinnerlicht, es entstehen so genannte „*innere Arbeitsmodelle*“ („internal working models“, Bowlby 1973).

> „Je nach den tatsächlichen Erfahrungen in bindungsrelevanten Situationen bildet sich das Kind Arbeitsmodelle bezüglich der Verfügbarkeit der Bindungsperson und der Einschätzung des Selbst als liebenswerte und wertvolle Person. Kinder, die Nähe suchen und verlässlich akzeptiert werden, entwickeln andere Arbeitsmodelle von der Welt und sich selbst als Kinder, die bei Versuchen, Nähe zu erlangen, abgewiesen oder nur unvorhersagbar angenommen werden ... Einmal gebildet, existieren die Arbeitsmodelle zum Teil außerhalb des Bewusstseins und neigen, obwohl nicht unveränderbar, zu deutlicher Stabilität.“ (Grossmann u. a. 1989, S. 10)

Diese, im individuellen Selbst des Kindes verankerten, inneren Arbeitsmodelle sind damit so etwas wie eine innerliche, *emotionale Organisationsstruktur*, die nach Bowlby Gefühle und Verhalten der jeweiligen Person maßgeblich beeinflusst.

3.2.2 Ergebnisse der empirischen Bindungsforschung

Die empirische Bindungsforschung, die von der Amerikanerin Ainsworth (1967) begonnen wurde, wurde bald darauf in vielen Ländern aufgegriffen und weitergeführt. In Deutschland wurden die Studien von Ainsworth ab 1975 von dem Entwicklungspsychologen Grossmann und seinen Mitarbeitern in groß angelegten Längsschnittuntersuchungen in Bielefeld und Regensburg wiederholt, fortgeführt und weiterentwickelt. Es zeigte sich in all diesen Untersuchungen, dass sich bereits 12 Monate alte Kinder deutlich in Bezug auf ihr Bindungsverhalten unterscheiden lassen. Die von Ainsworth (1967) zur Überprüfüng der Bindungstheorie entwickelte Methode der „Fremden Situation“ sieht dabei so aus: Die Mutter verlässt für eine kurze Zeit den Raum und es wird beobachtet, welche Auswirkungen das auf das kleine Kind hat und wie es reagiert, wenn die Mutter nach kurzer Zeit wiederkommt. Diese Trennungssituation wird dann noch einmal wiederholt, wobei vor der Rückkehr der Mutter eine fremde Person zu dem Kind ins Zimmer kommt. Damit soll sichergestellt werden, dass sich die beobachtbaren Reaktionen der Kinder auch wirklich auf das Zurückkommen der Mutter beziehen und nicht darauf, dass irgendjemand zurückkommt.

Aufgrund dieser Versuchsanordnung, die jeweils mit 12 und mit 18 Monate alten Kindern durchgeführt wurde, konnten bei den Kindern deutlich drei verschiedene Verhaltensweisen klassifiziert werden:

1. Sicher gebundene Kinder: Die Kinder wenden sich der Mutter nach der Rückkehr gleich zu. Sie suchen Nähe und Körperkontakt, wenn sie geweint hatten, oder sie gehen freudig auf die Mutter zu, wenn die Trennung nicht so schlimm für sie war. Sie bleiben eine Weile in ihrer Nähe und fangen, ausgehend von dieser „sicheren Basis", dann langsam wieder an, zu spielen und die Umgebung zu erkunden.

2. Unsicher-vermeidende Kinder: Die Kinder gehen nach der Trennung nicht auf die Mutter zu, sondern tun so, als hätten sie überhaupt nicht bemerkt, dass die Mutter wieder da ist. Sie vermeiden Nähe und Kontakt zu ihr.

3. Unsicher-ambivalente Kinder: Diese Kinder zeigen schon von Beginn an ein sehr ängstliches Verhalten. Während der Trennung sind sie extrem aufgebracht, nach der Trennung wollen sie sofort auf ihren Arm, sind dort aber ärgerlich aggressiv gegen sie und lassen sich nur schwer beruhigen. Insgesamt pendeln sie zwischen der Suche nach Nähe zur zurückgekehrten Mutter und aggressiver Ablehnung hin und her. Dieses Verhalten tritt wesentlich seltener auf, als das sichere oder unsicher-vermeidende Verhalten.

Ein wichtiger Punkt bei diesen Untersuchungsergebnissen ist, dass bereits einjährige Kinder sowohl ihren Kummer als auch ihr Bedürfnis nach Zuwendung nicht zeigen. In den Videoaufnahmen konnte deutlich beobachtet werden, dass diese Kinder so tun, als würden sie nicht bemerken, dass die Mutter wieder ins Zimmer gekommen ist. In Wirklichkeit senken sie den Blick und richten dann ihren Körper so aus, dass sie nicht in Verlegenheit kommen, mit der Mutter Kontakt aufnehmen zu müssen (Grossmann/Grossmann 1991).

In den 1980er-Jahren wurde noch ein viertes Bindungsmuster klassifiziert, das in den Stichproben bei ca. 15 bis 25 Prozent der Kinder auftrat: die *unsicher-desorganisierte Bindung*. Anders als die vermeidend gebundenen Kinder waren diese Kinder nicht in der Lage, ihre starken Angstgefühle unter Kontrolle zu halten, und anders als sicher gebundene und unsicher-ambivalent gebundene Kinder konnten sie sich mit ihrer Angst nicht an die Bezugsperson wenden. Sie vermittelten den Eindruck, als seien sie sich der Anwesenheit der Bezugsperson nicht bewusst: „The look of fear with no-where to go" (Main 1999, S. 128). Nach Main stellt dieses desorganisierte Verhalten einen Zusammenbruch der Verhaltens- und Aufmerksamkeitsstrategien dar. Das Kind wird nicht nur durch die äußeren Umstände, sondern auch durch die Bezugsperson selbst geängstigt. Desorganisiertes Verhalten findet sich als direkte Auswirkung von Traumata wie Misshandlung und sexuellem Missbrauch. Es stellt sich auch ein, wenn Eltern selbst unter den Auswirkungen eines Traumas leiden und ohne für das Kind erkennbaren äußeren Grund voller Angst sind und sich dabei z. B. vom Kind zurückziehen, als ob das Kind die Ursache dieser Ängste wäre, oder wenn die Eltern infolge ihrer Erlebnisse in einem unbeteiligten „trance-ähnlichen“ Zustand sind.

Forschungen in den nachfolgenden Jahren brachten in Bezug auf eine sichere bzw. unsichere Bindung und deren Auswirkungen folgende Ergebnisse:

- Eine sichere Bindung steht in signifikanter Beziehung mit der *„Feinfühligkeit“* der Mutter (Grossmann u. a. 1989). Feinfühligkeit wurde dabei definiert als die Fähigkeit und Bereitschaft der Mutter, die Signale des Säuglings wahrzunehmen, diese Äußerungen richtig zu interpretieren (und zwar aus seiner Lage und nicht aus ihrer Lage und nach ihren Bedürfnissen) und auf diese Äußerungen prompt und angemessen zu reagieren (Ainsworth u. a. 1978).
- Mütterliche Feinfühligkeit stand daneben auch in enger Beziehung zu anderen positiven Verhaltensweisen der 6 bis 9 Monate alten Babys: z. B. weinten sie seltener, zeigten eine ausgewogene Balance zwischen selbstständigem Spiel und Kontaktsuche bei der Mutter. Sie suchten sie bei Missempfindungen als Sicherheitsbasis auf und lösten sich wieder, wenn sie getröstet waren. Am Ende des ersten Lebensjahres waren sie auch eher bereit, auf Ge- und Verbote ihrer Mütter einzugehen (ebd.).
- Das Bindungsmuster ist während der Kindheit sehr stabil, so konnte bei 10-jährigen Kindern das Bindungsmuster aufgrund des Bindungsverhaltens im Alter von 12 Monaten vorhergesagt werden (Zimmermann 1999). Bei Jugendlichen zeigte sich dagegen kein signifikanter Zusammenhang ihres Bindungsmusters mit dem Bindungsverhalten im Alter von 12 Monaten.
- Die innere Repräsentanz der Bindung, d. h., das innere Arbeitsmodell, wirkt sich nicht nur auf Gefühle und Verhalten aus, sondern auch auf die Aufmerksamkeit, das Gedächtnis und das Erkennen von Personen, sofern bindungsrelevante Situationen gegeben sind. So zeigte sich beispielsweise (Spangler/Zimmermann 1999):

  Im Kindergarten spielen Kinder mit sicherer Bindung länger, konzentrierter, streiten seltener, lösen Konflikte selbstständiger und werden von den Erzieherinnen mehr gemocht (Grossmann 1999).

  Sicher gebundene Kinder mit 10 Jahren suchen eher Unterstützung bei den Eltern bei Kummer, Angst oder Ärger und haben Zugang zu ihren Gefühlen. Sie verfügen eher über ein festes

Freundschaftsnetz und sie haben weniger Probleme mit Gleichaltrigen als unsicher-gebundene Kinder (Zimmermann 1999). Jugendliche mit sicherer Bindungsrepräsentation verfügen über ein höheres Maß an Ich-Flexibilität, sozialer Kompetenz, klarer Identität, weniger Feindseligkeit/Hilflosigkeit als unsicher gebundene Jugendliche. Sie können Freundschaftsbeziehungen als sichere Basis benutzen und dies auch ihren Freunden anbieten.

- Die inneren Arbeitsmodelle von Bindung zeigen sich auch bei Erwachsenen in ihrem Beziehungsverhalten und ihrem Zugang zu Gefühlen (Fremmer-Bombik 1999).
- Sicher gebundene Erwachsene haben entweder in ihrer frühen Kindheit eine sichere Bindung erlebt oder sie haben, wenn dies nicht der Fall war, ihre negativen Kindheitserlebnisse aktiv aufgearbeitet. Erwachsene mit einem unsicheren Arbeitsmodell sind dagegen weiterhin in ihren frühen Bindungserfahrungen gefangen: Sie können sich teilweise gar nicht mehr an relevante Erfahrungen erinnern und idealisieren ihre Eltern oftmals (Fremmer-Bombik 1999).
- Für das Konzept der Resilienz, das im nächsten Abschnitt vorgestellt wird, sind die frühen Beziehungserfahrungen im Sinne einer sicheren oder unsicheren Bindung ein wesentlicher Faktor (Zimmermann 2000, Scheuerer-Englisch 2012).

Zusammenfassung

Die frühen Erfahrungen des Kindes in Bezug auf Zuwendung und Verfügbarkeit der Bindungspersonen werden als innere Arbeitsmodelle im Selbst des Kindes verankert und wirken auch in Abwesenheit der Bindungspersonen. Dies steht im Einklang mit Rogers Darstellung der Entwicklung des Selbst. Es lassen sich vier verschiedene Bindungsmuster unterscheiden: die sichere Bindung, die unsicher-vermeidende Bindung, die unsicher-ambivalente Bindung und die unsicher-desorganisierte Bindung. Die Arbeitsmodelle dieser verschiedenen Bindungsmuster existieren außerhalb des Bewusstseins und zeigen sich über die Kindheitsjahre sehr stabil. Sie beeinflussen maßgeblich Gefühle und Verhaltensstrategien der jeweiligen Person. Sofern eine Reflexion und Bearbeitung der dem inneren Arbeitsmodell zugrunde liegenden Erfahrungen unterbleibt, werden in neuen Beziehungen, z. B. zum eigenen Kind, ähnliche Beziehungsqualitäten wiederholt.

Weiterführende Literatur

Die Grundlagen der Bindungstheorie sowie die wichtigsten Fragestellungen und Untersuchungen finden Sie bei

Spangler, G./Zimmermann, P.: Die Bindungstheorie.

Die Bedeutung der Bindungsforschung für die ganz konkrete therapeutische Beziehungsgestaltung im Rahmen des personzentrierten Ansatzes beschreibt

Gahleitner, S. B.: Bindungstheorie und personzentrierte Beziehungsgestaltung: Überlegungen zu einem ‚allgemeinen Wirkfaktor'.

3.2.3 Bezug zur therapeutischen Arbeit

Bowlby, der nach Wartner (1999) die Bindungstheorie explizit zum Zweck der Diagnose und Behandlung von emotional gestörten Patienten und deren Familien konzipierte, betont als erste und wichtigste Bedingung hilfreicher Psychotherapie, dass der Therapeut dem Patienten als „sichere Basis" dienen soll. Dies trifft sich mit Aussagen von Stern (1999), der ausgehend von der Säuglingsforschung die „haltende Umgebung" als grundlegenden Faktor in einer Psychotherapie hervorhob. Mit haltender Umgebung meinte er ganz konkret eine Unterstützung, die nicht nur Worte umfasst, sondern auch z.B. Berührung. Grossmann/Grossmann (1994, S. 39) schreiben dazu:

> „Das Gefühl, von anderen für liebenswert gehalten zu werden, spielt dabei die entscheidende Rolle. Dem Patienten dieses Gefühl und den Umgang damit zu vermitteln, dem dies im Laufe seines Lebens vorenthalten oder geraubt wurde, ist die eigentliche therapeutische Herausforderung."

Die Bindungsforschung – im Einklang mit der Säuglingsforschung – unterstreicht damit den Kern der personzentrierten Arbeit mit Kindern: die korrigierende emotionale Beziehungserfahrung, welche das Kind neue Erfahrungen in Bezug auf sein Selbstbild machen lässt. Diese neue Beziehungserfahrung verändert die Schemata, nach denen das Kind in Beziehungen handelt. Behr (2012) führt das genauer aus. Er bezeichnet die Erlebensformen und die Handlungsbereitschaft, die das Kind in die jeweilige Beziehung hineinträgt als Interaktionsschemata und stellt dar, dass, nachdem gemäß der Säuglings- und Bindungsforschung Interaktionsschemata und Selbstschemata unmittelbar zusammenhängen, eine Veränderung der Selbstschemata dadurch möglich ist, dass sich die Interaktionsschemata des Kindes verändern: „Inkongruente Selbstschemata beim Kind gehen einher mit dessen in sich widersprüchlichem, ineffektivem oder unangemessenem Verhalten in Beziehungen. Wenn wir dem Kind nun andere Interaktionserfahrungen ermöglichen, verändert sich unmittelbar sein Selbsterleben" (ebd. S. 99).

Interessant ist auch das von Fonagy et al. (2008) formulierte Konzept der Mentalisierung, das auf dem Hintergrund der neurophysiologischen Forschung und der Säuglings- und Bindungsforschung entwickelt wurde. Mit Mentalisierung ist die Fähigkeit gemeint, eigene und fremde Zustände (Gefühle, Vorstellungen, Motive, Gedanken, Wünsche) zu erkennen und zu benennen. Im Rahmen von Psychotherapie, aber auch im pädagogischen Bereich, geht es sehr oft darum, unvollkommene Mentalisierungsprozesse zu verbessern. Ein psychotherapeutisches oder pädagogisch-therapeutisches Vorgehen, das konsequent die Beziehungsgestaltung und das einfühlende Verstehen in all seinen Facetten (vgl. Abschnitt 5.3) in den Mittelpunkt stellt, ist für den Prozess, mentale Zustände in sich selbst und in anderen zu verstehen, dabei von ganz entscheidender Bedeutung.

3.3 Resilienzforschung

3.3.1 Das Konzept der Resilienz

Neben der empirischen Bindungsforschung gewinnt das Konzept der Resilienz zunehmend an Bedeutung, auch weil die rasanten Veränderungen in unserer Gesellschaft Kinder mit immer neuen Herausforderungen konfrontieren (Wustmann 2007). Unter Resilienz wird allgemein die Fähigkeit verstanden, erfolgreich mit Schwierigkeiten und belastenden Lebensumständen umzugehen. Wustmann nennt Resilienz „eine psychische Widerstandsfähigkeit von Kindern gegenüber biologischen, psychologischen und psychosozialen Entwicklungsrisiken“ (ebd., S. 123). Dabei wird Resilienz heute nicht mehr als angeborene Eigenschaft oder einmal gelernte Fähigkeit verstanden, sondern als Entwicklungsprozess, der beschreibt, wie sich Kompetenzen im Umgang mit schwierigen Lebenssituationen entwickeln und inwieweit sich die Betroffenen von Schicksalsschlägen oder Krisen wieder erholen (Scheuer-Englisch 2012, S. 41).

In der Resilienzforschung werden nach Wustmann folgende Phänomene untersucht:

- „die *positive, gesunde Entwicklung trotz hohen Risiko-Status*', z.B. chronische Armut, elterliche Psychopathologie, sehr junge Elternschaft;
- die *beständige Kompetenz unter akuten Stressbedingungen*, z. B. elterliche Trennung und Scheidung, Wiederheirat eines Elternteils, Verlust eines Geschwisters;

- die *positive bzw. schnelle Erholung von traumatischen Erlebnissen* wie Tod eines Elternteils, sexueller Missbrauch oder Kriegserlebnisse" (ebd. S. 123)

Die Blickrichtung der Resilienzforschung ist dabei darauf gerichtet, welche Eigenschaften und Fähigkeiten jene Kinder erworben haben, die sich trotz beschriebener Risikofaktoren gesund entwickeln. Sie steht damit in der Tradition der von Antonovsky (1979) beschriebenen Salutogenese, in der von einer mehr ganzheitlichen, weniger symptomorientierten Betrachtungsweise heraus danach gefragt wird, was Menschen gesund macht, statt was sie krank macht. Wustmann (2007, S. 146) betont auch, dass das Konzept der Resilienz vom Kind als „aktivem „Bewältiger" und Mitgestalter seines eigenen Lebens" ausgeht und dass es nach Freytag (1999) darum geht, nach den individuellen „Selbstkorrekturkräften" von Kindern zu suchen (ebd. S. 146).

Scheurer-Englisch (2012) zeigt auf, wie grundlegend das Konzept der sicheren Bindung für die Resilienzentwicklung ist und leitet daraus Vorgehensweisen für eine bindungsorientierte und damit resilienzfördernde pädagogisch-therapeutische Arbeit ab, in der der Beziehung ein besonderer Stellenwert zukommt.

Fröhlich-Gildhoff/Dörner/Rönnau (2006, 2007) abstrahierten aus Langzeitstudien die nachfolgend aufgelisteten sechs Faktoren, die sich als grundlegend wirksam zur Entwicklung von Resilienz gezeigt haben (Rönnau/Fröhlich-Gildhoff 2009, S. 124):

1. **Selbstwahrnehmung (angemessene Selbsteinschätzung und Informationsverarbeitung),**
2. **Selbstwirksamkeit (Überzeugung, Anforderungen bewältigen zu können),**
3. **Selbststeuerung (Regulation von Gefühlen und Erregung: Aktivierung oder Beruhigung),**
4. **Soziale Kompetenz (Unterstützung holen, Selbstbehauptung, Konfliktlösung),**
5. **Problemlösen (allg. Strategien zur Analyse und zum Bearbeiten von Problemen),**
6. **Umgang mit Stress (Fähigkeit zur Realisierung vorhandener Kompetenzen in Stresssituationen).**

Ausgehend von diesen sechs empirisch abgesicherten Faktoren wurde von Fröhlich-Gildhoff et al. (2007) das Programm „Kinder Stärken" entwickelt, das in Kindertagesstätten bereits erfolgreich umgesetzt wird (vgl. auch Rönnau-Böse/Fröhlich-Gildhoff 2010).

3.3.2 Bezug zur therapeutischen Arbeit

Mit seiner Ressourcenorientierung, der Betonung der Beziehung und der Sichtweise auf die „Selbstkorrekturkräfte“ des Kindes im Rahmen förderlicher Bedingungen hat das Resilienzkonzept viele Gemeinsamkeiten mit dem Personzentrierten Konzept.

In der Spielpsychotherapie werden die o. a. Faktoren, die sich als grundlegend zur Entwicklung von Resilienz herauskristallisiert haben, in den selbstgewählten Spielhandlungen des Kindes in den verschiedensten Facetten in Szene gesetzt. Getragen von der therapeutischen Begleitung werden sie immer wieder im eigenen Rhythmus des Kindes „durchgespielt“. Während dieser Spielaktionen gibt die Therapeutin dem Kind so Resonanz, dass sich verzerrte Symbolisierungen auflösen und sie stattdessen mit der Aktualisierungstendenz in Einklang gebracht werden. Dabei entwickeln sich im interaktionellen Handeln mit der Therapeutin die oben angeführten Resilienzfaktoren: Selbstwahrnehmung, Selbstwirksamkeit, Selbststeuerung, soziale Kompetenz, Problemlösefähigkeit und Umgang mit Stress.

In den Abschnitten 7 und 8 wird dies an Hand konkreter Spielhandlungen noch näher erläutert.

Weiterführende Literatur

Fröhlich-Gildhoff, K./Rönnau-Böse, M.: Resilienz.

Klein, A.: Resilienz und protektive Faktoren: Sozialpädagogische Hilfen für Kinder und Jugendliche am Beispiel einer stationären Jugendhilfeeinrichtung.

Rönnau-Böse, M./Fröhlich-Gildhoff, K.: Resilienzförderung im Kita-Alltag: Was Kinder stark und widerstandsfähig macht.

Welter-Enderlin, R./Hildenbrand, B.: Resilienz – Gedeihen trotz widriger Umstände.

Wustmann Seiler, C: Resilienz. Widerstandsfähigkeit von Kindern in Tageseinrichtungen fördern.

4 Die Sprache des Kindes: das Spiel

I tried to teach my child with books.
He gave me only puzzled looks.
I tried to teach my child with words.
They passed him by often unheard.
Despairingly I turned aside.
„How shall I teach this child“, I cried.
Into my hand he put the key.
„Come“ he said, „play with me“.
(aus einem Besucherkommentarbogen des
„Children's Museum“ in Lousiana/USA, Gerndt 1997)

4.1 Zur Bedeutung des Spiels

Das Spielen der Kinder ist ein universelles Phänomen, man findet es in allen Kulturen und es gab es zu allen Zeiten, wie alte Wandzeichnungen etc. belegen. Genauso wie Kinder essen und trinken müssen, müssen sie auch spielen. Nach Zulliger ist das frei erfundene Kinderspiel „die eigentliche *Sprache des Kindes*“, die zu verstehen „Eltern, Erziehern, Erziehungshelfern, Psychagogen, Kinderpsychotherapeuten und Kinderpsychiatern obliegt“, und er weist darauf hin, „dass wir dem Kinde, das wir erziehen oder auf psychologischem Wege von psychogenen Abweichungen heilen wollen, mit seiner Sprache begegnen, mit ihm reden, ihm antworten ‚müssen'“ (Zulliger 1951/1990 S. 8). Auch Anna Freud (1980) und Donald Winnicott (1974) haben die heilende Kraft des Spiels ausführlich beschrieben.

Zimpel (2012), untersucht eingehend, inwieweit die Theorien der Pioniere der Erforschung des kindlichen Spiels, wie Lewin, Fröbel, Montessori und Piaget durch heutige Forschungsergebnisse verifiziert und auch weiterentwickelt werden können. Er zeigt auf, dass das kindliche Spielen für die Entwicklung der Fantasie und das abstrakte Denken unverzichtbar ist, dass die Spiele des Kindes die nächste Entwicklungsstufe anzeigen und dass Spielen das Verhältnis von Aufmerksamkeit und Lernen optimiert. So schreibt er zur Aufmerksamkeit: „Ohne die intrinsische Motivation, die für das Spiel so charakteristisch ist, wäre das Training einer bewussten Aufmerksamkeitssteuerung ein Kraftakt, der mit viel Drill und Frustration verbunden wäre. Im Spiel vollzieht sich diese Entwicklung nicht gegen, sondern mit der Kraft der Kinder.“ (ebd., S. 142). Er warnt davor, das freie Spiel – bereits im Kindergarten – durch überhöhte Bildungsansprüche der Eltern zu verdrängen und weist auf neurobiologische Erkenntnisse hin, die die Bedeutung des Spiels auf die Entwicklung des kindlichen Gehirns belegen. So schreibt er in Bezug auf das Frontal- oder Stirnhirn, das u.a. die Aufgabe hat, auf früher angelegten Hirnregionen ankommende Impulse zu hemmen oder zu steuern und daher für die Handlungsplanung und -ausführung maßgeblich ist: „Während Kinder sich aus ihrem banalen Alltag spielerisch in die Rolle übermächtiger Erwachsener hineinträumen, formen sie unbewusst wichtige Verbindungen ihres Stirnhirns mit den anderen Teilen ihres Gehirns. Das Gleiche gilt, wenn sie sich komplizierte Regeln beim Murmeln oder Gummitwist ausdenken.“ (ebd., S. 139).

4.1.1 Spiel als Identitätsentwicklung

Mogel (1991) beschreibt das Spielen als die zentrale Tätigkeitsform des kindlichen Lebens. „Keine andere Verhaltensweise zieht so viel kindliche Aufmerksamkeit in ihren Bann, und nirgendwo strengen sich Kinder mehr und ausdauernder an, um ein eigenes Ziel zu erreichen, als das beim freien Spiel der Fall ist.“ (Ebd., S. 10) Im Spiel setzen sich die Kinder ständig mit sich und ihrer Umwelt auseinander. Mogel betont, dass durch die spielerische Gestaltung sowohl die inneren Vorgänge, die das Selbst des Kindes betreffen, als auch die äußeren Vorgänge, die die Umwelt betreffen, eine Veränderung und Weiterentwicklung erfahren. Durch das Spiel findet also ständig *Identitätsentwicklung* statt, gleichzeitig wirkt es verändernd auf seine Umwelt ein. Es entstehen spielerisch Variationen zwischen der Persönlichkeit des Kindes und der Umwelt, so stellt das Kind immer wieder eine neue emotionale Dynamik und Spannung her.

Mohr-Modes (2003), die Änderungen im Spielverhalten bei Vorschulkindern untersuchte, konnte aufzeigen, wie gesellschaftliche Veränderungen (sich ändernde Lebenswelten in Bezug auf Familie, Medienwelt etc.) sich unmittelbar im freien Spiel der Kinder auswirken und Kinder spielen, um diese Lebenswelt zu verstehen, einzuordnen und sich anzueignen.

Heckhausen (1964) weist auf die *spannungsregulierende* Eigenschaft des Spiels hin. Er schreibt, dass Spiel lustvolle Spannung auf einem mittleren Aktivitätsniveau bietet. Wenig Spannung (Langeweile) und zu viel Spannung (Stress) sind begleitet von Unlustgefühlen. Dieses mittlere Spannungsniveau ist nach Schmidtchen (1991) die optimale Voraussetzung für ablaufende

Lernprozesse. Das Kind schafft diese Spannungsregulierung dadurch, dass es Spielhandlungen immer wieder variiert, was zu der fälschlichen Annahme führen kann, die Spielhandlung wäre ziellos (ebd., S. 11).

Die Freude, die Kinder bei ihrem Spiel erleben, bestimmt nach Hetzer (1979) ihr emotionales Verhalten und die Art und Weise, wie Kinder die Auseinandersetzung mit der Umwelt aufnehmen, also ihre Einstellung. „Kinder, die wenig Gelegenheit haben, allein oder mit anderen Menschen zu spielen, sind für Anregungen aus der Umwelt oft wenig ansprechbar. Sie reagieren oft angstvoll auf Fremdes, das auf sie zukommt, oder haben wenig spontane Aktivität.“ (Ebd., S. 73)

Mogel (1991) betont, dass das Ausmaß der kindlichen Persönlichkeitsentfaltung von den kindlichen Spielräumen abhängt. Ohne negative Konsequenzen kann das Kind durch spielerisches Experimentieren sich überraschen und herausfordern. So geschieht Kompetenz- und Selbstwertsteigerung nicht durch äußeres Lob und Bestätigung, sondern durch eigenes Spielen. Erfahrungen werden durch das Spielen verarbeitet. Im Spiel fließen Vergangenheit, Gegenwart und Zukunft zusammen: In der Gegenwart, im Hier und Jetzt, inszeniert das Kind seine in der Vergangenheit gemachten Erfahrungen und nimmt zukunftsweisendes Probehandeln vor.

Oerter (1997), der einen handlungstheoretischen Ansatz des Spielens darstellt, beantwortet die Frage: „Warum spielen Kinder?“, mit der Einführung des Begriffes „Übergeordneter Gegenstandsbezug“. Damit meint er den Sinn oder die Motivation, die in einem Spiel enthalten ist und die dem Kind zumeist *nicht bewusst* ist. „Gegenstand des Handelns ist nicht allein der konkrete materielle Gegenstand und nicht allein die Spielthematik etwa des Kochens, Pflegens oder Autofahrens, sondern eine Daseinsthematik, eine existenzielle Thematik. Allgemein ist der übergeordnete Gegenstandsbezug also die eigene Existenz in der Welt.“ (Oerter 1997, S. 182)

Das Vertieftsein, das das kindliche Spiel kennzeichnet (Winnicott 1989), ist eine tranceartige Bewusstseinslage, in der das Kind Zugang zu seinem bild- und symbolhaften szenischen Gedächtnis hat. Informationen können so in nicht-verbaler Weise verarbeitet werden (Schmidtchen 1991, S. 10).

4.1.2 Spiel als intermediärer Raum

Nach Winnicott (1989) gibt es neben dem Bereich der inneren psychischen Realität und der äußeren Realität noch einen „*intermediären*“ Bereich. „Dieser dritte Bereich des menschlichen Lebens, den wir nicht außer Acht lassen dürfen, ist ein intermediärer Bereich von *Erfahrungen*, in den in gleicher Weise innere Realität und äußeres Leben einfließen.“ (1989, S. 11) Als sichtbares Kennzeichen dafür nennt er das so genannte *Übergangsobjekt*. Damit bezeichnet Winnicott das Kuscheltier, den Zipfel der Decke oder den kleinen Gegenstand, den das Kind irgendwann in der Zeit zwischen vier und zwölf Monaten entdeckt und der für einen gewissen Zeitraum unentbehrlich wird, weil dieses Objekt – noch bevor das Kind die Fähigkeit zur direkten Symbolbildung hat – für das Kind anstelle bestimmter Aspekte der Mutter steht und ihm daher Geborgenheit vermittelt. Nach Winnicott ist dieses Übergangsobjekt das erste Produkt, das innere und äußere Welt in einem Gegenstand zur Überschneidung bringt. Schäfer (1989) schreibt dazu: „Der Herkunft nach ist das Übergangsobjekt Teil der äußeren Realität. Der Verwendung nach jedoch unterliegt es – ziemlich ohne Berücksichtigung seiner eigenen Realität – ‚erbarmungslos' den Bedürfnissen der inneren Realität." (1989, S. 32) Im Laufe der Zeit verliert das Übergangsobjekt an Bedeutung, an die Stelle tritt mehr und mehr das Spiel. Dessen Gegenstände und Handlungen gestalten jetzt den intermediären Raum. Später kommen dann nach Winnicott auch Kunst und Religion hinzu.

Nach Schäfer (1989) verwischen die Grenzen zwischen innerer und äußerer Realität im intermediären Raum, erst dadurch kann etwas Neues gestaltet werden und sich damit auch eine *regenerative Kraft* entfalten. Indem das Kind sagt: „Das ist Spiel!", kann es diesen Raum deutlich abgrenzen.

4.2 Spielformen

Es gibt verschiedene Möglichkeiten, das Kinderspiel zu kategorisieren. Dabei können alle Einteilungen immer nur grobe Ordnungsschemata darstellen, die sich auch immer wieder überschneiden. Dass alle Gliederungsversuche bisher unbefriedigend sind, ist nach Scheuerl (1990, S. 131) nicht verwunderlich, „denn sie versuchen nichts Geringeres, als die Gesamtheit des Lebens in ein System zu bringen".

4.2.1 Funktions- oder Effektspiele

Frühe Formen des Funktionsspiels sind die sensomotorischer Spiele. Bestimmte Tätigkeiten werden zuerst immer wiederholt, dann tritt das aktive Experimentieren an diese Stelle des einfachen Wiederholens. Grundlegendes Merkmal des einfachen Funktionsspiels ist, dass nur die Freude am Tun das Spielgeschehen bestimmt (Funktionslust). Effektspiele etwas älterer Kinder sind z. B. das „Jo-Jo-Spiel", das Spiel mit einem Kreisel oder das Spiel mit Seifenblasen, das sich bis ins Spätmittelalter zurückverfolgen lässt (Gerndt 1997). Auch das Reifentreiben, Seilspringen, Frisbee werfen, Schaukeln und Wippen, Skateboard fahren und Rollschuhlaufen sind als Effektspiele anzusehen. Je nach Effektspiel steht der Wahrnehmungsaspekt (Windrad, Seifenblasen), oder der Bewegungsaspekt (Skateboard fahren) im Vordergrund.

4.2.2 Gestaltungsspiele

Wenn ein Kind mit ca. 8 Monaten die ersten Formen der Objektpermanenz erreicht hat, wird das Nachahmen um das Nachgestalten erweitert, ebenso kommt zum Wiederholen das Experimentieren. Das Gestalten kann man in drei Gruppen aufteilen: das Gestalten mit amorphen Materialien wie Sand, Wasser oder Knete, das Gestalten mit festen Materialien und das Malen und Zeichnen.

Spiel mit amorphen Materialien

Sieht man Kindern zu, wie sie in der Sandkiste oder am Strand mit Wasser und Sand spielen, etwas gestalten, so wird der intensive Prozess der Vergegenständlichung, d.h., etwas selbst zu erschaffen, zu verwandeln (z.B. etwas formen, Kuchen backen etc.) deutlich. Die Aneignung erfolgt auf zwei verschiedene Arten: zum einen durch die körpernahe Erfahrung: sich in den Sand einzugraben, Wasser, das hin- und hergeschüttet wurde, zu trinken, oder auch allein durch das intensive Kneten und Drücken beim Formen von Plastilin. Bei diesen Spielen geht es jeweils um eine Verbindung, ein „Verschmelzen" von Subjekt und Objekt (Oerter 1997, S. 195), von Umwelt und Selbst. Zum anderen erfolgt die Aneignung durch das Benennen von geformten Gegenständen auf einer begrifflich-semantischen Ebene. Gleichzeitig wird mit der Bezugsperson, die ein solches Spiel begleitet, eine intensive Gemeinsamkeit erlebt.

Zum Spiel des Kindes mit der Natur schreibt Lewis (1999, S. 134):

> „Vielleicht ist das Spiel zwischen Menschen und den Elementen um sie herum Teil des Genies der Kindheit. Mit dem Wind um die Wette zu rennen, auf Sand zu bauen und Wasser verrinnen zu lassen, das sind nicht bloß geflügelte Worte, sondern wirkliche Beschreibungen dessen, was ein Kind tut, wenn es mit diesen Dingen umgeht. Durch die profunde Annäherung im Spiel teilen wir das Leben von Wind, Sand und Wasser – oder wie Johanny, ein achtjähriger Junge, kürzlich schrieb: ‚Wenn ich spiele, dann ist es so, als ob ich den Wind umarme und die Luft küsse und mit ihr singe und die Luft vor mir herschubse. Ich bin sehr, sehr froh.'"

Bauen und Konstruieren

Das Bauen von Häusern, Türmen, Burgen, Ställen spiegelt das Verhältnis von Selbst und Umwelt wieder. Nach Oerter (1997, S. 202) bauen Kinder entweder Häuser und Höhlen, um sich von der Umwelt zurückzuziehen, abzuschirmen oder um die eigene Größe in die Welt hinauszutragen. Wenn ein kleines Kind den Turm immer höher baut, vergleicht das Oerter mit dem Risiko des Fliegens beim Hochgeworfenwerden: Beide Spielformen vermitteln eine verstärkte Existenzerfahrung. Das Zerstören eines Bauwerkes – oft genussvoll – bedeutet auch eine intensive Selbst- Umwelt-Erfahrung: Es ist die Umkehr der Vergegenständlichung, wobei „das Körpererlebnis der intensiven Bewegung und das wahrgenommene Ereignis (Verschwinden des Gegenstandes, Lärm) zu einer intensiven Selbst-Umwelt-Erfahrung verschmelzen". (Oerter 1997, S. 199)

Das Einsperren von Menschen und/oder Tieren, ebenso wie das Freilassen vermittelt den Kindern das Gefühl von Macht und Kontrolle. Auf der kognitiven Ebene lernt das Kind, mit diesen Gestaltungsspielen etwas zu planen und Ziele zu entwickeln. Das Kind organisiert, bewertet seine Leistung und es bildet sich eine größere oder geringere Frustrationstoleranz aus. Es lernt Bewältigungsstrategien.

Zeichnen und Malen

Nach Kohnstamm (1987) beginnt das Zeichnen irgendwann im 2. Lebensjahr als reines Bewegungsspiel. Das Kind hat Freude am Stricheziehen, am sichtbaren Effekt, am Rhythmus der Bewegung. Die Entwicklung des Zeichnens läuft überall auf der Welt nach dem gleichen Schema ab. Da sich die uns umgebende Wirklichkeit in so genannten Grundformen wie Kreise, Vierecke, Rechtecke usw. widerspiegelt, erkennt das Kind in seinen Strichzeichnungen, die bald zu den bekannten Kritzelbildern ausgebaut werden, Dinge der Außenwelt wieder: das menschliche Gesicht, die Sonne, dann aber auch Blumen, Bäume etc. In dieser Phase zeichnet das Kind also noch nicht, was es sich vorgenommen hat, sondern es entdeckt, dass es etwas dargestellt hat, und benennt es dann. Dabei können die Benennungen sich auch verändern, sodass etwas, was zuerst eine Blume war, eine kurze Zeit später ein Gesicht sein soll. Diese Entwicklung lässt sich auch bei den Kinderzeichnungen wieder finden, die man aus früheren Zeiten erhalten hat.

Diese Übergangsphase dauert bis ins 5. Lebensjahr, danach erst beginnt allmählich das zielgerichtete Zeichnen, in dem das Kind sich etwas Bestimmtes vornimmt, das es abbilden möchte. Dabei ist nach DiLeo (nach Kohnstamm 1987, S. 156) zu beachten, dass diese drei Phasen sich nicht nach einem strengen Schema nacheinander entwickeln, sondern von einer höheren

Phase kann das Kind vorübergehend wieder zu einer früheren Phase wechseln.

Eine besondere Bedeutung kommt dem menschlichen Gesicht zu, das immer wieder gezeichnet wird, sobald das Kind etwas gestalten kann (in der Säuglingsforschung wurde die Präferenz von Gesichtern eingehend untersucht und bestätigt, Stern 1992). Mit zunehmender Gestaltungsübung folgen die Arme und Beine, die direkt an das Gesicht herangemalt werden. Nach diesen so genannten Kopffüßlern folgt im 5. Lebensjahr der Körper, der im Vergleich zum Kopf noch eine ganze Zeit lang sehr klein gezeichnet wird. Die Geschlechtsorgane werden weggelassen, es sei denn, das Kind hat damit besondere Erfahrungen gemacht. Sei es durch eine Operation oder durch ein anderes negativ gefärbtes Erlebnis. Der Nabel, der für die Kinder offensichtlich sehr bedeutsam ist, wird häufig hervorgehoben.

In seiner weiteren Entwicklung zeichnet das Kind immer mehr Details, wobei zwei Dinge hervorzuheben sind: Zum einen zeichnet das Kind das, von dem es weiß, dass es da ist, z. B. Sachen, die in einer Kiste sind, auch wenn man sie nicht sehen kann, oder ein Gesicht von der Seite mit zwei Augen, weil das Kind weiß, dass da zwei Augen sind. Zum anderen wird die Größe der gemalten Objekte, wie auch das Verhältnis von Menschen und Dingen, nicht von den tatsächlichen Gegebenheiten bestimmt, sondern von emotionalen Faktoren.

Mit den zunehmenden Fertigkeiten im Lesen und Schreiben nimmt der Ausdruckswert der Zeichnungen mehr und mehr ab. Das Kind beginnt sich mehr dafür zu interessieren, wie die Dinge wirklich sind, die Fantasiewelt wird mehr und mehr zurückgedrängt und das Gezeichnete selbstkritisch betrachtet. Für zeichnerisch sehr begabte Kinder wie für eher verschlossene Kinder bleibt das Malen und Zeichnen jedoch ein wichtiges Ausdrucksmittel.

4.2.3 Rezeptionsspiele

Unter Rezeptionsspielen versteht man: Bilder anschauen, Geschichten und Märchen hören. Das Kind erweitert seine Wahrnehmung, es erfährt Neues über die Umwelt, gleichzeitig macht es Selbst-Erfahrungen, indem es sich mit den Figuren in den Geschichten identifiziert. Stellvertretend setzen sich die Figuren mit dem auseinander, was auch das Kind bewegt, und machen wichtige Erfahrungen.

Wichtig für den Spielcharakter ist die wiederholende Tätigkeit, d. h., das Kind kann sich gemäß seinem Tempo immer wieder dieselben Geschichten anhören und dieselben Bilder anschauen. So wie man selber bei einer wiederholenden Betrachtung eines Bildes immer wieder neue Einzelheiten oder auch Zusammenhänge entdeckt, die man bisher nicht gesehen hat, so hört ein Kind die Geschichten immer wieder neu, sieht die Bilder neu. Indem es gleichzeitig darauf achtet, dass die Geschichte inhaltlich nicht verändert wird, schafft es sich genau den Spannungszustand, der für die Verarbeitung günstig ist. Da Rezeptionsspiele häufig in ein Ritual eingebunden sind, z. B. die Gute-Nacht-Geschichte, vermitteln sie gleichzeitig die so notwendige Sicherheit und Geborgenheit.

Der Körperkontakt, die vertraute Stimme, die Fragen und Antworten, die sich aus dem Vorlesen entwickeln, spielen eine außerordentlich wichtige Rolle in Bezug darauf, wie das Kind eine angeschaute oder gehörte Geschichte verarbeitet.

4.2.4 Symbolspiele/Rollenspiele

Mit ca. anderthalb Jahren, wenn die Phase des verbalen Selbstempfindens beginnt (vgl. 3.1.1), entdeckt das Kind die Symbolfunktion. Es kann nun sein inneres Erleben und damit auch seine Wünsche symbolisch darstellen. Und es kann die Dinge im Spiel „zum Guten wenden", wie dies Stern in einer Darstellung von Herzog bei einem 18 Monate alten Jungen beschreibt (Stern 1992, S. 237). Frank (1992) beschreibt, wie Kinder mit „nachtwandlerischer Sicherheit" ihre inneren Themen, entsprechend ihrer Entwicklungsstufe, anschaulich und symbolisch darstellen und wie sie dabei von sich aus unterschiedliche Spielebenen auswählen, z. B. menschenähnliche Figuren, Tiere, Rollenspiele. Dabei geht es – ob es sich um ein Kind im Kindergarten oder ein Kind in der Spieltherapie handelt –, immer um einen schöpferischen Bewältigungsversuch des Erlebten, der von Gefühlen des Kindes begleitet ist und Gefühle bei den Mitspielenden auslöst. Das Kind macht sich das Widerfahrene verständlich und lässt die Begleiterin – das muss keine Therapeutin sein – an dieser „Verstehenssuche" teilnehmen (ebd., S. 33). Fahrig (1991) weist darauf hin, dass die verschiedenen analogen Ebenen, anhand derer das Kind seine innere Wirklichkeit inszeniert, unterschiedlich weit von der reflektierenden Bewusstheit des Kindes entfernt sind und dass jede dieser Ebenen dem Kind eine andere, sichere Entfernung garantiert.

Mogel (1991) betont, dass das Rollenspiel psychisch absolut real erlebt wird, obwohl das Kind kognitiv zwischen dem Symbol und dem tatsächlichen Gegenstand unterscheiden kann. Das Kind, das eine Babypuppe ins Bett bringt, ist in dem Moment erlebnismäßig die Mutter, die ihr Kind ins Bett bringt. Das Rollenspiel eines Kindes ist daher niemals als eine illusionäre Handlung aufzufassen, die man als Erwachsener beliebig unterbrechen kann.

Durch aktives Verhalten eignet sich das Kind im Rollenspiel automatisch die sozial verbindlichen Verhaltensregeln an (Normen, Werte, Interaktionsregeln), ohne dass der Erwachsene erzieherisch tätig werden muss. Indem das

Kind spielt, lernt es im Rollentausch Empathie und wächst in die Kultur und Struktur der Gesellschaft hinein.

4.2.5 Regelspiele

Regelspiele sind Spiele nach festgesetzten Regeln, die oft auch den Reiz des Spieles ausmachen. Regelspiele sind z.B. Wettkampfspiele, aber auch die so genannten Gesellschaftsspiele wie „Mensch ärgere dich nicht“. Besonders Letzere ermöglichen dem entwicklungsbedingt unterlegenen Kind im Spiel ebenbürtiger Spielpartner der Erwachsenen zu sein. Alle sitzen „am gleichen Tisch“. Für alle gelten die gleichen Regeln und alle haben das gleiche Ziel: zu gewinnen. Gerade durch diese Konstellation bedeutet es für das Kind eine immense Steigerung des Selbstwertgefühls, wenn es gewinnt, und umgekehrt eine – zumindest bei jüngeren Kindern – kaum zu verkraftende Niederlage. Das Verlieren lernen ist als Entwicklungsaufgabe zu verstehen, deren Bewältigung von einer Vielzahl von Faktoren der gesamten Persönlichkeitsentwicklung abhängig ist und Zeit braucht (vgl. Mogel 1991).

4.2.6 Computerspiele

Oerter (1997) sieht als „Übergeordneten Gegenstandsbezug“ bei Simulations- und Abenteuerspielen am Computer die Erfahrung von Kontrolle. Auf dem Bildschirm findet die Vergegenständlichung statt, es werden Selbsterhöhung und Selbstsicherheit, aber auch Risiko vermittelt. Dies gilt natürlich auch für die angebotenen Gesellschafts- oder Interaktionsspiele. Wegen der reduzierten Sinneserfahrungen – nur Mausklick und optische Kontrolle – sind diese Spiele für Vorschulkinder nur begrenzt geeignet.

Abenteuerspiele üben eine sehr starke Faszination auf Kinder aus, da sie „sofortige Rückmeldung mit Spielrisiko (Spannung) und kognitiven Anforderungen (Problemlösen) verbinden“ (ebd., S. 204). Kritisch anzusehen sind sicher die Computerspiele, die ein einzelgängerisches, aggressives Durchsetzen verlangen und bei denen Gewalt und Aggression vorherrschend sind (vgl. auch Grossmann/Gaetano 2002, Dolle-Weinkauf et al. 2006, Spitzer 2012). Dies wirkt sich besonders negativ auf die emotionale und soziale Entwicklung des Kindes aus, wenn die Beherrschung des Computers als Kompensation der Schwierigkeiten im sozialen Umfeld benutzt wird.

Weiterführende Literatur

Ein anschaulicher Überblick zur Geschichte und Bedeutung des Kinderspiels findet sich in den Büchern von

Flitner, A.: Spielen Lernen und

Zimpel, A.F.: Laßt unsere Kinder spielen.

Vertieft wird dies bei

Mogel, H.: Psychologie des Kinderspiels.

Hockel, C.-M.: Das Spielerleben als Entwicklungsraum – mit einem Fall von Depression im Kindesalter.

Fritz, F.: Das Spiel verstehen.

Was es heißt, mit Tieren oder Kindern zu spielen und dabei alle Erwachsenenrollen aufzugeben, wird sehr eindrucksvoll dargestellt in

Donaldson, O.F.: Von Herzen spielen.

4.3 Bezug zur therapeutischen Arbeit

Zimpel (ebd. S. 88) zitiert Wygotski (1980), der sich intensivst mit der kindlichen Entwicklung und dem Spiel auseinandersetzte und der schrieb: „Im Spiel ist das Kind gleichsam einen Kopf größer als in Wirklichkeit. Das Spiel enthält in kondensierter Form, wie im Brennpunkt eines Vergrößerungsglases, alle Entwicklungstendenzen. Im Spiel bemüht sich das Kind gleichsam, eine Stufe höher zu klettern, verglichen mit seinem sonstigen Verhalten."

Im Spiel werden die organismischen Selbstverwirklichungstendenzen aktualisiert, anstatt potenziell zu bleiben. Ehlers (persönliche Mitteilung) macht deutlich:

> „Das Besondere am Spiel als Aktualisierung ist nach meiner Ansicht, dass die Symbole oder Inhalte in ihrer organismischen Bedeutung meist nicht vom rationalen Bewusstsein und dem Selbstkonzept umfassend verstanden bzw. entschlüsselt werden. Sie werden vom Selbst nicht als Teile des Organismus entdeckt, denn das würde die Weiterbeschäftigung mit dem Thema oft unmöglich machen. Das Spiel umfasst einen natürlichen Schutz vor der rationalen Bewusstmachung. Das Kind kann sich im Spiel eine lange Zeit mit der emotionalen Bedeutung seiner organismischen Erfahrungen auseinander setzen, ohne dass die Gefahr besteht, dass es wegen starker Abwehrtendenzen wie Angst, Scham, Entsetzen, Schuld usw. das Spiel und damit den Verarbeitungsprozess aufgibt."

Übung 1 Schreiben Sie für sich auf (lassen Sie sich Zeit, Erinnerungen kommen zu lassen):

- An welches Spielmaterial aus meiner Kindheit erinnere ich mich?
- Was waren die Lieblingsspiele?
- Mit wem habe ich gespielt?
- Haben meine Eltern mit mir gespielt?
- Auswertung: Tauschen Sie Ihre Erinnerungen in einer Zweier- oder Kleingruppe aus.

Übung 2 Tauschen Sie sich in einer Kleingruppe aus:

- Was und wie viel spielen Sie heute noch?
- Wie viel Spaß haben Sie dabei? Können Sie noch „selbstvergessen" spielen?
- Was ist für Sie ein Spielverderber?

Übung 3 Erfahrungsaustausch:

- Wollen Sie gewinnen?
- Wie sehr strengen Sie sich an?
- Sind Sie eine gute Verliererin?
- Wann und wann nicht?
- Von welchen Bedingungen ist das abhängig?

5 Dem Kind spielend begegnen

Das erste Wirkende ist
das Sein des Erziehers,
das Zweite, was er tut, und
das Dritte erst, was er redet.
Romano Guardini

5.1 Differenzierungsebenen im Personzentrierten Konzept

Rogers formulierte die vorgestellten Merkmale ‚Einfühlendes Verstehen', ‚Unbedingte Wertschätzung' und ‚Kongruenz' (s. Kap. 2.2.) als Einstellungen bzw. als sich einander bedingende Haltungen, denn er hatte erlebt, wie sehr sein Konzept verzerrt wurde, sobald versucht wurde, einzelne Merkmale als Techniken weiterzugeben.

Die Therapieforschung, wie auch die verschiedenen Anwendungsgebiete des Personzentrierten Konzepts, verlangten jedoch eine differenziertere Beschreibung der Merkmale, damit die Grundprinzipien einer hilfreichen Beziehung, spezifiziert nach Aufgabenfeld und Tätigkeitsspektrum, umgesetzt werden können. So sieht die Umsetzung der Grundprinzipien in der Psychotherapie anders aus als im Feld der Sozialen Arbeit oder Pädagogik. Höger (2006) beschreibt daher ein 4-Ebenen Modell, welches Rogers' Konstrukt in verschiedene Abstraktionsebenen unterteilt.

Ebene 1: Die Ebene der allgemeinen Charakterisierung, z. B. die professionelle Beziehung im Unterschied zu anderen Beziehungsformen. Wir haben hier z. B. die Beziehung Psychotherapeutin – Kind, Heilpädagogin – Kind, Erzieherin – Kind.

Ebene 2: Die Ebene übergreifender Merkmale einer Beziehung: z. B. für die professionelle personzentrierte Beziehung die Therapietheorie von Rogers mit den Prinzipien ‚Einfühlendes Verstehen', ‚Unbedingte Wertschätzung' und ‚Kongruenz/Authentizität'.

Ebene 3: Die Ebene zusammenfassender Klassifikationen spezifischer Verhaltens- bzw. Gesprächsformen: z. B. ‚Aufgreifen des vorherrschenden Gefühls' oder „Grenzen setzen".

Ebene 4: Die Ebene konkreter einzelner Verhaltensweisen in bestimmten Situationen, z. B. die Arbeit mit Geschichten und Märchen, mit Handpuppen etc.

Die nachfolgende Abbildung verdeutlicht die Abstraktionsebenen in der Personzentrierten Spielpsychotherapie:

Ebene 1: Kontext der Beziehung	Die grundsätzliche Art der Beziehung	Die professionelle Beziehung in Form der Beziehung: Psychotherapeutin - Kind, Heilpädagogin – Kind etc.		
Ebene 2: Begegnungsebene	Die übergreifenden Merkmale des Beziehungsangebots: (Prinzipien der helfenden Beziehung)	Einfühlendes Verstehen	Unbedingte Wertschätzung	Kongruenz / Authentizität
Ebene 3: Handlungsebene	Die zusammenfassenden Klassifikationen von spezifischen Gesprächs- bzw. Verhaltensformen (Methoden der helfenden Beziehung)	• Einfühlendes Mitschwingen • Aufgreifen des vorherrschenden Gefühls • Konkretisierendes Verstehen • Selbstkonzeptbezogenes Verstehen • Organismusbezogenes Verstehen • Reflektieren von Problemlösungsprozessen • Fragen stellen	• Nähe und Distanz variieren • Entwicklungsschritte aufzeigen • Loben und Anerkennen • Bekunden von Interesse und Sorge • Respektieren des Widerstandes	• Beziehungsklären • Selbsteinbringen • Grenzen setzen • Informieren • Konfrontieren • Modell geben
Ebene 4: Interventionsebene	Konkretes Verhalten in einer bestimmten Situation (Therapeutisches / professionelles Handeln)	Differentielle Spielangebote wie z. B. die Arbeit mit Märchen und Geschichten, Handpuppen, Fantasiereisen, szenisches Spiel etc. (s. Kapitel 8)		

Abbildung 2: Abstraktionsebenen im Personzentrierten Konzept nach Höger (2006) und Finke (2003), angepasst an die spielpsychotherapeutische Beziehungsebene.

Diese hierarchisch angeordnete Taxonomie beinhaltet, dass die Verhaltensweisen einer unteren Ebene nicht die Prinzipien der übergeordneten Ebene verletzen dürfen. Es ist aber nicht so, dass sich ein Verhalten der unteren Ebene direkt aus der oberen Ebene ableiten lässt. Das heißt, ein ‚Fragen stellen' kann – je nach Kontext – dem darüber liegenden Prinzip „Einfühlendes Verstehen" oder aber auch der „Echtheit / Kongruenz" zugeordnet werden. Auch auf der Ebene 4 bestimmt der jeweilige Kontext, in welche Kategorie der Ebene 3 die einzelne Interventionsform fällt.

In den nachfolgenden Abschnitten werden die personzentrierten Grundprinzipien ‚Einfühlendes Verstehen' (Empathie), ‚Unbedingte Wertschätzung' (Akzeptanz) und ‚Kongruenz' (Authentizität) des Beziehungsangebotes (Ebene 2) vorgestellt. Anschließend wird dann jeweils erläutert, wie diese im spielpsychotherapeutischen Prozess auf der Gesprächs- bzw. Handlungsebene (Ebene 3) aussehen können. Im Kapitel 8 werden dann differenzielle Interventionen dargestellt, die das konkrete, auf die jeweilige spezifische Situation bezogene Verhalten auf der Ebene 4 umsetzen. Dabei muss beachtet werden, dass die in diesem Abschnitt vorgestellten Methoden auf der Handlungsebene 3 immer nur Ausschnitte darstellen, die in der Personzentrierten Kinder- und Jugendlichenpsychotherapie je nach Störungsbild des Kindes bzw. Jugendlichen erweitert und spezifiziert werden. Das gleiche gilt für die im Abschnitt 8 vorgestellten differentiellen Interventionen. Das Entscheidende ist, dass die konkrete Umsetzung (Ebene 3 und 4) immer in Rückanbindung auf die Ebene 2 (Haltung der Therapeutin) erfolgt, d.h., immer in diese eingebettet ist.

Um mit Kindern arbeiten zu können, müssen Sie jedoch als erstes gut beobachten können, sehr präsent sein und zuhören können. Diese Verhaltensweisen werden daher den o.a. Beziehungsmerkmalen vorangestellt.

5.2 Allgemeine Voraussetzungen

5.2.1 Beobachten

Da sich Kinder viel deutlicher als Erwachsene nicht-verbal, d.h. mit ihrer Mimik und Gestik mitteilen, sollten Sie in einem ersten Schritt Ihre Wahrnehmungsfähigkeit schulen. Sie müssen lernen, sehr genau auf den sichtbaren Gefühls- und Stimmungsausdruck der Kinder zu achten. Dabei müssen Sie immer wieder zwischen der Gestalt als Ganzem und einzelnen Details hin und her pendeln, bis sich für Sie ein Bild ergibt: Wie ist die Körperhaltung? Wie sind die Bewegungen? Was teilt Ihnen der Körperausdruck mit und dann weiter: Was sehen Sie in der Mimik? In den Augen? Lernen Sie, genau hinzuschauen!

Beobachten heißt aber auch, wertende Gedanken und Interpretationen erst einmal zur Seite zu stellen.

Übung 1 Stellen Sie sich in Paaren A und B gegenüber. Schauen Sie sich kurz an. Dann schließt Person A die Augen und Person B verändert eine Kleinigkeit an der Kleidung, in der Körperhaltung oder im Gesichtsausdruck. Sie können vorher festlegen, in welchem Bereich Sie etwas verändern, können das aber auch offen lassen. Person A wird dann aufgefordert, die Augen wieder aufzumachen und anzugeben, was sich bei Person B verändert hat. Dann Rollenwechsel. Sie können das einige Male durchspielen.

Übung 2 Setzen Sie sich in Paaren (A und B) gegenüber, B zeigt nur nicht-verbales Verhalten. Die nachfolgenden Rollenspiele werden jeweils einige Minuten gespielt:

A äußert nur Beobachtungen, z. B.: Ich sehe, wie deine Augen hin- und hergehen, deine Beine übereinander geschlagen sind etc.
Auswertung: Wie viel hat A von B wahrgenommen? Rollentausch.

A äußert Beobachtungen und Interpretationen, z. B.: Ich sehe, wie du lachst, und denke, dass du die Situation nicht ernst nimmst.
Auswertung: Inwieweit trafen die Interpretationen zu? Rollentausch.

A äußert ihre Beobachtung, ihre Interpretation und ihre Reaktion auf diese Interpretation, z. B.: Ich sehe, wie du lachst. Ich denke, dass du die Situation nicht ernst nimmst, und ich ärgere mich darüber.
Auswertung: Erfahrungsaustausch, Rollentausch.

Weiterführende Literatur

Molcho, S.: Körpersprache der Kinder.

Dieses populärwissenschaftliche Buch enthält neben 250 Fotos und einer differenzierten Beschreibung der Körpersprache auch wesentliche Grundlagen der Entwicklung des Kindes.

5.2.2 Wachheit und Momentzentriertheit

Dieses für die Arbeit mit Kindern sehr wichtige Merkmal wurde erstmals von Schmidtchen (1974) formuliert. Kinder sind ständig in Bewegung und in die unmittelbare Gegenwart eingebunden. Das heißt, von einem Augenblick zum anderen kann etwas Neues entstehen. Dies verlangt auch von Ihnen ein unmittelbares Gegenwärtigsein. Dies zeigt sich darin, dass Sie schnell auf Handlungen und Gefühle des Kindes reagieren und auch aus dem Geschehen heraus eigene Reize setzen können, z. B. im Rollenspiel oder wenn Sie eine bestimmte Spielfigur (z. B. Sie sollen im szenischen Spiel mit Spielfiguren der Indianer sein) zugewiesen bekommen. Darüber hinaus heißt es, für das Kind auch spürbar „einfach“ da zu sein. So gesehen, lässt Wachheit „das Kind seine Wichtigkeit auch in solchen Momenten, in denen „nichts Besonderes“ geschieht, spüren, Momentzentrierung „vermittelt dem Kind die Erfahrung, dass Kontakt in jedem Augenblick möglich und wichtig sein kann“ (Hockel 2002, S. 218).

Kinder können mit ihrem Fühlen und ihrem Körper ganz im Moment zentriert sein. Es ist eine unmittelbare innere Beweglichkeit, immer wieder ganz neu da zu sein, die viele Erwachsene verloren haben. Durch Übungen, z. B. bestimmte Sinnes-, Atem- und/oder Meditationsübungen können Sie lernen, diese Fähigkeit wieder neu zu entdecken. Diese zentrierte Aufmerksamkeit kann Ihnen helfen, sich selbst immer besser wahrzunehmen und gleichzeitig auch für das unmittelbare Geschehen um Sie herum ganz wach zu sein.

Weiterführende Literatur

Das Buch von

Brooks, C.V.W.: Erleben durch die Sinne (Sensory Awareness)

vermittelt einen Eindruck, welche vertiefte Wahrnehmung durch einfaches Stehen, Gehen, Sitzen, Liegen usw. erfahren werden kann. Daneben eignen sich alle Verfahren, die dazu beitragen, sich mit seinem Körper bewusster wahrzunehmen und die Aufmerksamkeit zu zentrieren, z. B. Eutonie, Atemarbeit, Tai-Chi-Chuan, Zen-Meditation.

Übung 1

Versuchen Sie, ganz langsam in einem großen Kreis im Raum umherzugehen. Nehmen Sie nacheinander wahr: Wie berühren die Füße den Boden? Wie setzt der Fuß auf? Ist ein Rhythmus in der Bewegungsabfolge? Können Sie sich ganz auf das Gehen konzentrieren und an nichts anderes denken?
Auswertung: Erfahrungsaustausch: Wie viel Aufmerksamkeit konnte erreicht werden?

Versuchen Sie, den Atem „mitzunehmen“ und einen gemeinsamen Rhythmus: Bewegung und Atem, zu finden. Konzentrieren Sie sich nur auf das Gehen und den Atem.
Auswertung: Wie sah der für Sie passende Rhythmus aus? Wie lange dauerte es, bis Sie ihn gefunden haben? Wie lange konnten Sie sich nur auf das konzentrieren?

Gehen Sie frei im Raum umher und konzentrieren Sie sich auf das Gehen und den Atem.
Auswertung: Inwieweit konnten Sie Ihre Aufmerksamkeit auch beim freien Umhergehen bei sich behalten?

Gehen Sie frei im Raum umher. Versuchen Sie erneut, eine Zeit lang bewusst zu gehen und zu atmen. Dann nehmen Sie gleichzeitig mehr und mehr auch die anderen Teilnehmerinnen wahr.
Auswertung: Inwieweit konnten Sie mit Aufmerksamkeit bei sich bleiben und gleichzeitig die anderen Personen wahrnehmen?

Übung 2 Im Kontakt mit Kindern werden Sie Situationen kennen, in denen Sie ganz präsent sind, und Situationen, in denen das überhaupt nicht der Fall ist. Tauschen Sie sich darüber aus, welche Bedingungen Sie brauchen, um in Ihrer Arbeit mit Kindern dieses Merkmal umsetzen zu können.

5.2.3 Zuhören

Viele Kinder klagen darüber, dass die Eltern ihnen nicht richtig zuhören. Es kann für ein Kind ein überwältigendes Erlebnis sein, einen Erwachsenen vor sich zu haben, der ihm mit seiner ganzen *ungeteilten Aufmerksamkeit* zuhört. Das heißt auch, sich immer wieder neu auf das einzulassen, was das Kind Ihnen mitteilt.

Zum *empathischen Hinhören* (Finke 2003) gehört, nicht nur darauf zu achten, was gesagt wird, sondern auch wie es gesagt wird. Letzteres ist ein Schlüssel für das, *wie etwas gemeint ist.* Achten Sie daher auf so genannte *paraverbale Signale*, das sind die Stimme, der Tonfall, das Sprechtempo, wie auch auf die *nicht-verbalen Signale:* Mimik, Gestik, Körperhaltung: Dies alles „schwingt" mit und Sie können lernen, dies mehr und mehr mit aufzunehmen.

Ein weiterer Punkt betrifft die *innere Haltung*, mit der Sie zuhören. Das Kind teilt Ihnen immer etwas von seinem inneren Erleben mit. Auch wenn es „nur" zum x-ten Male die gerade letzte Folge einer Fernsehserie betrifft und Sie das vielleicht nicht mehr hören können. Für das Kind ist es bedeutsam. Zuhören bedeutet ein Offen-sein für den anderen mit seiner inneren Welt.

Übung **Kontrollierter Dialog:** Bilden Sie eine Dreiergruppe. Person A und Person B als Gesprächspartnerinnen und Person C als Beobachterin. Thema: Was kann ich tun, um öfter gut zuzuhören? Auch in schwierigen Situationen. Was brauche ich dazu? Was kann ich mir realistisch dazu vornehmen? A erzählt B, was sie an äußeren (Raum, bequemer Sitz etc.) und inneren Bedingungen (den Kopf frei haben, nicht schon wissen, was als Nächstes kommt etc.) braucht, um wirklich zuhören zu können. Nach einigen Sätzen fasst B das von A jeweils Gesagte mit eigenen Worten zusammen. A fährt erst dann fort, wenn das Gesagte in ihrem Sinne richtig wiedergegeben wurde, wenn nicht, korrigiert sie B und fährt dann fort. Nach ungefähr 5-10 Minuten, je nach Intensität und Dynamik, unterbricht C das Gespräch.
Auswertung: Jede Teilnehmerin fasst das für sie Wichtige zusammen: Person A. Was ist mir in dem Gespräch klar geworden?; Person B. Wie leicht/schwer war das genaue Zuhören? Was an paraverbalen und nicht-verbalen Signalen wurde wahrgenommen? Person C gibt an, was ihr als Beobachterin aufgefallen ist.

Sie können den kontrollierten Dialog auch noch mit anderen Themen durchführen. Sehr gut eignen sich Themen, bei denen die Gesprächspartnerinnen unterschiedlicher Meinung sind.

5.3 Einfühlendes Verstehen (Empathie)

5.3.1 Begriff und Bedeutung

Definition: *Einfühlsames Verstehen bedeutet "den inneren Bezugsrahmen des anderen möglichst exakt wahrzunehmen, mit all seinen emotionalen Komponenten und Bedeutungen, gerade so, als ob man die andere Person wäre, jedoch ohne jemals die „Als-ob"-Position aufzugeben" (Rogers 1959, S. 37).*

Beim *einfühlenden Verstehen* geht es darum, die „innere Welt" des Kindes zu erfassen. Indem Sie die Gefühle, Kognitionen und Bewertungen des Kindes aufgreifen und dem Kind mitteilen, helfen Sie ihm, sich mit seinen Gefühlen und Verhaltensweisen zu entdecken und sich verstehen zu lernen. Verleugnete („Das macht mir nichts aus"; „Ich habe keine Angst") und verzerrt wahrgenommene Gefühle und Bewertungen („Ich kann nicht malen") können zum Ausdruck kommen und dadurch einer Verarbeitung zugänglich gemacht werden. Das heißt, sie können im Laufe dieses schrittweisen Prozesses immer korrekter wahrgenommen (symbolisiert) werden und in das bewusste Erleben des Kindes integriert werden.

Das einfühlsame Verstehen bezieht sich dabei nicht nur auf die Handlungen und Gefühle, die das Kind explizit ausdrückt, sondern auch auf die Gefühle, die am *Rande der Gewahrwerdung* (Rogers 1997, S. 24) auftauchen. Damit sind Empfindungen gemeint, die das Kind spürt, die es aber (noch) nicht explizit ausdrücken kann, weder in Worten noch in Spielhandlungen. Zumeist sind diese Gefühle aus der nicht-verbalen Kommunikation ablesbar: aus Stimme, Mimik, Gestik und Körperhaltung.

Wie bereits im Kapitel 3 erläutert, führen Störungen der Affektabstimmung in den ersten Lebensjahren und/oder auch traumatische Erfahrungen dazu, dass Mentalisierungsprozesse nicht richtig ablaufen können. Die Kinder können ihre Gefühle nicht richtig wahrnehmen, nicht einordnen (organismische Bewertung) und auch nicht regulieren. Ihre *Selbst-Wahrnehmung* ist gestört (Jürgens-Jahnert 2011). Indem das aufgegriffen wird, was das Kind im Spiel handelnd mitteilt, versuchen Sie zu begreifen, welche *Bedeutung* das Gesagte für das Kind hat, wie *es* das Mitgeteilte *bewertet*. Wakolbinger (2010, S. 23) nennt es sehr treffend „Übersetzungsarbeit", wenn die Therapeutin versucht zu verstehen, was das Kind genau in seinen jeweiligen Spielhandlungen ausdrückt. In einem kontinuierlichen Verstehensprozess, der zwischen Therapeutin und Kind hin- und herschwingt, können so in kleinen Schritten Mentalisierungsprozesse (s. Abschnitt 3.2.3) nachgeholt und eine reflektierende *Selbst-Erfahrung* aufgebaut werden.

Das einfühlende Verstehen ermöglicht es dem Kind, sich auch unangenehmem Erleben zuzuwenden und damit *kongruenter* zu werden. Und nur wenn es Ihnen gelingt, sich in die subjektive Welt des Kindes einzufühlen, können Sie sich auch darum bemühen, es *bedingungsfrei zu akzeptieren*

5.3.2 Umsetzung im Spiel

Auf der Handlungsebene lassen sich verschiedene Methoden ausdifferenzieren. Diese sind wie Türen in die innere Welt, in den inneren Bezugrahmen des Kindes – ohne dass es jedoch ein Manual gibt, das Ihnen sagt, wann welche Tür zu öffnen ist.

Einfühlendes Mitschwingen

Das einfühlende Mitschwingen bezieht sich darauf, dass Sie mit Ihren eigenen Worten das aufgreifen, was Ihnen das Kind auf der Gefühls- und Verhaltensebene mitteilt. Dabei greifen Sie verbal das auf, was das Kind sagt oder macht. Gleichzeitig geben Sie die paraverbalen und nonverbalen Signale mit Ihrer Stimmfärbung und Körperhaltung wieder. Damit greifen Sie das mit der Aussage oder Handlung mitschwingende Gefühl auf. Sie können das einfühlende Mitschwingen auch nur nicht-verbal ausdrücken. Damit signalisieren Sie dem Kind: Ich bin aufmerksam dabei, auch wenn ich nichts sage.

Die Ausführungen zur Säuglingsforschung haben gezeigt, wie wichtig diese emotionale Resonanz ist (vgl. Abschnitt 3). Sweeney (1997, S. 91) stellt dar, dass durch dieses Widerspiegeln nicht nur Handeln und Gefühle des Kindes bestätigt werden, sondern dass dies ein Bejahen seiner ganzen Existenz umfasst.

Benennen Sie den Aspekt, der Ihnen aus dem Gesamtkontext heraus im Moment für das Kind wichtig erscheint. Dadurch sind Sie in Kontakt mit dem, was das Kind im Augenblick ausdrücken will.

Dadurch, dass Sie einzelne Aspekte aufgreifen, bekommen diese gleichzeitig eine besondere Bedeutung und Intensität. Das Kind kann sich diesem Aspekt weiter zuwenden, es kann dies natürlich auch einfach „gehört“ stehen lassen.

Beispiele Der 8-jährige Mario versucht einen besonders hohen Turm zu bauen, dabei fällt der immer mal wieder um, Mario fängt dann wieder an. Sie sitzen daneben und kommentieren das Geschehen: „Du probierst es immer wieder“; „Du willst es noch einmal versuchen“; „Der Turm soll ganz, ganz hoch werden“; „Jetzt kommt noch ein Fenster rein“.
Damit signalisieren Sie Mario verbal Ihre Aufmerksamkeit und machen ihm sein Verhalten transparent. Er muss nicht aufschauen, um zu sehen, ob Sie „mitbekommen“ was er baut und wie er sich abmüht. Wie oft Sie dieses (verbale) einfühlende Mitschwingen im Einzelfall einsetzen hängt ganz von der Situation ab.

Der 5-jährige Michael will nichts machen, einfach nur dasitzen. Sie können dies kommentieren: „Du möchtest jetzt einfach mal dasitzen und schauen.“ Dabei ist es entscheidend, dass es für Sie auch wirklich in Ordnung ist, wenn Michael einfach nur dasitzt (Kongruenz).

Auch auf der analogen Spielebene greifen Sie auf, was passiert: „Der Cowboy versteckt sich hinterm Haus“; „Den Gefangenen geht es jetzt schlecht“; „Die wissen nicht, was jetzt kommt“; „Der König lässt alle für sich arbeiten“.

Beachten Sie, dass Sie immer nur kurze, einfache Sätze gebrauchen, angepasst an das Sprachniveau des Kindes. Was nicht betont werden soll, wird nicht mehr eigens benannt.

Beispiele Kind beim Malen: „Ich brauche jetzt noch einen ganz dicken Pinsel.“
Begleitung: „Der muss ganz dick sein.“ (Nicht: „Der Pinsel muss ganz dick sein.“)

Kind im Gespräch: „Zu der blöden Kuh gehe ich nie wieder hin.“
Begleitung: „Da kriegt dich keiner mehr hin“, oder aber auch: „Die willst du nie mehr sehen.“ (je nach Kontext)

Kind beim Spiel: „Der Bär geht jetzt schlafen.“
Begleitung: „Der ist ganz müde.“

Aufgreifen des vorherrschenden Gefühls

Bei diesem Aspekt des Einfühlendes Verstehens geht es – im Unterschied zum einfühlenden Mitschwingen – vermehrt um das *innere Erleben* des Kindes oder der gewählten Spielfigur. Sätze haben einen Inhalts- und einen emotionalen Aspekt. Beim Aufgreifen des vorherrschenden Gefühls geht es darum, den für das Kind bedeutsamen emotionalen Inhalt zu erkennen und aufzugreifen. Rogers nimmt dazu folgendes Beispiel (abgewandelt auf heutige Verhältnisse): Das Kind sagt zum Vater: „Alle Kinder aus meiner Klasse haben ein Mountainbike (oder ein Handy)." Geht der Vater auf die inhaltliche Ebene ein, wird er sagen: „Das glaube ich niemals, der (Name) zum Beispiel hat sicher keines." Greift er die emotionale Ebene auf, wird er sagen: „Du hättest so gerne auch eins."

Wir lernen normalerweise, auf die Inhaltsebene zu achten und weniger auf die – so wichtige – gefühlsmäßige Ebene.

Beachten Sie, dass sie Ihre Aussagen bei diesem und den weiteren Aspekten des einfühlenden Verstehens in einem fragenden Tonfall formulieren. Dieser *Frageton* macht transparent, dass es immer um einen Suchprozess geht. Um ein Suchen, das innere Erleben des Kindes möglichst genau zu verstehen und dem Kind das so Verstandene mitzuteilen.

Beispiele

Die 5-jährige Katharina erzählt, dass sie morgen wieder zum Papa darf. Dabei zeigt sie deutliche Zeichen der Freude.
Begleitung: „Du freust dich, dass du morgen den Papa besuchen darfst."

Der 10-jährige Robert erzählt ganz empört, dass sein Bruder ihm unter einem Vorwand die Pistole weggenommen hat.
Begleitung: „Das macht dich ganz wütend, wenn der dich so austrickst."

Beobachten Sie die Reaktion des Kindes, wenn Sie sein Gefühl reflektieren. In der Regel wird das Kind sich weiter öffnen. Manche Kinder fühlen sich durch das Benennen ihres Gefühls aber auch durchschaut, dies kann einen inneren Rückzug des Kindes zur Folge haben.

Auf der *analogen Spielebene* wird das innere Erleben der jeweiligen Spielfigur aufgegriffen: „Der Indianer hat große Angst, dass er doch noch entdeckt wird." – „Der Elefant, der traut sich." – „Der Löwe hat gar keine Angst."

Wichtig ist, dass Sie in diesem Spielprozess niemals das Kind ansprechen, sondern immer die Spielfigur (vgl. die Ausführungen in 4.1 und 4.3).

Konkretisierendes Verstehen

Das *Konkretisieren* soll dem Kind helfen, ein Gefühl einer bestimmten Situation oder einem bestimmten Kontext zuzuordnen.

Beispiele „Immer, wenn du traurig bist, verkriechst du dich in deinem Zimmer."
„Wenn dich jemand anfasst, dann wirst du so wütend, dass du einfach ausrastest."
„Wenn Mama und Papa sich so streiten, hast du Angst, dass sie sich scheiden lassen."

Selbstkonzeptbezogenes Verstehen

Dieser Aspekt des einfühlenden Verstehens bezieht sich auf die – vom Selbstkonzept ausgehenden – *Bewertungen*, die das Kind in Bezug auf seine Gefühle und Verhaltensweisen zeigt. Diese Bewertungen können nach Finke (2003) kognitive (Meinungen, Beurteilungen) als auch emotionale (Angst, Wut, Scham) Reaktionen sein.

Beispiele „Das ärgert dich, dass du nur eine Zwei geschrieben hast. Du willst die beste Arbeit der Klasse haben"
„Wenn du nicht alle Pfeile in die Mitte bekommst, bist du nicht zufrieden."
„Du denkst, du darfst so etwas nicht sagen."
„Du denkst, dass du das nie schaffen wirst."
„Du schämst dich, wenn du dann weinen musst."

Auf der analogen Spielebene:
„Der Hauptmann darf keine Fehler machen."
„Das Meerschweinchen muss immer ganz lieb sein."
„Der Fuchs denkt: „Ich bin ganz schlau".

Dieses Reflektieren der Selbstbewertung bezieht sich auch auf Stärken und Ressourcen des Kindes.

Beispiele „Du hättest nicht gedacht, dass du so gut zielen kannst."
„Du bist stolz, dass du so ein schwieriges Labyrinth gezeichnet hast."
„Du bist überrascht, dass du so viele Ideen hast."

Organismusbezogenes Verstehen

Neben den Erfahrungen und Bewertungen auf der Ebene des Selbstkonzeptes findet auch ein Erfahren und Bewerten auf der Ebene des Organismus statt. Letzteres ist häufig, besonders wenn es mit dem Selbstkonzept in Widerspruch steht, nicht so bewusstseinsnah. Es wird verleugnet oder verzerrt wahrgenommen (vgl. 2.3.)

Beim organismischen Verstehen geht es darum, grundlegende – aber eben oft versteckte – Gefühle und Bedürfnisse aufzuspüren, sodass das Kind wieder Zugang zu seinem Erleben bekommt (vgl. Finke 1994). Ein Beispiel ist das Kind, das angibt, keine Angst zu haben, obwohl es deutliche, sichtbare Anzeichen dafür gibt. In der Begleitung geht es darum, dieses organismische Empfinden aufzuspüren und zu benennen. Häufig kann sich das Kind über das Symbolspiel diesen Empfindungen gefahrlos nähern (vgl. Kapitel 4).

Eine andere Möglichkeit besteht darin, Bedürfnisse und Wünsche aufzugreifen. Indem Sie Bedürfnisse und Wünsche des Kindes ansprechen, können Sie dem organismischen Empfinden des Kindes Raum geben.

Beispiele

„Du möchtest jetzt eine Burg bauen."
„Du willst jetzt nicht mehr malen."
„Du möchtest am liebsten nie mehr in die Schule gehen."

Auf der analogen Spielebene:
„Der Wolf will alle Schafe auffressen."
„Der Esel geht einfach nicht mit."
„Der Indianer will nicht, dass das Pferd getötet wird."
„Das Babykänguru will nicht von der Mutter fort."

Nicht alle Wünsche oder Bedürfnisse drücken jedoch ein organismisches Empfinden aus und sind damit Ausdruck der Aktualisierungstendenz. Wie Hensel (2002) deutlich macht, muss zwischen Bedürfnissen und Wünschen unterschieden werden, die Ausdruck der organismischen Aktualisierungstendenz sind und denen, die an die Erwartungen der Eltern geknüpft sind. So können die Aktualisierungstendenz und die Tendenz zur Selbstaktualisierung im Widerspruch stehen (vgl. die Ausführungen unter Abschnitt 2.2.3). Ob dies der Fall ist, kann nur das Kind „prüfen" (Hensel 2002, S. 300). Er erläutert das an folgendem Beispiel:

Beispiel

„Der 5-jährige Sebastian, ein gehemmter Junge, dessen Eltern großen Wert auf Sauberkeit, Ordnung und anständiges Verhalten legen, räumt in den ersten Stunden nach jeder Spielaktivität die Spielsachen wieder ordentlich an seinen Platz zurück. Immer wieder einmal spreche ich ihn an: ‚Du bist fertig mit diesem Spiel und jetzt möchtest du die Sachen wieder aufräumen.' Die ersten Male reagiert er nicht darauf, aber in der 6. Stunde antwortet er plötzlich entschlossen ‚nein' und lässt das Spiel liegen. In dieser Stunde fängt er an, ‚unordentlich' zu werden."

Reflektieren von Problemlösungsprozessen

Bei dieser von Schmidtchen (1989) für die Spieltherapie formulierten Verhaltensweise werden Denk- und Handlungsprozesse aufgegriffen. Das Kind wird bei diesem Prozess unterstützt, seinen eigenen Weg und Ausdruck zu finden: „Du überlegst, wie du die Schienen am besten zusammensteckst" – „Du probierst es jetzt einmal anders herum." – Du versuchst einfach wegzuhören, wenn der dich wieder anmacht." – „Du fragst dich, wie du das dem Lehrer erklären kannst."

Fragen stellen

Die Begleitung des Kindes bezieht sich im Personzentrierten Ansatz in erster Linie darauf, das aufzugreifen, was das Kind nonverbal, verbal oder handlungsmäßig äußert. Fragen lassen das Kind häufig nachdenken, sie lösen eher kognitive Prozesse aus. Im Spiel ist das Kind dagegen mit seinem Erleben in Kontakt und damit mit der Ebene, auf der sich die Veränderung vollzieht (vgl. Bauer 2013, Damasio 2002, Grawe u.a. 1994, Hüther 2012). Es gibt jedoch auch Fragen, die direkt dem Verstehen des Kindes dienen und Suchprozesse auslösen und/oder das Erleben intensivieren.

Vermeiden Sie „Warum-Fragen". Diese haben leicht den Charakter eines Verhörs und bringen Sie in der Regel nicht weiter. Meist sind die Motive zu vielschichtig, um so eine Frage beantworten zu können, das Kind wird daher schnell mit „weiß ich nicht" antworten. Hilfreicher sind Fragen, die sich darauf beziehen, *wie* das Kind etwas genau macht oder *was* es genau zu Hause spielt oder sich wünscht.

Die wichtigsten Fragen in der Spiel- und Gesprächsbegleitung des Kindes lassen sich folgendermaßen unterteilen:

Offene und geschlossene Fragen. Allgemein unterscheidet man zwischen so genannten offenen und geschlossenen Fragen.

- *Offene Fragen* sind Fragen, die ein breites Spektrum an Antworten des Kindes möglich machen. So wird als Beispiel im nachfolgenden Abschnitt die Frage nach den Lieblingstätigkeiten

genannt. Weitere offene Fragen: „Mit welchen anderen Kindern spielst du Fußball?" „Was stört dich alles an dem Lehrer?" „Wie ist das passiert, dass du so in Wut geraten bist?" Diese offenen Fragen sind direktive Interventionen, die speziell in der Kontaktaufnahme und Diagnostik und im Rahmen von Beratung von Bedeutung sind. Im spieltherapeutischen Prozess werden offene Fragen verwendet, die dem Kind noch mehr Freiraum lassen, zum Beispiel: „Magst du mir noch etwas dazu erzählen?"
- *Geschlossene Fragen* lassen dem Kind nur wenig Antwortspielraum, häufig nur ein „Ja" oder „Nein". Beispiele: „Gehst du in die 4. Klasse?" „Hast du einen weiten Schulweg?"

Es ist offensichtlich, dass offene Fragen dem Kind viel mehr Spielraum geben, etwas von sich zu erzählen. Wenn Sie geschlossene Fragen an das Kind richten, dann in erster Linie, um an ein „Ja" des Kindes anknüpfen zu können, z. B. „Magst du dazu noch eine Geschichte hören?" (vgl. auch Abschnitt 6.3 und 11.2).

Joker-Fragen. Diese Fragen aus der Focusing Therapie (Wiltschko 1995) werden eingesetzt, um das Kind aufzufordern, z. B. bei einer szenischen Darstellung, den nächsten Schritt zu tun. Es sind offene Fragen, die sich direkt auf das Erleben des Kindes im Spiel beziehen und helfen, dass sich der innere Prozess des Kindes weiterentwickeln kann.

Beispiele Wie geht es dem Krokodil jetzt? Was kann es machen, damit es auch dazugehört? Wer könnte den Bären helfen? Wie ist es gut? (Vgl. Abschnitt 8.2)

Ziele erfragen. In der Begleitung des Kindes können Sie das Kind auch fragen, was es möchte und wie es das erreichen möchte. Dabei geht es darum, den Vorstellungen und Lösungsmöglichkeiten des Kindes Raum zu geben.

Beispiele „Was möchtest du der Lehrerin sagen? Wie willst du das machen?" „Wann möchtest du zum ersten Mal alleine in deinem Bett einschlafen?" „Wie schaffst du es, an deinen Mutspruch zu denken?" (Vgl. auch die Praxisdarstellung in Abschnitt 12.2)

5.3.3 Übungen

Übung 1 **Wie drücken Sie Gefühle aus?** Spielen Sie mit Ihren Gefühlen: traurig sein, wütend sein, fröhlich sein, ängstlich sein, indem Sie die einzelnen Gefühle pantomimisch darstellen. Gehen Sie jeweils in die ganze Körperhaltung hinein, nicht nur in die Mimik.

Übung 2 **Gefühle raten:** Person A spielt ein Gefühl, Person B muss es erraten. Das Gefühl kann pantomimisch, aber auch mit einem Musikinstrument oder mit einem gesummten Ton ausgedrückt werden. Rollenwechsel.

Übung 3 **Gefühle spiegeln:** Person A spielt ein Gefühl wie oben und Person B erwidert es nicht-verbal. B kann es pantomimisch aufgreifen, mit einem Instrument oder mit der Stimme. Wenn A das Gefühl hat, ihr Gefühl wird „stimmig" wiedergegeben, hört A auf. Rollenwechsel.

Übung 4

- **Synonyme bilden:** Finden Sie möglichst viele Synonyme, d. h. Worte mit gleicher oder ganz ähnlicher Bedeutung, zu folgenden Empfindungen: sich freuen, sich ausgelacht fühlen, nicht dazuzugehören, bedrückt sein, zornig sein.
  Beispiel: traurig sein: niedergeschlagen, bedrückt, unglücklich, betrübt, bekümmert, trostlos sein.
- **Bilder finden:** Finden Sie möglichst viele sprachliche Bilder zu folgenden Empfindungen: wütend sein, zornig sein, ängstlich sein, traurig sein, sich einsam fühlen.
  Beispiel: ärgerlich sein: an die Decke gehen, rot sehen, innerlich kochen.

Übung 5 **Rollenspiel:** Person A spielt nacheinander ein trauriges, wütendes, fröhliches, ängstliches Kind und Person B versucht, sich jeweils in A einzufühlen und dieses Gefühl sprachlich wiederzugeben. A gibt dann Rückmeldung, wie das für sie „geklungen" hat und was es bei ihr bewirkt hat. Rollenwechsel.

5.4 Unbedingte Wertschätzung (Akzeptanz)

5.4.1 Begriff und Bedeutung

***Definition:** Unbedingte Wertschätzung bedeutet, "eine Person zu schätzen, ungeachtet der verschiedenen Bewertungen, die man selbst ihren verschiedenen Verhaltensweisen gegenüber hat" (Rogers 1959, S. 35).*

Bei der ‚Unbedingten Wertschätzung', auch 'Bedingungsfreie Positive Beachtung' genannt, wird das Kind mit all seinen Gefühlen, Gedanken und Handlungen grundsätzlich erst einmal angenommen. Die störenden Verhaltensweisen des Kindes werden als Versuch anerkannt, auf seine Inkongruenz aufmerksam zu machen und/oder diese zu bewältigen. Diese Verhaltensweisen haben für das Kind und in Bezug auf das System, in dem sich das Kind befindet (Familie, Schule, Heim, Hort), einen Sinn.

Wichtig ist, dass Sie zwischen dem Wertschätzen der Person und den Verhaltensweisen unterscheiden. Natürlich müssen Sie nicht alle Verhaltensweisen gut finden, die das Kind zeigt (s. auch die Arbeit mit Grenzen, in Abschnitt 7.8). Entscheidend ist, dass Sie die *Person* nicht verurteilen. Dann ist Ihre Wertschätzung nicht an Bedingungen gebunden.

Diese Wertschätzung des Kindes, auch mit seinen – teils gravierenden – Schattenseiten führt dazu, dass das Kind sich nicht mehr verteidigen muss, was ansonsten automatisch geschieht. Nimmt es diese Haltung – zumindest in Ansätzen – wahr, kann es sich in der gemeinsamen Interaktion, in den inszenierten Spielhandlungen, Unstimmigkeiten anschauen und sich im Prozess des Sich-Besser-Verstehens schrittweise ändern.

Mit anderen Worten: Es löst Angst aus, sich seiner Angst, Feigheit oder Traurigkeit bewusst zu werden. Die ablehnende Haltung der Bezugspersonen ist im Laufe der Entwicklung zur Ablehnung sich selber gegenüber geworden: „Ich mag mich nur unter bestimmten Bedingungen" oder „So habe ich zu sein und so nicht". Hier knüpft die unbedingte Wertschätzung an, die *das Erleben* des Kindes in all seinen Facetten *bedingungslos* annimmt. Diese unbedingte Wertschätzung – in Verbindung mit dem einfühlenden Verstehen und der Kongruenz – erlaubt es dem Kind, sich selber mehr und mehr *mit seinem Erleben genauso bedingungslos anzunehmen*. Das Selbstkonzept des Kindes wird so schrittweise reorganisiert, bis es immer mehr Gefühle und Erfahrungen in sein Selbstkonzept integrieren kann, d. h. als *„zu sich gehörig"* erleben kann. Dies ist natürlich ein langsamer Prozess, der viel Geduld erfordert. Gerade etwas ältere verhaltensauffällige Kinder haben gelernt, Erwachsenen eher nicht mehr zu trauen und hinter dem angenommenen Verhalten eine versteckte Absicht „Die wollen doch nur, dass ich …" zu vermuten. Erst wenn das Kind Ihre *Kongruenz* wahr- und annehmen kann, wird es auch in der Lage sein, schrittweise die unbedingte Wertschätzung anzunehmen.

Finke (2003) bemerkt, dass Rogers ausdrücklich darauf hingewiesen hat, dass der Therapeut mit diesem Beziehungsangebot die Rolle des „guten Elternteils" übernimmt, ein Aspekt, der auch in anderen kinderspychotherapeutischen Richtungen einen großen Stellenwert einnimmt (vgl. „holding function" bei Winnicott 1974 und „parenting" und „reparenting" bei Petzold/Ramin 1987).

Juul (1997) schreibt, dass Eltern, die zum ersten Mal ihr schlafendes Baby betrachten, ein Gefühl haben, „dass dieser neue Mensch etwas Wunderbares und Wertvolles ist, und zwar ganz allein deshalb, weil er ist! Die meisten Eltern bewahren dieses Gefühl zunächst einige Wochen lang, bevor sie dann anfangen, an dem Schöpferwerk herumzubessern, und sie begegnen diesem Gefühl erst wieder Hand in Hand mit der Angst vor Verlust. Von innen heraus beschrieben spricht das gesunde Selbstgefühl: ‚Ich bin in Ordnung und wertvoll, ganz allein deshalb, weil ich bin!'" (Ebd., S. 96)

Die Haltung der unbedingten Wertschätzung fordert ein inneres Ausrichten auf die gesunden Persönlichkeitsanteile eines jeden Menschen oder wie es im „Kleinen Prinzen" von Antoine de Saint-Exupéry heißt: „Ich muss wohl zwei oder drei Raupen aushalten, wenn ich die Schmetterlinge kennen lernen will." Gerade Letzteres mag vor dem Impuls bewahren, gleich etwas tun zu wollen bzw. „dem Wunsch zu verfallen, herbeizustürzen und die Dinge in Ordnung zu bringen", wie es Rogers formulierte (Rogers 1972a, S. 37).

5.4.2 Umsetzung im Spiel

Die unbedingte Wertschätzung teilt sich dem Kind in einem beträchtlichem Ausmaß nicht-verbal mit: in der Art und Weise, wie Sie das Kind anschauen, mit welchen Bewegungen Sie es begrüßen. Nur wenn Sie das Kind in seinem So-Sein akzeptieren können, kann es mit der Zeit daraus eine Selbstannahme entwickeln.

Auf der Ebene der Interventionen lassen sich folgende Merkmale beschreiben:

- Nähe und Distanz variieren
- Entwicklungsschritte aufzeigen
- Loben und Anerkennen

- Solidarisieren
- Bekunden von Interesse und Sorge
- Respektieren des Widerstandes

Überschneidungen mit dem Prinzip ‚Kongruenz' lassen sich dabei nicht vermeiden, denn alle drei Beziehungsmerkmale werden in der Begegnung realisiert, wenn auch je nach Situation immer das eine oder andere Prinzip in den Vordergrund gerät.

Wenn Sie merken, dass es Ihnen bei einem Kind nicht gelingt, dieses unbedingte Akzeptieren zu verwirklichen, dann fragen Sie sich, was es Ihnen so schwer macht, das Kind bedingungslos anzunehmen. Es mag Ihnen vielleicht schwer fallen, Ihre eigenen gefühlsmäßig geprägten Bewertungen und Urteile zur Seite zu stellen und/oder eigene negative Gefühle wie Enttäuschung oder Kränkung auszuhalten.

Beispiel Sie fühlen sich abgewertet, wenn Sie im Rollenspiel immer wieder auf das Äußerste beschimpft werden. Finke (2003) weist darauf hin, dass die Realisierung dieses Prinzips dadurch erschwert werden kann, dass die Therapeutin sich von destruktiven Gefühlen gewissermaßen „anstecken lässt" (ebd., S. 40). In einer Super- oder Intervision können Sie dies klären (s. Kapitel 9).

Bei Kindern, die sehr aggressiv sind, muss eine klare, schnelle Grenzsetzung den Rahmen dieser Grundhaltung sichern (s. Abschnitt 7.4.8). Manchmal sind Kinder sehr schmutzig, dann müssen Sie sich mit Ihrer „Schmutztoleranz" auseinander setzen. Daneben können Sie, vorausgesetzt die Beziehung stimmt, dem Kind auch durchaus erst einmal die Hände waschen.

Im Folgenden verschiedene *Handlungsmöglichkeiten* dieses Prinzips:

Nähe und Distanz variieren

Dies betrifft den erstmals von Schmidtchen (1978) beschriebenen sehr wichtigen körperlichen Ausdruck der unbedingten Wertschätzung im Kontakt mit Kindern. Achten Sie darauf, welcher körperliche Abstand dem Kind angenehm ist. Manche Kinder mögen es, wenn Sie relativ nah sind, andere möchten Sie lieber auf Abstand halten. Registrieren und respektieren Sie die nicht-verbalen Signale (Körperhaltung, Blickkontakt), die das Kind dementsprechend aussendet.

Entwicklungsschritte aufzeigen

Die im Kind vorhandene Aktualisierungstendenz veranlasst das Kind, wenn es geeignete wachstumsfördernde Bedingungen vorfindet, sich immer wieder neu auszuprobieren und neue Entwicklungsschritte zu wagen. Im personzentrierten Arbeiten ist es ganz entscheidend, sehr genau darauf zu achten, wie und wo sich diese Aktualisierungstendenz zeigt: in der Art und Weise wie das Kind handelt, aber auch, wie es spricht, spielt und wie es sich bewegt. Sie müssen lernen, auch kleinste Veränderungen wahrzunehmen. Dies wird im Kapitel 7 noch näher ausgeführt.

In diesem Kontext geht es darum, das Kind auf der Handlungsebene in Bezug auf neue Entwicklungsschritte zu ermutigen: „Da hast du dich richtig gewehrt." – „Du meinst, du könntest es schaffen, heute Abend alleine einzuschlafen."

Loben und anerkennen

Auch eine positive Bewertung ist eine Bewertung, weshalb das Loben des Kindes in der Zeit der nicht-direktiven Spieltherapie abgelehnt wurde. Lobt die Therapeutin, besteht die Gefahr, dass das Kind, besonders das sehr angepasste Kind, sich auch in diesem Kontext nach den Bewertungen der Erwachsenen richtet und das macht, was die Erwachsene gut findet, statt sich mehr und mehr nach seinen organismischen Bewertungen zu richten.

Manchmal reagieren Kinder auch negativ auf Lob, weil Sie aus Erfahrung dann eine Verpflichtung spüren, sich jetzt immer so verhalten zu müssen. Diese Reflexion sollten Sie „im Hinterkopf" haben. Dann können und sollten Sie das Kind loben, um neuem Verhalten die entsprechende Aufmerksamkeit zu geben. Dabei sollten Sie das entsprechende Verhalten möglichst genau beschreiben und die Anerkennung auch mit Stimme und Gestik ausdrücken: „Donnerwetter, du hast es geschafft, dich einfach zu melden, als du den Text nicht verstanden hast." – „Du hast die Hausaufgaben ganz alleine gemacht." – „Das Bild hat so viele Farben, die strahlen alle." (Nicht: Das Bild finde ich schön.)

Manche Kinder können, aufgrund eines sehr negativen Selbstbildes, auch kein Lob ertragen. Das sind die Kinder, die z. B. ein gemaltes Bild gleich wieder zerreißen, weil es – in ihren Augen – sowieso nichts wert ist. Bei diesen Kindern zeigt sich eine Veränderung im Selbstbild sehr deutlich daran, dass sie jetzt Lob annehmen können.

Solidarisieren

Damit ist gemeint, dass Sie sich auf die Seite des Kindes stellen.

Beispiel Die 10-jährige Renate will nicht mehr zu ihrem Onkel fahren, da ...
Therapeutin: „Ich verstehe, dass du zu diesem Onkel nicht mehr fahren willst. Wie kannst du das deiner Mutter sagen?"
Renate: „Ich traue mich nicht, meiner Mama das zu sagen. Sie wird so schnell wütend. Können Sie ihr das nicht sagen?"
Therapeutin: „Du möchtest, dass ich mit deiner Mutter spreche. Okay, was soll ich ihr genau sagen?"

Renate sagte der Therapeutin, was diese sagen soll. Nachdem Renate die Solidarität gespürt hatte, war sie auf einmal einverstanden, dass ein Gespräch zu dritt stattfand, in dem sie der Mutter ihren Standpunkt sehr klar verdeutlichen konnte.

Bekunden von Interesse und Sorge

Sie können dem Kind ganz direkt Ihr Interesse, aber auch Ihre Sorgen zeigen: „Wie hast du das gemacht, dass du die Busfahrt durchgehalten hast?" – „Ich mache mir Sorgen um dich, wie das morgen in deiner Klasse aussieht." – „Was machst du, wenn du wieder als Letzter übrig bleibst?"

Respektieren des Widerstandes

Wie im Kapitel 11 noch weiter differenziert, wird der Widerstand des Kindes als wichtiger Ausdruck gesehen. Die Therapeutin versucht ihn zu respektieren und ihn aus dem Bezugsrahmen des Kindes zu verstehen. Dabei ist es wichtig auszudrücken, dass es *momentan* so ist, um das Kind nicht auf diese Haltung festzulegen.

Beispiel „Du willst *jetzt* nicht darüber sprechen."

5.4.3 Übungen

Übung 1* In einer Zweiergruppe setzt sich Person A entspannt – wenn möglich mit geschlossenen Augen – und nach innen zentriert hin.
Person B sagt dann: „Ich werde dir gleich einen Satz sagen und du beobachtest einfach, was in dir geschieht, wenn du ihn hörst."
Person B sagt langsam: „Was passiert, wenn du hörst … (nennen Sie den Namen von A): Du bist willkommen."
Auswertung: A beschreibt, was sie dabei gefühlt hat und wo sie dies im Körper wahrgenommen hat. Rollentausch.

Übung 2 Tauschen Sie sich aus: Gab es in meiner Biografie jemanden, der mir unbedingte Wertschätzung entgegengebracht hat? Woran habe ich das bemerkt?

Übung 3 Tauschen Sie sich aus: Wie steht es mit Ihrer Wertschätzung Kindern gegenüber? Bei welchen Kindern fällt es Ihnen leicht, bei welchen schwer?
Beschreiben Sie ein Kind genau (Körperhaltung, Gestik, Mimik, Stimme, Äußerungen), bei dem es Ihnen leicht fällt, und eines, bei dem es Ihnen schwer fällt, unbedingte Wertschätzung zu realisieren.
Wie verhalten Sie sich, wenn Sie ein Kind nicht mögen? Wie zeigt sich das? Stimme, Gestik, Verhalten, Mimik, wie vermitteln Sie das? Rufen Sie sich eine derartige Situation in Erinnerung und beschreiben Sie Ihr Verhalten.
Was könnte Ihnen helfen, dieses Kind anzunehmen?

Übung 4 Rollenspiel Kind und Begleiterin. Das „Kind" beschäftigt sich mit irgendetwas. Die Begleiterin versucht, nicht-verbal Kontakt zu dem Kind aufzunehmen.
Auswertung: Wie hat die Person, die das Kind gespielt hat, die Kontaktaufnahme empfunden. Welche Signale hat das „Kind" empfangen, welche ausgesendet? Was war für das „Kind" angenehm/unangenehm? Was hat die Begleiterin gespürt? Wie war das Tempo der Kontaktaufnahme?

* nach Weiss/Benz 1987

5.5 Kongruenz/Authentizität

5.5.1 Begriff und Bedeutung

Definition: Echtheit/ Kongruenz bedeutet, dass die Beraterin sich dessen, was sie erlebt oder empfindet, deutlich gewahr wird, dass ihr diese Empfindungen verfügbar sind und sie dieses Erleben in den Kontakt mit der Klientin einbringt, „wenn es angemessen ist" (Rogers 1997, S.31).

Für Rogers war Kongruenz, heute auch oft Authentizität genannt, die grundlegendste unter den Einstellungen, die sich positiv auf eine Beratung auswirken. Für ihn war jede Beratungssituation eine Begegnung von Person zu Person, in der es entscheidend ist, keine „Rolle" zu spielen, sondern wirklich als Person präsent zu sein.

Finke (2003) beschreibt das Prinzip „*Kongruenz*" als quasi antagonistisch zu den Prinzipien der unbedingten Wertschätzung und – in besonderem Maße – dem einfühlenden Verstehen. Geht es beim einfühlenden Verstehen um die innere Welt des Kindes, so bringt jetzt der Therapeut seine Person und seine Perspektive ins Spiel: „Der Therapeut wird zum Antwortenden, der seine eigene Perspektive deutlich macht." (Ebd., S. 67) Gerade in der Arbeit mit Kindern ist dieser dialogische Aspekt von besonderer Bedeutung, es ist das, was Behr (2002) in dem Begriff der „Interaktionsresonanz" (vgl. Abschnitt 3.1.2) genauer beschrieben hat.

Auf der Ebene der *Haltung* der Therapeutin bedeutet dieses Prinzip Offenheit für die eigenen Gefühle, für das, was das Kind in Ihnen auslöst. Was Sie davon mitteilen und wie sehr Sie sich als „Antwortende" einbringen, hängt von mehreren Faktoren ab. Zur Beurteilung sind die Entwicklungsschritte des Kindes, die jeweilige Situation und in einer Spielpsychotherapie z.B. auch die jeweilige Therapiephase heranzuziehen (s. Abschnitt 7.5). Denn wie bei den anderen Prinzipien auch ist dieser Aspekt der Beziehungsgestaltung ein Prozess, der sich in Abhängigkeit von Kind, Situation und Behandlungssetting entwickelt.

Beispiele Wie viel Schmerz zeigen Sie, wenn Sie aus Versehen einen Ball an den Kopf bekommen haben, ohne dass das Kind Schuldgefühle bekommt?
Sagen Sie, dass Sie den liebevoll zusammengemanschten Brei nicht so gerne essen mögen, ohne dass sich das Kind mit seinem „Liebeswerk" zurückgewiesen fühlt?

Wie viel Kongruenz/Authentizität zeigen Sie, wenn Sie das Kind im Spiel gewinnen lassen?

Um mit der letzten Frage anzufangen: Das Verlieren können ist ein innerer Wachstumsprozess, der sich bei den Kindern mit Verhaltensauffälligkeiten erst langsam entwickeln muss. Die zunehmende Stabilität eines Kindes kann man sehr gut an seinem jetzt auch mal Verlieren können ablesen. Zu den weiteren Fragen: Den Schmerz sollten Sie in dem Moment nicht ganz so zeigen, wie Sie es vielleicht im Sportverein tun würden. Ähnlich steht es mit dem Essen. Ist es Ihnen wirklich zuwider, dann müssen Sie dem Kind sagen, dass Ihnen der Brei so nicht schmeckt. Können Sie aber ihr anfänglich negatives Gefühl angesichts der freudigen Erwartung des Kindes etwas abmildern, sodass der Brei für Sie essbar wird, wäre dies für das Kind die hilfreichere Lösung.

Wakolbinger bringt das mit dem Satz auf den Punkt: „Ich zeige gezielt das, was hilfreich ist für das Kind, den Jugendlichen und den Therapieprozess“ (2009, S. 69).

Die von Behr (2002) formulierte Interaktionsresonanz hat nicht nur mit dem einfühlenden Verstehen, sondern auch sehr viel mit dem „Authentisch-Sein“ der Therapeutenperson zu tun. Auf dem Hintergrund der Interaktionsresonanz gilt es genau zu spüren, inwieweit das Kind noch eine Therapeutenperson im Sinne von Nachnähren oder Nachbeelterung (s. 5.4.1) braucht oder ob es bereits eine voll präsente erwachsene Person, die sich nicht übervorteilen lässt und die sich ganz authentisch in die Beziehung einbringt, aushält, um in dieser interaktionellen Begegnung auf der Spielebene ganz neue Beziehungserfahrungen zu machen. Behr (2009, 2012) hat sehr differenziert herausgearbeitet, wie die Interaktionsresonanz in den gewählten Spielhandlungen (Regelspiel, Rollenspiel, Funktionsspiel etc.) zu handhaben ist. In der Regel ist es so, dass das Kind zu Beginn eine Therapeutin braucht, die sich eher nicht-direktiv dem Kind für seine Spielinszenierungen „zur Verfügung stellt“ bis das Selbst des Kindes so weit gefestigt ist, dass es mehr und mehr die Begegnung mit der realen Therapeutenperson sucht.

5.5.2 Umsetzung im Spiel

Nachfolgend Ausdifferenzierungen dieses Prinzips auf der Ebene der **Methoden**.

Beziehungsklären

Kinder wollen wissen, wen sie vor sich haben, besonders, wenn sich diese Erwachsene auch noch etwas anders verhält, als sie es erwartet hatten. Sie müssen sich in das Kind einfühlen und gleichzeitig Ihr *eigenes inneres Erleben* genau spüren, um zu merken, dass es um die Beziehung geht und um Ihre Antwort zu finden. Dazu müssen Sie für sich genau klären, wie Sie gefühlsmäßig zu dem Kind stehen. Nur wenn Sie sich aller Gefühle gegenüber dem Kind und den Gefühlen, die das Kind in Ihnen auslöst, gestellt haben, wird Ihre Antwort klar und deutlich sein. Ist diese Offenheit sich selbst gegenüber da, dann können Sie dem Kind ganz klar als Person gegenübertreten. Dem Kind wird das rückgemeldet: „Du möchtest wissen, was du hier bei mir darfst und was nicht." – „Du machst einfach weiter und willst sehen, wie ich reagiere." Ein Wunsch nach Beziehungsklären kann auch hinter Verhaltensweisen wie Zuspätkommen oder „den Termin vergessen" stehen.

Selbsteinbringen

Sie antworten dem Kind mit einer Ich-Botschaft als die Person, die Sie sind. Dies kommt beim *Grenzen setzen* und bei Fragen des Kindes vor.

Fragen des Kindes*:* Sie haben verschiedene Möglichkeiten:

- Sie geben die Frage zurück. Häufig zeigt sich dann, was hinter der Frage steht, oft findet das Kind auch alleine eine Antwort.
  Beispiel:
  Nina fragt beim Malen: „Soll ich jetzt zum Ausmalen den dicken Pinsel nehmen?" Therapeutin: „Du weißt nicht, was jetzt besser ist." Nina: „Ich nehme den dicken Pinsel, dann geht es schneller."
- Es wird das hinter der Frage stehende Gefühl angesprochen.
  Beispiel:
  Richard, der gerade sehr oft mit den Spickern in das Zentrum der Dartscheibe getroffen hat, fragt: „Hat das außer mir schon einmal jemand geschafft?" Antwort: „Du bist ganz stolz, dass du so gut getroffen hast." Richard: „Mein Bruder sagt immer,

ich kann das nicht. Der sollte mich hier mal sehen." Voll konzentriert und freudig gestimmt, stellt sich Richard immer schwierigere Aufgaben beim Spickerwerfen.

- Sie geben eine direkte Antwort, weil das Kind eine Antwort von Ihnen will.
  Beispiel:
  Henrik fragt: „Haben Sie auch Kinder?"

Grenzen setzen

Zum „Kongruent-, authentisch-sein" gehört unabdingbar, dass ich meine Grenzen in der Beziehungsgestaltung kenne und entsprechend klar und deutlich in Bezug auf ein für mich nicht tolerierbares Verhalten des Kindes reagiere, ohne dass sich das Kind als Person zurückgewiesen fühlt. Da Kinder ihre Probleme ausagieren, muss ich genau wissen, was sich für mich noch in Ordnung anfühlt und wo eine Grenze überschritten wird. Das gilt zum Beispiel für Kinder mit sexualisierten Verhaltensweisen, wie auch bei aggressiven Kindern. Ich muss unterscheiden lernen, wo das Kind mich in meiner Authentizität als Person testen will und wo es primär seine Inkongruenz ausagiert, um dann eine Handlungsbereitschaft dafür zu haben, wie ich mit Letzterem authentisch umgehe.

Da das ‚Grenzen setzen' in der Personzentrierten Spielpsychotherapie ein sehr wichtiges Thema ist, wird darauf im Abschnitt 7.8. noch einmal gesondert eingegangen.

Informieren

Zur Kongruenz der Therapeutin gehört, dass das Kind informiert wird, dass Gespräche mit seinen Eltern oder anderen Bezugspersonen stattfinden bzw. ab dem Schulalter, wenn Gespräche mit der Lehrkraft durchgeführt werden.

Hat die Mutter oder der Vater der Therapeutin vor der Therapiestunde telefonisch eine Mitteilung gemacht, wie zum Beispiel: „Robin musste gestern wieder in der Schule nachsitzen, weil er sich so unmöglich aufgeführt hat", dann wird das Kind am Anfang der Stunde davon informiert, zum Bsp. mit Worten wie „Deine Mama hat mich angerufen und mir erzählt, dass es in der Schule wieder Ärger gegeben hat, magst Du etwas darüber erzählen?" und dann kann das Kind – je nach seiner inneren Gestimmtheit – davon erzählen oder sich dem Spiel zuwenden. Manchmal wird das Geschehen direkt in eine Spielhandlung umgesetzt und kann dann entsprechend von der Therapeutin interaktionell begleitet werden oder aber das Kind knüpft in seinem Spielverhalten an das Thema / die Themen der vergangenen Stunde an, was auch akzeptiert wird.

Stellt das Kind Sachfragen, wie zum Beispiel: „Warum kann man das Rot in der Dunkelheit nur noch ganz schlecht erkennen?“, so bietet es sich an, diesen oder ähnlichen Fragen gemeinsam an Hand eines Lexikons oder des Internets nachzugehen.

Konfrontieren

Mit dieser Technik lassen sich Widersprüchlichkeiten benennen und klären. Dies spielt vor allem in der Gesprächsführung mit Jugendlichen eine Rolle. Aber auch in der Arbeit mit Kindern können so Widersprüchlichkeiten zwischen Wunsch und Realität, zwischen dem, wie das Kind sich sieht (Selbstbild), und dem, wie Sie es sehen (Fremdbild), oder zwischen zwei unterschiedlichen Bestrebungen im Rahmen von Spielhandlungen angesprochen werden.

Beispiel Nicole, 12 Jahre, erzählt mit tonloser Stimme und starrem Gesichtsausdruck: „Die Mädchen aus meiner Klasse mögen mich nicht, sie haben mich auch für morgen Nachmittag nicht eingeladen, aber die sind mir egal.“ Therapeutin: „Du sagst, dass dir die Mädchen ganz egal sind (kurze Pause), wenn ich dir so zuhöre, dann klingt deine Stimme dabei so ganz anders, als ich sie sonst von dir kenne.“

Auf der analogen Spielebene geschieht dies, wenn Sie z. B. deutlich machen, dass der Räuber auf der einen Seite Spaß hat, wenn die Leute sich vor ihm fürchten, auf der anderen Seite aber auch gerne „ganz normal“ sein möchte und gerne Freunde hätte.

Modell geben

Allein schon dadurch, dass Sie erwachsen sind, sind Sie für das Kind in der Art und Weise, wie Sie „im Leben stehen“ und wie Sie mit sich und anderen umgehen, immer ein Modell für das Kind. Ein Modell für das Erwachsensein, auf das sich die ganze Entwicklung des Kindes hin bewegt. Darüber hinaus gibt es auch die Möglichkeit, sich explizit als Modell zur Verfügung zu stellen. Dies kann zum Beispiel im Rollenspiel geschehen, wenn sie eine bestimmte Rolle ausführen sollen und keine detaillierte Regieanweisung vom Kind erhalten (s. Abschnitt 7.6). Sie können dann z. B. ein Mädchen spielen, das sich kräftig wehrt, wenn es mit Schimpfwörtern beleidigt wird etc. Ein Krieger kann in einem inneren Dialog transparent machen, dass er vielleicht gar nicht mehr kämpfen will, aber noch nicht weiß, wie er es den anderen sonst „heimzahlen soll“. Ein gefangener Räuber kann Reue zeigen und Wege der Wiedergutmachung austesten. Wichtig ist hierbei, dass dies niemals dem Kind übergestülpt wird, sondern immer nur eine Möglichkeit darstellt. Das Kind kann das in der Spielhandlung jederzeit ablehnen und der Figur eine Richtung geben, die für seine momentane Situation stimmiger ist (Axline: Das Kind weist den Weg).

5.5.3 Übungen

Übung 1 Sammeln Sie Situationen, in denen Sie im Kontakt mit Kindern echt/kongruent sind, und Situationen, in denen Ihnen dies schwer fällt.

Übung 2 Sammeln Sie Fragen, die Kinder im Kontakt stellen können, und überlegen Sie sich dann gemeinsam Antworten darauf. Spielen Sie die unter „Selbsteinbringung“ angeführten Möglichkeiten durch.

Weiterführende Literatur

Für die Personzentrierte Kinderpsychotherapie finden sich weitere detaillierte Ausdifferenzierungen der von Rogers definierten Beziehungsvariablen in:

Schmidtchen, S.: Neue Forschungsergebnisse zu Prozessen und Effekten der Kinderspieltherapie.

Hockel, C.M.: Personzentrierte Kinderpsychotherapie.

Speziell mit dem Merkmal Empathie bzw. „Einfühlendes Verstehen“ setzen sich auseinander:

Iseli, C.: Empathie in der Psychotherapie mit Kindern und Jugendlichen.

Riedel, K.: Empathie bei Kindern psychisch kranker Eltern.

Ausführungen zur Person der Therapeutin in der Personzentrierten Kinderpsychotherapie finden Sie bei:

Beckmann, E.: Die Person des Therapeuten – Ihre Bedeutung in der Personzentrierten Kindertherapie.

Wakolbinger, C.: Die heilsame Beziehung: Resonanz der Therapeutin als Grundlage für empathisches Verstehen und Wertschätzen in der Personzentrierten Psychotherapie.

Wakolbinger, C.: Die präsente Therapeutenperson – Authentizität als entscheidender Faktor in der personzentrierten Kinder- und Jugendlichenpsychotherapie.

Teil II
Praxis der Arbeit mit Kindern

6 Kontaktaufnahme und Diagnostik

> In den Fragen der Kinder steckt mehr Weisheit,
> als jemals in den Antworten der Gelehrten stecken wird.
> *Jules Romains*

Um ein tieferes Verständnis für das Problemverhalten des Kindes zu bekommen, ist zum einen eine fachspezifische Diagnostik nötig. So wird eine Schulpsychologin, bei der ein Kind wegen nachlassender Schulleistung und Verhaltensauffälligkeiten vorgestellt wird, eine entsprechende Leistungsdiagnostik, eine Logopädin wird eine gezielte Sprachdiagnostik durchführen.

Neben dieser tätigkeitsspezifischen ist eine psycho-soziale Diagnostik notwendig. Diese wird hier als übergreifender Blick verstanden, der das Kind nicht nur mit seinen Schwächen und Defiziten sieht (die Mundmotorik ist nicht ausreichend entwickelt, der grobmotorische Bewegungsablauf ist gestört, es sind Defizite im sprachlichen Erfassen da, etc.), sondern der auch die Stärken und Fähigkeiten des Kindes in den Blickpunkt rückt und der das Kind jeweils in einem systemischen Zusammenhang sieht. Damit ist gemeint, dass das Kind immer Teil eines größeren Systems wie Familie, Schule, Hort ist und dass daraus gegenseitige Abhängigkeiten und Wechselbeziehungen entstehen (vgl. Rotthaus 1989; Hahn/Müller 1993; Textor 1996; Jaede 2002).

Angefangen vom ersten Telefongespräch bis zum Abschluss der Kontakte wird im Folgenden eine Art Basismaterial vorgestellt. Sie müssen diese Bausteine dann auf Ihr jeweiliges Aufgabenfeld zuschneiden, je nach psychotherapeutischem oder psychosozialem Arbeitsbereich.

6.1 Kontaktaufnahme

Vorbereitende Maßnahmen

Bevor Sie als Fachkraft für Kinder zur Verfügung stehen, müssen Sie einige Vorüberlegungen getroffen haben. Kinder kommen nicht von sich aus, sie werden von den Eltern gebracht. Die ersten Vorüberlegungen beziehen sich daher darauf, welche Funktion Sie als Ansprechpartnerin der Eltern einnehmen wollen, wie viel Zeit Sie für die Hilfe suchenden Eltern im Rahmen Ihrer beruflichen Arbeitssituation haben und wie Ihre Erreichbarkeit aussieht.

6.2 Anmeldung

Telefonische Anmeldung

Findet der erste Kontakt mit den Eltern des Kindes am Telefon statt, so ist es wichtig, sich zu vergegenwärtigen, dass dies bereits eine erste Begegnung ist. Eine Begegnung, die über Ihre Stimme und über das, was Sie sagen, ganz bestimmte Gefühle bei der Mutter bzw. dem Vater hinterlässt. Gleichzeitig bekommen Sie über dieselben Parameter einen Eindruck über den/die Anrufende(n).

Sie sollten sich bemühen, mit Aufmerksamkeit, Ruhe und der nötigen Zeit der anrufenden Person zuzuhören, um dann gegebenenfalls Fragen zu stellen. Diese Fragen hängen dann ganz vom Kontext der Beratung ab, z. B. bei einer Erziehungsberatung könnten die Fragen darauf abzielen, ob Geschwister da sind, ob es sich um eine allein erziehende Mutter handelt etc. Wichtig ist auf jeden Fall, darauf zu achten, wie die Anruferin – nehmen wir mal an, es sei die Mutter – über das Kind spricht. Sieht sie in erster Linie ihr Leid oder das Leid des Kindes? Wie viel Einfühlung ist für das Kind da? Müssen Sie eher „bremsen", weil die Mutter keinen „Punkt findet", oder müssen Sie sehr viel nachfragen.

Dieser Kontakt endet mit einer festen Terminabsprache, zu der es auch gehört, festzulegen, wer zu dem Erstgespräch kommen soll: die Eltern ohne Kind, die Eltern mit Kind oder sogar die ganze Familie. Welche Form gewählt wird, hängt in der Regel von der Institution und der methodischen Ausrichtung ab. Jede Vorgehensweise hat bestimmte Vor- und Nachteile. Viele Therapeuten wählen am Anfang die Form aus, bei der sie sich am sichersten fühlen, das, was sie z. B. in einer einschlägigen Fort- und Weiterbildung kennen gelernt haben. Mit zunehmender Erfahrung können Sie dann mehr und mehr experimentieren, bis Sie Ihre Form gefunden haben.

Der erste Kontakt mit den Eltern/der Mutter allein

Da es in der Praxis so ist, dass in 80 Prozent der Fälle die Mutter der Kontakt aufnehmende Teil ist, da die Väter oft erst in den Abendstunden kommen können und es sich häufig auch um allein erziehende Mütter handelt, werden Erstgespräche oftmals mit der Mutter alleine geführt. Aus diesem Grunde wird im Folgenden statt ‚Mutter/Vater' oder ‚Eltern' der erste Kontakt mit der Mutter „durchgespielt".

- **Vorteile:** Die Mutter kann sich mit ihrem Problem von Anfang an gut aufgehoben fühlen. Sie bekommt das Gefühl, „gehört" zu werden, gleichzeitig kann sie alles sagen, auch Dinge, die sie in Gegenwart des Kindes nicht sagen würde.
- **Nachteile:** Sie bekommen von Anfang an nur eine Sicht, die der Mutter, geschildert. Wenn das Kind dann beim nächsten Mal mitkommt, herrscht ein Ungleichgewicht: Die Mutter oder die Eltern wissen schon, „wie es läuft", haben Sie schon kennen gelernt, fühlen sich sicherer als das Kind, das nun ein zweifaches „Päckchen" tragen muss: Es ist dasjenige, mit dem etwas „nicht stimmt", und die Eltern haben schon einen „Heimvorteil".

Der erste Kontakt mit Eltern/Mutter und Kind gemeinsam

- **Vorteile:** Das Kind hat nicht das Gefühl, die Therapeutin hätte schon irgendetwas mit der Mutter hinter seinem Rücken ausgemacht. Die neue (und daher häufig angstbesetzte) Situation ist für alle gleich. Die Eltern haben keinen Vorsprung. Sie sehen von Anfang an die Eltern/Mutter-Kind-Interaktion und bekommen einen Eindruck von der Beziehung zwischen Mutter und Kind: Wie geht die Mutter in dieser für alle neuen Situation mit dem Kind um (ermahnend, hilflos, vorwurfsvoll, aufmerksam, einfühlend) und wie das Kind mit der Mutter (hilflos klammernd, selbstbewusst, dominierend). Je nach Störungsbild sehen Sie auch gleich, wie die Mutter z. B. mit der Unruhe oder Sprachauffälligkeit des Kindes umgeht.
- **Nachteile:** Sie können nicht so intensiv auf die individuelle Situation der Mutter eingehen und auch Hintergründe, die z. B. die Paarbeziehung betreffen, erst in einem nachfolgenden Gespräch mit der Mutter alleine eruieren. In einigen Beratungsstellen wird das Kind dann hinausgeschickt, um auch alleine mit der Mutter sprechen zu können. Dies hat jedoch wiederum den Nachteil, dass sich das Kind dann leicht – mit dem Gefühl: Was reden die jetzt über mich? – beiseite geschoben fühlt.

Der erste Kontakt mit der Familie

Dies ist eine Form, die bei Erziehungsproblemen und psychischen Störungen häufig angewandt wird. Sie hängt zum einen vom Kontext der Beratung ab, zum anderen verlangt diese Form des Erstgespräches eine einschlägige Fort- oder Weiterbildung in Familienberatung.

- **Vorteile:** Die ganze Familienatmosphäre und Familieninteraktion ist sichtbar. Es wird vermittelt, dass die Auffälligkeiten des angemeldeten Kindes die ganze Familie betreffen. Auch wenn die Eltern das Problem häufig nur in dem jeweiligen Kind – bei den Familientherapeuten „Symptomträger" genannt – sehen.
- **Nachteile:** Oft ist es Eltern anfangs nur schwer zu vermitteln, dass die ganze Familie erscheinen soll, da ja noch keine entsprechende Vertrauensbeziehung zur Institution oder der Fachkraft aufgebaut wurde. Gleichzeitig ist es organisatorisch häufig mit sehr viel Aufwand verbunden.

6.3 Das Erstgespräch mit Eltern und Kind

Von den drei dargestellten möglichen Formen eines Erstgespräches soll im Folgenden die Form des ersten Gesprächs mit Eltern und Kind näher erläutert werden. Eine Darstellung des ersten Gesprächs nur mit den Eltern und etwas über Familiensitzungen erfahren Sie dann auf den nachfolgenden Seiten.

6.3.1 Ziele

Bei diesem Erstgespräch geht es um folgende Ziele:

- Eine gute Beziehung zum Kind herzustellen,
- eine erste gute Beziehung zu den Eltern aufzubauen,
- einen ersten Eindruck von dem Entwicklungsstand des Kindes zu bekommen,
- Kontaktverhalten und Ausdrucksfähigkeit des Kindes kennen zu lernen,
- die Interaktion Eltern (Mutter)/Kind zu beobachten,
- Kind und Eltern (Mutter) für eine Zusammenarbeit zu motivieren.

6.3.2 Vorbereitung

Vorstrukturierung der Eltern

Der Schwerpunkt liegt darin, vom ersten Moment an eine gute Beziehung zum Kind herzustellen. Dies muss bereits bei der Terminabsprache erwähnt werden, damit die Eltern wissen, was sie erwartet. Sagen Sie, dass Sie bei diesem Kontakt in erster Linie das Kind kennen lernen möchten, dass nach diesem ersten Kontakt ein weiterer Termin ausgemacht wird, in dem die Eltern alleine kommen, und dann das wichtig ist, was die Eltern Ihnen alles mitteilen wollen.

Kopf frei machen

Machen Sie sich von allem frei, was Sie hindert, sich die nächste Zeit voll und ganz auf die ankommenden Personen einzulassen. Gibt es noch „Reste", die Sie hindern, sich jetzt ganz auf die Familie zu konzentrieren? Nehmen Sie sich die Zeit, diese Hindernisse wahrzunehmen, dann können diese eine Zeit lang zur Seite gestellt werden.

Sich überraschen lassen

Vom Telefon her oder gegebenenfalls von einem versandten Fragebogen her haben Sie bereits einen Eindruck von der Familie gewonnen. Versuchen Sie sich darauf einzustellen, das wahrzunehmen, was bei Ihnen diesbezüglich bereits „da" ist, ohne aber daran festzuhalten. Sie sind sich einfach dieser Eindrücke bewusst und die Familie kann genau so sein, wie Sie es sich vorgestellt haben, sie kann aber auch ganz anders sein. Lassen Sie sich überraschen.

6.3.3 Kontakt herstellen

Die ersten drei Minuten

Bereits in den ersten Sekunden einer Begegnung bilden wir uns eine Meinung über unser Gegenüber (Frey 1999). Die ersten Minuten sind daher von großer Wichtigkeit, in der bei den Erwachsenen ein erstes Bild über Sie entsteht und in denen das Kind sehr genau Ihre Kommunikation (Stimme, Gestik, Körperhaltung), Gestimmtheit und Zugewandtheit wahrnimmt.

In diesen ersten Momenten findet die Begrüßung statt. Wen wollen Sie zuerst begrüßen? Traditionell hierarchisch Vater, Mutter, Kind oder aus Höflichkeit die Mutter zuerst oder das Kind zuerst, weil es heute die Hauptperson ist? Oder ganz einfach in der Reihenfolge, in der die Familie vor Ihnen steht?

Immer wird jemand dadurch besonders hervorgehoben, andere bekommen in diesem ersten Augenblick den 2. oder 3. Platz zugewiesen. Manche Fachkräfte haben ein festes Schema, nachdem Sie das Begrüßungsritual ausrichten, so begrüßen einige Kindertherapeuten grundsätzlich das Kind zuerst.

Hilfreich ist es, am Anfang ein gewisses Schema zu haben, sich dann aber mehr und mehr davon zu lösen und freier auf die jeweilige Situation reagieren zu können. Dabei sollte sich die Ausrichtung am Kind orientieren: Für einige Kinder ist es ganz wunderbar, wenn Sie zuerst begrüßt werden, für andere ist es belastend, so schnell in den Mittelpunkt der Aufmerksamkeit zu kommen. Wenn Sie etwas geübt sind, werden Sie wahrnehmen, ob es für das Kind günstiger ist, direkt die Zugewandtheit zu spüren oder ob es das lieber durch nicht-verbale Signale (Blick, Körperhaltung) vermittelt bekommen mag.

Kontakt zum Kind

Das Hauptaugenmerk liegt bei dieser Form des Erstgesprächs beim Kind. Es sollte wissen, warum sich die Eltern an Sie als Fachkraft gewandt haben, und es sollte sich bei Ihnen so gut aufgehoben fühlen, dass es Ihnen die innere Erlaubnis gibt, es besser kennen zu lernen. Folgende Schritte lassen sich durchführen:

1. Schritt. An die Mutter oder Vater gerichtet: „Am Telefon haben Sie mir gesagt, *Sie machen sich Sorgen, weil …*“ Dabei sollte die Problematik in einer das Kind nicht diskriminierenden Art und Weise aufgegriffen werden. Also nicht: „weil Sie mit Simon am Ende sind“, sondern „weil Simon immer so viel Angst hat“. Nicht: „weil Andreas zu Hause immer alles kaputtmacht“, sondern „weil Andreas immer so schnell wütend wird“ (Marion immer so viel alleine ist, Felix noch nicht richtig spricht, Max immer so langsam ist etc.).

Damit ist das Problem „auf dem Tisch“. Die Mutter und/oder der Vater werden jetzt dazu etwas sagen. Sie hören sich das kurz an, wirklich nur einige wenige Sätze, damit das Kind nicht zu sehr bloßgestellt wird. Lassen Sie nicht zu, dass sich zu viel Negatives über das Kind entlädt, unterbrechen Sie dann höflich.

Variante: Sie können auch am Anfang die Frage in den Raum stellen: Können Sie mir noch einmal sagen, warum Sie sich an mich (oder uns) gewandt haben?

2. Schritt. An das Kind gerichtet: Was meinst du dazu? Manche Kinder relativieren das dann sofort, andere streiten es gleich ganz ab, wiederum andere sagen nichts dazu. Das ist auch nicht so wichtig, weil es in dem Moment erst einmal nur darum geht, dem Kind zu signalisieren: Ich weiß Bescheid, worum es geht, und ich bin daran interessiert, was du dazu meinst.

3. Schritt. Sie wenden sich dem Kind noch deutlicher zu und sagen: Mich interessiert jetzt vor allem, was du alles gerne machst? Oder: womit du gerne spielst? Damit signalisieren Sie von Anfang an, dass Sie nicht nur an den Problemen interessiert sind, sondern genauso an den gesunden Anteilen, an dem, was das Kind alles an Fähigkeiten mitbringt. Denn das, was es gerne macht, kann es auch gut.

Sie hören dem Kind aufmerksam zu und protokollieren die Antworten sorgfältig für die Anamnese, aber auch, um dem Kind zu signalisieren, dass das für Sie wichtig ist.

Antwortet das Kind nicht auf Ihre Frage, äußern Sie eine Vermutung, um „das Eis zu brechen“. Für diese Vermutung müssen Sie wissen, was normalerweise Mädchen bzw. Jungen in dem Alter gerne in ihrer Freizeit machen. Beispiele: Mit Barbie-Puppen spielen, Lego bauen, Fußball spielen, Rad fahren, Fernsehschauen (trifft fast immer zu). Wenn diese Vermutung ein „Treffer“ ist, dann erzählt das Kind zumeist von sich aus weiter. Notfalls müssen Sie noch eine Vermutung äußern.

Nachdem Sie dies gesammelt und gegebenenfalls punktuell vertieft haben (welche Fernsehsendung, was mit Lego gebaut, wo und mit wem Fußball gespielt etc.), ist ein Kontakt zum Kind entstanden, der es Ihnen erlaubt, mit dem Kind alleine weiterzumachen. Das heißt, in einen Diagnostikraum oder ein Spielzimmer zu gehen, in dem dann die weitere Diagnostik bzw. Verhaltensbeobachtung stattfindet bzw. die Eltern rauszuschicken, wenn Sie sich bereits in dem dafür vorgesehenen Raum befinden.

6.3.4 Diagnostik und Beobachtung

Abhängig von Ihrem Berufsfeld werden Sie eine bestimmte fachspezifische Diagnostik mit dem Kind durchführen wollen. Um einen Eindruck vom „ganzen Kind“ zu bekommen, sollten Sie sich angewöhnen, darüber hinaus auf Folgendes zu achten:

- Wie verhält sich das Kind im Kontakt mit einem Fremden (es lässt sich nicht von der Mutter trennen, es geht sofort mit, es ist distanziert/distanzlos)?

- Was teilt das Kind über sein Erleben mit? Wie ist die Gestimmtheit des Kindes?
- Gibt es irgendwelche Auffälligkeiten in der Sprache? In der Wortwahl?
- Wie bewegt sich das Kind im Raum? Wie ist seine Geschicklichkeit: grobmotorisch, feinmotorisch?
- Welchen ersten Eindruck macht es in Bezug auf seine intellektuelle Entwicklung, ist sie altersentsprechend?
- Wie ist das Neugierverhalten des Kindes?
- Welche Fähigkeiten entdecken Sie?

Diese Beobachtungen können Sie im Rahmen jeder Diagnostik machen. Geht es in erster Linie um eine psychische Problematik, bieten sich mehrere Möglichkeiten an:

- Freies Spiel: Das Kind wird aufgefordert, sich etwas zu suchen, womit es gerne spielen möchte. Sie können dann folgende Beobachtungen vertiefen:
  - Welchem Spielmaterial wendet sich das Kind zu/welche Themen spielt es an?
  - Wie ist der mimische Ausdruck des Kindes dabei?
  - Wie fasst das Kind Sachen an? Welche Sachen fasst es an, welche vermeidet es anzufassen?
  - Was ist der erste Eindruck bezüglich der Spielfähigkeit des Kindes?
  - Wie geht das Kind damit um, selbst entscheiden zu müssen, was es tun will?
  - Wie nimmt das Kind sich und andere wahr und wie bewertet es das?
  - Zum inhaltlichen Spielverhalten: Was macht das Kind mit wem, z. B. wenn das Kind den Puppenjungen ins Bett legt, den Vater vor den Fernseher setzt etc.? Was sagt das Kind dazu und was sagen die Puppen (wörtliche Rede)? Welche Geschichte entwickelt sich? Wie ist der mimische Ausdruck der Kindes dabei, wie die emotionale Gestimmtheit, wie verändert sich dies, wenn z.B. das Kind in eine Rolle hineinschlüpft. Wie reagiert das Kind verbal und nicht-verbal auf Ihre kommentierende oder nachfragende Begleitung?

- Ein Bild malen (s. Abschnitt 8.1).
- Familie in Tieren (s. Abschnitt 8.1).

- 10 Wünsche (Klosinski 1988): Das Kind wird zu einem Fantasiespiel aufgefordert: „Stell dir vor, ein Zauberer (Fee, Magier) würde dir 10 Wünsche erfüllen. 10 Wünsche oder Veränderungen würden in Erfüllung gehen. Was würdest du dir wünschen, was würdest du ändern wollen?“
- Satzergänzungstest: Das Kind wird aufgefordert, vorgefertigte Sätze zu ergänzen
- Szenische Gestaltung (s. Abschnitt 8.2)
- Ein Gespräch bei älteren Kindern.

6.3.5 Abschluss

Nach dieser Diagnostik- und Beobachtungsstunde erfolgt noch einmal ein kurzes Gespräch mit den Eltern und dem Kind. Dies wird mit dem Kind vorher abgesprochen. Je nachdem wie die Fragestellung lautete und wie konkret Sie den Eltern bereits etwas mitteilen können, wird auch das dem Kind vorher gesagt.

Beispiel „Ich habe dich jetzt etwas kennen gelernt und ich werde deinen Eltern sagen, dass du … (positive Beobachtungen aufzählen: viel Fantasie hast, sehr genau beobachten kannst, an vielen Dingen interessiert bist etc.). Ich werde mich noch einmal extra mit ihnen treffen, damit sie manches besser verstehen können.“

Je nach Fachrichtung können Sie den Eltern einen ersten standardisierten Elternfragebogen und/oder einen selbst zusammengestellten Fragebogen zu den wichtigsten anamnestischen Daten wie Schwangerschaft, Geburt etc) mitgeben.

6.3.6 Fragen aus der Praxis

Was ist, wenn das Kind der Therapeutin nicht die Hand geben mag?

Antwort: Kinder geben häufig nicht gerne gleich die Hand zur Begrüßung. Sie lassen sich lieber etwas Zeit, wollen erst mal schauen, was das für eine Person ist und das Tempo der Annäherung selber bestimmen. Ich respektiere das, indem ich genau das aufgreife: „Du willst erst einmal schauen,“ statt mit ausgestreckter Hand auf das Kind zuzugehen. Beim Verabschieden versuche ich dann genau zu spüren, ob das Kind mir jetzt die Hand geben möchte oder nicht. Wenn nicht, berühre ich das Kind manchmal einfach kurz an der Schulter oder verabschiede mich nur mit Worten und den dazugehörigen para- und nonverbalen Signalen.

Was ist, wenn das Kind sich trotz aller Bemühungen meinerseits nicht von der Mutter trennen mag?

Antwort: Manche Kinder brauchen mehr Zeit, manchmal geht es auch hier schon um einen Machtkampf. Es ist immer eine wichtige Information, die Sie damit bekommen. Sie können dann versuchen, Ihre Diagnostik im Beisein der Mutter zu machen, oder Sie entscheiden sich – auch im Beisein der Mutter – für das freie Spiel. Über kurz oder lang wird das Kind sich mehr und mehr von der Mutter lösen und alleine mit Ihnen spielen.

Übung 1

Rollenspiel: Es werden die Rollen Vater, Mutter, Kind, Therapeutin, Beobachterin verteilt. Es wird festgelegt, ob das Kind ein Junge oder Mädchen ist und welches Alter es hat. Danach wird eine Begrüßungsszene durchgespielt, bis zum ersten Platznehmen auf den bereitgestellten Stühlen.
Auswertung: Jede Teilnehmerin gibt an, wie sie die Szene erlebt hat: Wie habe ich mich beim Klingeln oder Warten vor der Tür gefühlt, beim Eintreten, beim Begrüßen, was habe ich von der Therapeutin wahrgenommen, was habe ich für einen gefühlsmäßigen Eindruck bekommen? Was ist der Beobachterin aufgefallen?
Dieses Rollenspiel kann in verschiedenen Rollen mehrmals durchgespielt werden. Anschließend können im Plenum die Erfahrungen ausgetauscht werden.

Übung 2

Rollenspiel: Es werden die Rollen Vater, Mutter, Kind, Therapeutin, Beobachterin verteilt. Es wird festgelegt, ob das Kind ein Junge oder Mädchen ist, welches Alter es hat und was im Groben das Problem ist. Dann nimmt die Therapeutin eine zuhörende Haltung ein und versucht, die o.a. drei Schritte umzusetzen. Sie beginnt mit der Frage: *Sie machen sich Sorgen, weil …* Die Eltern erzählen ihr Problem, die Therapeutin versucht, Kontakt aufzunehmen. Das Rollenspiel endet, wenn die Therapeutin einen Kontakt zum Kind hergestellt hat.
Auswertung: Welches Bild entstand bei der Therapeutin von den Eltern, vom Kind und von deren Interaktionen! Wie haben die Eltern und das Kind die Therapeutin erlebt? Was ist der Beobachterin aufgefallen. Tauschen Sie sich im Plenum über die Erfahrungen aller aus.
Variante: Die Therapeutin beginnt mit der Frage: Können Sie noch einmal sagen, warum Sie sich an uns gewendet haben? Danach weiter wie oben beschrieben.

Übung 3

Rollenspiel: wie bei Übung 2. Variieren Sie aber diesmal das Setting. Probieren Sie verschiedene Gesprächsanfänge aus. Bringen Sie eigene Ideen ein.
Auswertung: s. Übung 2.

6.4 Kontakt mit den Eltern

Nachdem Sie das Kind kennen gelernt haben, findet ein Gespräch mit den Eltern ohne Kind statt. Als Vorbereitung wurden eventuell mitgegebene oder versandte Fragebögen ausgewertet, sodass Einzelheiten vertieft werden können.

6.4.1 Ziele

- Die Eltern sollen sich mit ihrem Anliegen verstanden und respektiert fühlen.
- Sie sollen sich ein erstes Bild machen können über die Entstehung und Aufrechterhaltung des Symptoms im Rahmen der personzentrierten Theorie.
- Die Ressourcen des Kindes werden eruiert und die Eltern dafür sensibilisiert.
- Mit den Eltern wird eine erste neue Perspektive erarbeitet.
- Sie gewinnen Klarheit über das weitere Vorgehen.

6.4.2 Vorgehensweise

Die Eltern sollen sich verstanden und respektiert fühlen

Sie geben den Eltern genügend Raum, um aus ihrer Sichtweise heraus das Problem des Kindes darzustellen. Sie versuchen, sich in die Situation der Eltern aktiv einzufühlen. Im Einzelnen achten Sie darauf:

- Drücken die Eltern mehr Anspannung, Wut und Ärger aus oder mehr Ratlosigkeit, Mitleid und Verzweiflung über das Verhalten des Kindes?
- Wie viel Empathiefähigkeit zeigt sich bei den Eltern und wie äußert sich diese?
- Wie wertschätzend und kongruent erleben Sie die Eltern in Bezug auf einander und in Bezug auf das Kind?

Zum Problemverhalten

- Was finden die Eltern genau auffällig? Womit kommen sie nicht zurecht. Lassen Sie sich konkrete Beispiele für das unerwünschte Verhalten nennen?

- Wann traten die Verhaltensauffälligkeiten zum ersten Mal auf?
- In welchen Situationen ist das Verhalten jetzt da? Was sind die Auslöser für das Verhalten? In welchen Situationen ist es nicht da?
- Wie reagieren die Eltern, Geschwister und sonstige Bezugspersonen darauf?
- Wer leidet am meisten unter dem Problem: Vater, Mutter, Kind etc.?
- Was haben die Eltern wegen des Problems schon alles unternommen?
- Was denken die Eltern, warum das Kind dieses oder jenes Problemverhalten hat?
- Kennen die Eltern so ein Verhalten vielleicht aus eigener Erfahrung? Wenn ja, was hat ihnen damals geholfen?

Liegt eine Wahrnehmungsstörung vor?

Zur Diagnostik gehört auch abzuklären, ob bei dem Kind eventuell eine Wahrnehmungsstörung, die im Abschnitt 10.1 noch weiter erklärt wird, vorliegen könnte. Bei einer Wahrnehmungsstörung ist die Verarbeitung und Verknüpfung ankommender Sinnesreize nicht adäquat ausgebildet. Als Folge kann das Kind eine an es gerichtete Kommunikation nicht richtig erfassen, sein Verhalten ist dementsprechend unangepasst und kann von der Umwelt leicht als provozierend erlebt werden. Die erlebten negativen Umweltreaktionen führen dann zu einer weiteren Verunsicherung des Kindes, auch zu zunehmender Beziehungsunsicherheit, sodass sich das auffällige Verhalten des Kindes weiter verstärkt. Nicht nur Schulversagen, auch diverse Verhaltensauffälligkeiten haben deshalb ihre Ursache in dieser Art von Störung.

Wenn Sie im Kontakt mit dem Kind bestimmte Auffälligkeiten in Bezug auf die motorische Koordination bemerken, sollten Sie daher nachfragen.

Beispiele Ihnen fiel auf, dass das Kind mit dem Pfeil und Bogen schießen wollte, aber sich feinmotorisch dabei sehr ungeschickt anstellte/dem Kind fiel buchstäblich alles aus der Hand/das Kind hatte eine sehr verkrampfte Stifthaltung beim Malen/das Kind geriet beim Ausmalen weit über die eingrenzenden Linien/das Kind bewegte sich sehr ungeschickt etc.

- Wie waren die Ergebnisse der kinderärztlichen Untersuchungen? Gab es da Auffälligkeiten?
- Ist das Seh- und Hörvermögen abgeklärt?

Zum Kind in der Familie

Hier geht es darum herauszufinden, in welche Zusammenhänge das Problem des Kindes eingebettet ist. Versuchen Sie im Gespräch folgende Punkte anzusprechen:

- Wie waren die ersten Jahre? Wie viel Zeit hatte die Mutter, sich um das Kind zu kümmern? War es ein „pflegeleichtes" Kind oder war es von Anfang an „schwierig" oder ein so genanntes „Schreikind"?
- Wie ist der Erziehungsstil der Eltern: wie autoritär, wie konsequent, wer erzieht hauptsächlich, wie geht der jeweils andere Elternteil mit dem Erziehungsstil des Partners um?
- Fragen zur Familie: Wie viel gemeinsame Zeit hat die Familie miteinander, wie gehen sie mit unterschiedlichen Wünschen und Bedürfnissen um?
- Wie ist die Empathiefähigkeit der Mutter, des Vaters?
- Wie sieht die Beziehung zu den Geschwistern aus?
- Wen hat das Kind als weitere wichtige Bezugspersonen?
- Belastungen der Mutter, des Vaters?
- Partnerschaft.
- Beziehung zu dem „Problemkind", Beziehung zu evtl. vorhandenen anderen Kindern.
- Wie reagiert die Umwelt auf das Kind: Großeltern, Geschwister, Schule, Kindergarten, und wie fügt sich das Kind da ein?
- Aus der Sicht der Eltern: Worunter leidet das Kind am meisten? Was würde das Kind sagen?
- Wie groß ist die Motivation, Hilfe zu bekommen, und woher kommt die Motivation der Eltern (Druck von außen, Leiden des Kindes, eigenes Leid).

Die Frage: „Worunter leidet Ihrer Meinung nach Ihr Kind am meisten?" hilft Eltern, sich (wieder) in das Kind hineinzuversetzen, nachdem sie häufig durch ihre Überlastung nur noch ihr eigenes Leid sehen konnten.

Die Ressourcen des Kindes werden eruiert und die Eltern dafür sensibilisiert

Welche *besonderen Fähigkeiten* hat das Kind? Was kann es gut? Indem Sie auf die Fähigkeiten des Kindes eingehen, machen Sie die Eltern automatisch darauf aufmerksam. Ausgehend von dem, was das Kind im ersten Kontakt gesagt hat, lassen Sie die Eltern weiter danach suchen, was das Kind alles gerne macht und was es an Fähigkeiten hat. Gehen Sie sorgfältig die kognitiven, emotionalen, sozialen und motorischen Fertigkeiten durch, ebenso Kreativität, Fantasie, Musikalität, handwerkliches Geschick, Gerechtigkeitssinn, Tierliebe, Feinfühligkeit.

Stellen Sie auch Alltagsbeobachtungen der Eltern als Fähigkeiten heraus (vgl. „Umdeuten" bzw. „Reframing", Bandler/Grinder 2000), z. B. wenn das Kind sich in ein Spiel vertiefen kann, sodass es die Mutter gar nicht hört: Konzentrationsfähigkeit, bei Inline-Skating: motorisches Geschick, wenn es viel mit anderen draußen ist: soziale Kompetenz, wenn es Witze erzählen kann: kommunikatives Geschick etc. Auch störendes Verhalten kann gegebenenfalls umgedeutet werden: dickköpfig als starker Wille etc. Weitere Ressourcen sind Erfahrungen, mit denen das Kind bereits konfrontiert wurde und die es positiv bewältigt hat, z. B. einen Umzug, der beste Freund kam in eine andere Klasse oder ein Jahr früher/später in die Schule etc. Zeigen Sie den Eltern, was das Kind alles an Fähigkeiten in sich hat, sodass es mit diesen Schwierigkeiten fertig werden konnte.

Mit den Eltern wird eine erste neue Perspektive erarbeitet

Ausgehend von den Situationen, in denen es im Kontaktverhalten gut läuft, und ausgehend von den Ressourcen des Kindes, wird besprochen, wie die Eltern sowohl diesen positiven Beziehungen als auch den Stärken des Kindes mehr Aufmerksamkeit schenken können. Werden Sie möglichst konkret und arbeiten Sie eine oder zwei Situationen heraus, in denen die Eltern genaue Verhaltensweisen an die Hand bekommen, wie sie in der nächsten Zeit mit dem Kind anders umgehen können.

Die weitere Vorgehensweise festlegen

Sie beschließen das Elterngespräch mit einer Zusammenfassung, in der das Erleben der Eltern in Bezug auf das Problemverhalten des Kindes noch einmal zusammengefasst wird. Gleichzeitig formulieren Sie ein erstes Resümee, wie Sie das Problem des Kindes verstehen und welche weiteren Schritte erforderlich sind. Dies können zum einen weitere Beobachtungs- und Diagnostikstunden sein, wenn das Problem in Ihr Fachgebiet fällt, zum anderen eine Vermittlung an andere Fachkräfte.

6.5 Entscheidungsfindung

In Bezug auf die Hilfe bei Verhaltensproblemen kommen folgende Vorgehensweisen infrage:

Kinder- und Jugendlichenpsychotherapeuten /Kinder- und Jugendlichenpsychiater. Beide Berufsgruppen, die in einer Praxis oder einer Institutsambulanz arbeiten, führen eine differenzierte multimodale Diagnostik durch. Ziel der Diagnostik ist es, ein genaues Verständnis von Entstehung und Aufrechterhaltung der Problematik des Kindes in seiner Familie, sowie in seinem Lebensumfeld (Kindergarten, Schule, Freunde) zu erhalten. Auf dieser Grundlage werden dann Therapieziele und ein Behandlungsplan erstellt.

Weitere Informationen finden Sie z. B. in den Flyern

- Psychische Auffälligkeiten und Störungen bei Kindern und Jugendlichen: unter www.ptk-bayern.de und
- BPtK-Elternratgeber „Psychotherapie für Kinder und Jugendliche" – Informationen für Eltern unter www.bptk.de

Beratungsstellen. In den Erziehungsberatungsstellen kümmert sich ein multidisziplinäres Team um Klärung und Bewältigung individueller und familienbezogener Probleme.

Weitere Informationen unter

- www.bke.de

Schulpsychologischer Dienst. Bei Verhaltensauffälligkeiten in der Schule ist häufig der Schulpsychologe bzw. der Schulpsychologische Dienst, der oft multidisziplinär besetzt ist, die erste Anlaufstelle. Die Mitarbeiter verfügen über einschlägige diagnostische Kenntnisse und sind in unterschiedlichen psychotherapeutischen und/oder pädagogisch-therapeutischen Verfahren ausgebildet. Sie sind auch für Kriseninterventionen im schulischen Umfeld zuständig.

Weitere Informationen unter

- www.bdp-schulpsychologie.de und
- www.schulpsychologie.de.

Neben diesen Anlaufstellen für Verhaltensprobleme gibt es – je nach Auffälligkeit des Kindes – u. a. folgende Möglichkeiten:

Ergotherapie. Die Schwächen eines Kindes in der Wahrnehmungsverarbeitung können durch eine Psychotherapie nicht aufgefangen werden. Es ist möglich, dass in der Therapiesituation durch selbst gewählte sensomotorische oder propriozeptive Reize ein Entwicklungsfortschritt initiiert wird, eine spezielle Ergotherapie ist aber unbedingt zusätzlich erforderlich.

Frühförderung. Stellen Sie einen deutlichen Entwicklungsrückstand fest, dann ist bei Kindern unter 6 bzw. 7 Jahren eine Frühförderung notwendig, die in allen Städten und Gemeinden angeboten wird. In der Frühförderung arbeitet ein multidisziplinäres Team, sodass Kinder mit verschiedensten Entwicklungsdefiziten dort gefördert werden können.

Sprachtherapie. Diese ist angezeigt, wenn die Sprache des Kindes nicht altersadäquat entwickelt ist. Dies kann bei einer niedergelassenen Logopädin, Sprachtherapeutin oder auch in einer Frühförderstelle geschehen.

6.6 Abschluss der Diagnostik

Bevor Sie eine psychotherapeutische oder pädagogisch-therapeutische Behandlung anfangen, sollten Sie sich in Ruhe folgende Punkte anschauen und für sich beantworten:

- Was weiß ich über ein „normal“ entwickeltes Kind dieses Alters: entwicklungspsychologische Aspekte: kognitive, emotionale und soziale Entwicklung; Lebensumwelten, Entwicklungsaufgaben.
- Was habe ich für Hintergrundinformationen über das Störungsbild?
- Was will ich davon an die Eltern weitergeben und in welcher Form will ich das machen?
- Habe ich Erfahrungen mit der Problematik, an die ich anknüpfen kann (bisherige Erfolge, Misserfolge, Lernerfahrungen)?
- Was halte ich von dem Problem: Wie ist es entstanden, wodurch wird es aufrechterhalten?
- Welche Hypothesen habe ich zu diesem Problem?
- Was will ich erreichen?
- Was sind meine Ziele für die Beratung/Behandlung?
- Mit welchen Schwierigkeiten muss ich rechnen (Eltern, Umwelt, Kind) und was kann ich dagegen tun?
- Freue ich mich auf die Aufgabe? Wenn ja: warum? Wenn nein: warum nicht?

Weiterführende Literatur

Über die Diagnostik im Rahmen der Personzentrierten Kinderpsychotherapie informiert

Behr, M.: Beziehungszentrierter Erstkontakt in der heilpädagogischen und psychotherapeutischen Arbeit mit Kindern, Jugendlichen und Familien.

Jürgens-Jahnert, S.: Therapieeinleitung und Diagnostik in der Personzentrierten Psychotherapie mit Kindern und Jugendlichen: einige theoretische Überlegungen und praktische Anwendungen.

Einen sehr spielerischer Zugang zur Beobachtung von Wahrnehmung und Motorik von Kindern im Alter von 5-8 Jahren vermittelt das Buch von

Cardanás, B.: Diagnostik mit Pfiffigunde.

Für die Elternarbeit, die im Rahmen dieser Anleitung immer nur punktuell aufgegriffen werden kann, finden sich sehr viele praktische Informationen in den Büchern von

Textor, M. R.: Elternarbeit im Kindergarten. Ziele, Formen, Methoden.

Dusolt, H.: Elternarbeit als Erziehungspartnerschaft: Ein Leitfaden für den Vor- und Grundschulbereich.

Lühning, E./Ringeisen-Tannhof, P.: Erziehungskurse für Eltern.

Zu erwähnen sind auch die erfolgreichen Elternschulungen:

Personzentrierte Elternschule – Miteinander leben des Fachverbands für Personzentrierte Psychotherapie und Beratung,

Starke Eltern – Starke Kinder vom Deutschen Kinderschutzbund

und die interaktive CD-ROM von Schneewind, K.: „Freiheit in Grenzen".

Eine gute Übersicht über die verschiedenen familientherapeutischer Richtungen findet sich bei

Schlippe, A. v.: Familientherapie im Überblick: Basiskonzepte, Formen, Anwendungsmöglichkeiten.

Wie sich „Spielen" und Familientherapie miteinander verbinden lassen, das zeigt

Reiners, B.: Kinderorientierte Familientherapie

7 Personzentrierte Spielpsychotherapie

Die bereits im Kapitel 2 kurz vorgestellte Personzentrierte Psychotherapie mit Kindern und Jugendlichen wird hier in ihrer zentralen Anwendungsform, der Personzentrierten Spielpsychotherapie, noch einmal aufgegriffen. Zum einen als Einführung für Kinder- und Jugendlichenpsychotherapeuten, zum anderen um Fachkräften in den psychosozialen Arbeitsfeldern entsprechendes psychotherapeutisches Wissen zu vermitteln, das sie im Rahmen eines Gesamtbehandlungsplanes benötigen. Auch wenn es schwerpunktmäßig um eine Förderung des Kindes geht, kann diese Arbeit punktuell durch freies Spiel „angereichert" werden. Die Darstellung der Spielpsychotherapie soll Sie für das ungeheure Potenzial, das im freien Spiel des Kindes liegt, sensibilisieren.

In diesem Rahmen kann keine umfassende Schilderung der Personzentrierten Spielpsychotherapie geleistet werden. Die einzelnen Aspekte der Spielpsychotherapie können Ihnen jedoch einen ersten – ganz praxisbezogenen – Eindruck von diesem Verfahren vermitteln.

Gezeigt werden sollen, wie es Wiltschko (1995) für die Focusing-Therapie so schön formulierte: „Einige Splitter, in denen das Ganze sichtbar wird."

7.1 Ziele

Das freie Spiel auf der Grundlage der akzeptierenden therapeutischen Beziehung gibt dem Kind die Möglichkeit zur Selbstveränderung, indem es in diesem Rahmen neue Arten von Gefühlen und Verhaltensweisen gefahrlos erforschen kann. Durch die Aufforderung: „Du kannst hier das spielen, was du möchtest", wird die Aktualisierungstendenz im Kind angeregt. Zurückgewiesene und nicht akzeptierte Aspekte der Persönlichkeit des Kindes können thematisiert und spielerisch integriert werden.

Gerade sehr sensible Kinder, die ‚feine Antennen' dafür haben, was von ihnen erwartet wird, und daher in großer Gefahr sind, nicht sich selbst zu leben, sondern die Erwartungen der Eltern, haben sich oft schon sehr weit von ihrem organismischen Erleben entfernt. Alice Miller (1997) hat das in ihrem Buch „Das Drama des begabten Kindes" sehr eindrucksvoll dargestellt.

Wie bereits in dem Kapitel über die Störungstheorie des Personzentrierten Ansatzes ausgeführt, ist das Symptom ein Kennzeichen dieser Inkongruenz zwischen Aktualisierungstendenz und Selbstaktualisierungstendenz.

Darüber hinaus weist Jaede (2002) darauf hin, dass Kinder und Jugendliche dazu neigen, bedeutsame Einzelerfahrungen zu generalisieren, wenn nicht gar zu polarisieren. So können einzelne Misserfolgserlebnisse dazu führen, dass sich das Kind ganz und gar als Versager fühlt. Jaede fordert deshalb, „nicht nur das Selbstwertgefühl insgesamt zu stärken, sondern auch die Fähigkeit zur Selbstbewertung zu differenzieren und gefühlsmäßige Einschätzungen situationsspezifischer erlebbar zu machen“ (ebd., S. 135). Der *Selbstwirksamkeit*, die gerade bei jüngeren Kindern zuerst auf der Handlungsebene erfahren werden muss, bevor sie auf die Vorstellungsebene und die Selbstkonzeptbildung übertragen werden kann, kommt daher nach Jaede in der Personzentrierten Spieltherapie eine besondere Bedeutung zu.

Der Prozess in der Spielpsychotherapie läuft so ab, dass sich das Kind immer sicherer fühlt, sowohl was die annehmende und nicht bewertende Haltung der Therapeutin betrifft, als auch was das Spielzimmer selbst betrifft. Dieses wird zu einem „Schutzraum“, in dem das Kind sich in all seinen Facetten ausprobieren und kennen lernen kann. Es kann sich dann mit seinen neu gewonnenen Stärken auch außerhalb des Spielzimmers „neu ausprobieren“, d. h., neue konstruktive Verhaltensweisen zeigen. Das symptomatische Verhalten kann mehr und mehr in den Hintergrund treten.

Nach Schmidtchen (1999, S. 213) zeigen sich nach empirischen Untersuchungen durch eine Spieltherapie Effekte in den Bereichen Wahrnehmung, Emotionen, Körpererleben, Fantasie, Kognitionen, Selbstwirksamkeit, Bewertungen, Bindungssicherheit und Sozialverhalten (vgl. auch Abschnitt 2.4.2). In diesem Rahmen werden folgende allgemeine Ziele formuliert.

In der Spielpsychotherapie wird dem Kind ein Beziehungsangebot gemacht, das – neben jeweils störungsspezifischen Zielen (vgl. 2.4.2) – folgende allgemeine Ziele ermöglicht:

- eine emotional korrigierende Beziehungserfahrung zu machen, in dem es mit seinem gesamten Erleben wahr- und angenommen wird,
- verleugnete und verdrängte Aspekte seines Erlebens wahrzunehmen und in sein Selbstbild zu integrieren,
- sich besser verstehen zu lernen,
- mit seinen Stärken und seinem Potenzial gesehen zu werden,
- Selbstwirksamkeit zu erleben,
- offener für neue Erfahrungen zu werden,
- alternative Verhaltensweisen auszuprobieren.

7.2 Rahmenbedingungen

Inwieweit Sie eine Personzentrierte Spielpsychotherapie im Rahmen Ihrer Tätigkeit anwenden können, hängt von der *Indikation* (s. 2.4.2), Ihrer *Qualifikation*, aber auch von äußeren Bedingungen ab. Es sollten ein ausreichend *breites Angebot* an Spielmaterialien zur Verfügung stehen und ein *Raum*, in dem Sie ungestört mit dem Kind arbeiten können. Sie müssen sichergehen, dass nicht jemand plötzlich in die Spielstunde hereinplatzt. Ein entsprechendes Schild („Bitte nicht stören!") kann da ein guter Schutz sein, gleichzeitig dokumentiert es dem Kind die Wichtigkeit „seiner" Stunde.

Weiterhin muss gewährleistet sein, dass das Kind *regelmäßig* zur Spielstunde kommen kann. Da sich das Kind in den Spielstunden mit seinem Erleben ganz einlässt, ist unbedingt sicherzustellen, dass die Stunde in einem regelmäßigen wöchentlichen Rhythmus stattfinden kann und das Kind zuverlässig gebracht und abgeholt wird. Dies erfordert klare Absprachen mit den Eltern oder sonstigen Betreuungspersonen. Muss eine Stunde mal ausfallen, geben Sie immer auch dem Kind selbst Bescheid, nicht nur – über seinen Kopf hinweg – den Eltern.

7.3 Einrichtung des Spielzimmers

Themenbereiche. Nach Axline (1984) wendet sich das Kind in seinen frei gewählten Spielinszenierungen dem zu, was es von seiner inneren Entwicklung her bearbeiten möchte. Das Spielzimmer sollte daher für jede Entwicklungsstufe entsprechendes Spielzeug enthalten. Darüber hinaus sollte es Spielzeug enthalten, das die Möglichkeiten bietet, sich kreativ handelnd und darstellerisch auszudrücken, Beziehungserfahrungen nachzuspielen und gestalterisch oder baulich konstruktiv tätig werden zu können.

Zusammengefasst sollte ein Spielzimmer in etwa folgende Themenbereiche anbieten (weitere Vorschläge für eine Spielzimmereinrichtung finden sich bei Behr (2012):

- **Bewegung/Sinneswahrnehmung**
  Bälle, Schaukel, Stelzen, Kletterseil, Gymnastikball, Balancierscheibe, Hängematte, Hängeschaukel
  Boxsack oder Boxbirne, Boxhandschuhe
  Musikinstrumente (Trommel, Rassel, Xylofon)
  Kegelspiel, Dartspiel, Kugelbahn, Klötzchenspiel, Mikado
  Schminkutensilien
  Seifenblasen, 2-mal.

- **Weltspiel**
  Sandkiste oder Spielbrett
  Playmobilfiguren aus unterschiedlichen Bereichen: Zirkus, Bauernhof, Krankenhaus, Schule; Menschen aller Art: Indianer, Soldaten, Fee, König; Autos, Bäume, Häuser
- **Bauen und Konstruieren**
  Teppich oder Tisch zum Bauen
  Legomaterial oder anderes Konstruktionsmaterial zum Zusammenstecken
  Kran, Bagger, Laster
  Eventuell Werkbank mit Werkzeug, Papier, Karton, Holz, Styropor, Korken, Kleber, Nägel, Schrauben, Schnüre, Klebebänder etc.
- **Malen und Gestalten**
  Waschbecken, Malkittel, Papier (kleine und große Formate, verschiedene Farben), Karton etc.
  Buntstifte, Filzstifte, Wachsmalkreiden, Acryl- und Wasserfarben, offene Farben mit kleinen Schälchen, verschiedene Pinsel, Wasserbecher, Ton, Gips, Fimo, Plastilin etc.
  Scheren, Kleber
- **Puppenspiel**
  Puppenhaus mit Möbeln und Haushaltsgegenständen, biegbare Figuren: Familie mit Baby und Oma und Opa
  Barbiepuppen
- **Handpuppen/Kasperlpuppen**
  Handpuppen
  Kasperl, Gretel, Großmutter, Räuber, Polizist, König, Königin, Prinzessin, Krokodil, Hexe etc.
- **Rollenspiel**
  Postamt, Kaufladen, Schule (Tafel), Arztkoffer, Uniformteile (Polizist, Schaffner), zwei Telefonapparate
  Verkleidungskiste (oder Kleidungsständer) mit Kleidern, Jacken, Hüte, Schals etc. Babypuppen, Babyflasche, Wickeltasche, Kinderwagen
  Kochecke mit Koch- und Essgeschirr
  Große Polsterelemente
  Spiegel
- **Regelspiele und Puzzles**
  z.B. Ravensburger Spielesammlung, Uno, Memory, Nimmersatt, Splat, Sagaland, Schwarzer Peter, Schnipp-Schnapp, Obstgarten, Tangram, Vier gewinnt, Tempo kleine Schnecke,

Mensch ärgere dich nicht, Domino, Flohhüpfen, Angelspiel, Spitz pass auf, Halli Galli, Twister, RushHour, Tipp-Kick

- **Außerdem**
  Kuschelecke: Matratzen, Decken, Kissen.
  Bilderbücher
  Tonaufnahme und -abspielgerät
  Tisch, Stühle

Sweeney (1997) schlägt vor, immer etwas im Spielzimmer zu haben, was das Kind kaputtmachen kann, z. B. Eierkartons oder Zeitungen. Statt Spielzeug kaputtzumachen, kann dies dem Kind bei starken aggressiven Gefühlen angeboten werden.

Größe des Spielzimmers. Das Spielzimmer sollte nicht kleiner als 18–20 qm sein und nicht größer als 40 qm, damit sich das Kind nicht verloren vorkommt. Haben Sie einen sehr großen Raum zur Verfügung, können Sie innerhalb dieses Raumes auch einen Spielbereich abtrennen. Für Gruppen eignen sich Räume ab 30 qm.

Anordnung im Spielzimmer. Sind die Spielsachen alle gut sichtbar für das Kind platziert, so hat dies für das Kind gleich zu Beginn einen starken Aufforderungscharakter und es wird die Bedeutung vermittelt, die der „Sprache des Kindes" an diesem Ort beigemessen wird. Ist jedoch zu viel Spielmaterial im Raum „ausgebreitet", kann dies – besonders für Kinder mit einer Aufmerksamkeitsstörung – eine Reizüberflutung sein. Für diese Kinder wäre ein Raum, in dem die Spielmaterialien in Schränken oder Schubladen verräumt sind, günstiger.

Ordnung im Spielzimmer. Das Spielzimmer sollte immer aufgeräumt sein, wenn das Kind eintritt. Jede Stunde ist damit ein neuer Anfang! Alles ist an seinem Platz, egal welches Chaos es die Stunde vorher angestellt hat. Erst dadurch kann das Kind sich in seine chaotische Welt, dieses Durcheinander in ihm hineinwagen. Es erlebt, dass danach immer alles wieder „in Ordnung ist".

In der Spieltherapie braucht das Kind nicht aufzuräumen, dies macht anschließend die Therapeutin. Der Grund ist, dass sich das Kind in seiner freien Spielgestaltung einschränken könnte, wenn es selber alles wieder aufräumen müsste. Erst so wird ein Freiraum geschaffen, der es dem Kind erlaubt, ganz aus sich selbst heraus, ohne an die Konsequenzen denken zu müssen, zu spielen.

Es gibt jedoch auch Situationen, in denen es hilfreich ist, wenn das Kind mit der Therapeutin zusammen aufräumt. Dies ist z. B. der Fall, wenn das Kind sich in einer Institution befindet und nach der Stunde gleich wieder in eine Gruppe muss. Der Übergang vom freien Spiel zur strukturierten Gruppensituation kann erleichtert werden, wenn Therapeutin und Kind quasi in einem Abschlussritual das Spielzimmer gemeinsam aufräumen.

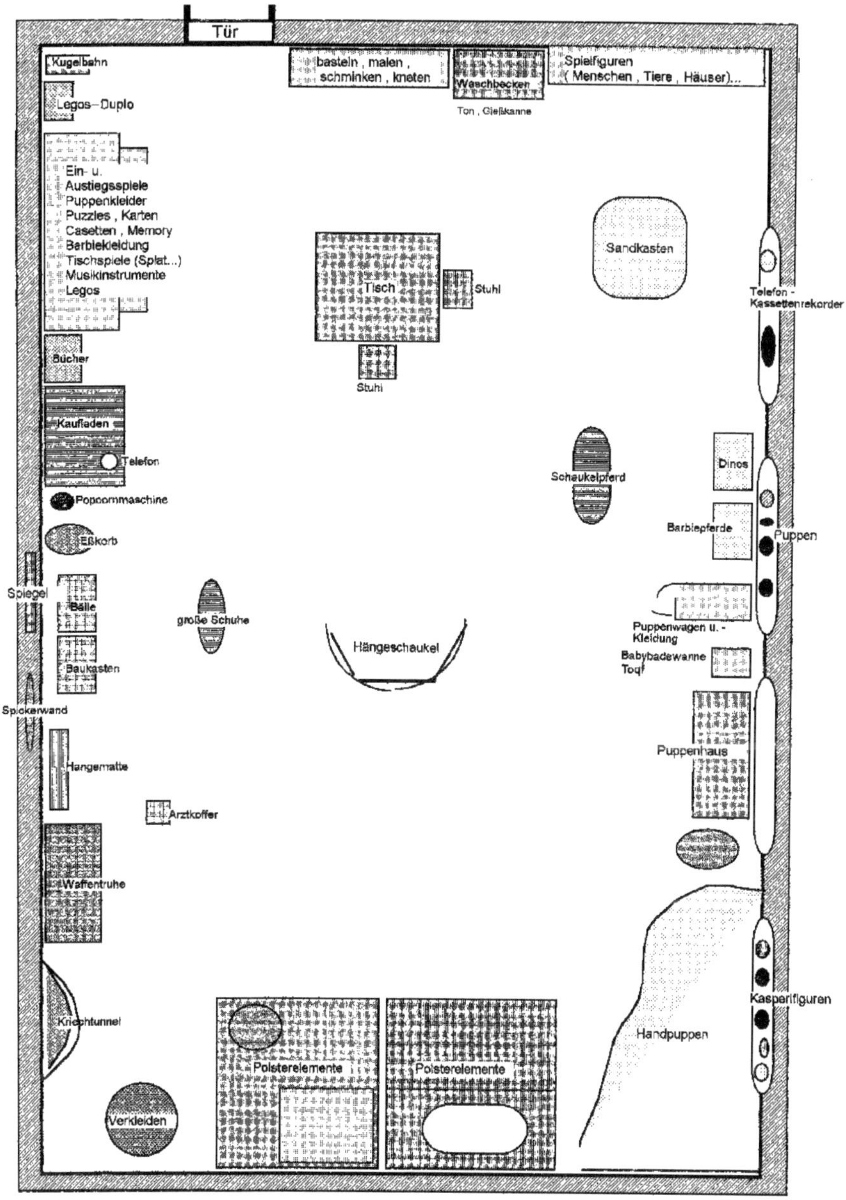

Abbildung 3: Streifzug durch ein Spielzimmer

Das mobile Spielzimmer. Es lässt sich auch mit einer Spielkiste arbeiten, sodass Sie quasi ein „mobiles Spielzimmer" haben. Je nach Alter des Kindes und Therapiezielen wird für das jeweilige Kind eine Materialauswahl getroffen und in eine Spielkiste gelegt. Im Rahmen eines personzentrierten Vorgehens kann sich das Kind dann das Spielmaterial heraussuchen, mit dem es gerne spielen möchte. Je nach Arbeitskontext kann die Therapeutin auch Vorschläge machen.

Die Arbeit mit der Spielkiste eignet sich für alle mobilen Dienste wie die Frühförderung, die mobilen Fachdienste für Kindergärten und Kindertagesstätten, die mobile Erziehungshilfe und die mobilen sonderpädagogischen Dienste.

7.4 Ablauf der Spielpsychotherapie

Die 1. Spielstunde

Dem Kind wird zu Beginn der 1. Spielstunde gesagt: „Du kannst in dieser Stunde das spielen, was du möchtest." Sie können auch noch hinzufügen: „Manchmal werde ich dir auch etwas vorschlagen, du kannst dann entscheiden, ob du das machen möchtest."

Manche Kinder fangen gleich an zu spielen, andere stehen erst einmal abwartend da. Zum Beispiel weil sie sich unsicher fühlen, weil sie nicht wissen, was von ihnen erwartet wird. Gerade bei diesen Kindern ist es notwendig, ihnen nicht gleich einen Vorschlag zu machen, sondern nur das zu reflektieren, was Sie wahrnehmen: „Du schaust dich erst einmal um" – wenn das Kind sich mit den Augen umschaut/oder: „Du weißt gar nicht, was du jetzt zuerst spielen möchtest" – wenn die Unsicherheit des Kindes im Vordergrund steht. Weitere Möglichkeiten: „Du lässt dir Zeit"; „Du schaust, was dir gefallen könnte".

Stundenanfang und Stundenende

Stundenanfang. Die meisten Kinder haben sich innerlich bereits auf die Stunde vorbereitet und wissen ganz genau, was sie heute spielen wollen. So sagt die 6-jährige Anna-Katharina: „Ich denke die Nacht vorher immer voraus, was ich heute in der Spielstunde mache".

Viele Kinder gehen auf die entsprechenden Spielsachen los und fangen an oder sagen: „Heute möchte ich mit dem Kaufmannsladen spielen." Manche Kinder entwickeln ein Ritual, setzen sich z.B. immer zuerst in die Hängeschaukel, um von dort aus nach „innen" zu gehen, um die für sie wichtige Spielinszenierung zu finden. Dieser innere Suchprozess ist eine leichte Trance, durch die das Kind mit seinem Unbewussten in Kontakt kommt (s. Kapitel 4).

Kinder, die ihre Bedürfnisse kaum noch spüren, tun sich erwartungsgemäß schwer, eigene Initiativen zu entwickeln. Hier ist es wichtig, dies dem Kind verstehend mitzuteilen, aber ihm dann gerade nicht die Verantwortung für sich selbst abzunehmen, sondern einfach erst einmal nur das Dilemma des Kindes aufzugreifen.

Beispiel „Du weißt heute nicht, was du spielen möchtest. Manchmal ist es gar nicht so leicht, das herauszufinden." Dem Kind wird signalisiert, dass es in Ordnung ist, dass es erst einmal nicht weiß, was es wirklich möchte. Oft finden die Kinder dann etwas, auch weil der Druck durch diese Akzeptanz schnell weg ist.

Manchmal wollen diese Kinder, dass Sie heute aussuchen, was sie spielen. Ob Sie das dann tun sollten, hängt von der individuellen Situation und der Spielphase ab, in der sich das Kind gerade befindet. Keinesfalls sollten Sie gleich initiativ werden und für das Kind handeln. Sie können aufgreifen, dass das Kind heute mal möchte, dass Sie für es etwas aussuchen, und es dabei erst einmal belassen. Es kann sein, dass das Kind durch dieses Bestätigen doch noch einen Zugang zu seinen eigenen Ideen findet. Sie können dem Kind auch eine Brücke bauen, indem Sie ein „Bestimmer-Spiel" vorschlagen: „Jeder von uns bestimmt etwas, was der andere machen soll. Wer soll anfangen?" Eine andere Möglichkeit ist, das aufzugreifen, was das Kind in der letzten Stunde gemacht hat, und daraus eine abgeleitete Variante vorzuschlagen.

Stundenende. Damit das Kind seine Spielinszenierung abrunden kann, wird dem Kind das Ende der Stunde 5 Minuten vorher angekündigt. Dies geschieht mit Sätzen wie: „Du hast jetzt noch 5 Minuten, um zu Ende zu spielen", oder bei kleineren Kindern: „Du hast jetzt nur noch ein ganz bisschen Zeit, um zu Ende zu spielen." Häufig lassen sich die kleineren Kinder die Zeigerstellung auf der Uhr zeigen, um dann selber gucken zu können, wie viel Zeit sie noch haben. Manche Kinder fragen zwischendurch immer wieder: „Wie viel Zeit habe ich noch zum Ausspielen?" Wenn Kinder etwas gespielt haben, was ihnen sehr nah ging, brauchen sie häufig noch etwas anderes, um wieder „zurückzukommen". Hier ist ein Abschlussritual (s. 7.2) wichtig.

Sehr viele Kinder nutzen bei mir die letzten 5 Minuten, um als Abschlussritual noch schnell in der Popcornmaschine aus Mais Popcorn zu machen. Manchmal essen wir das dann gemeinsam auf, manchmal nehmen die Kinder die Tüte Popcorn quasi als „Übergangsobjekt" mit nach Hause. Wichtig ist, dass das Kind, wenn möglich, nie in einem negativen Gefühlszustand – noch weniger in einem aufgelösten Gefühlszustand – die Stunde beendet.

Es ist nicht ratsam, nach einer Spielstunde noch kurz mit den Eltern etwas zu besprechen. Sie haben eine Begegnung mit dem Kind gehabt, etwas zusammen erarbeitet, es ist etwas Neues – auch zwischen Ihnen und dem Kind – entstanden. In dem Moment, in dem Sie sich jetzt über das Kind hinweg an die Mutter wenden, zerreißt dieser „Faden“. Das Kind war in der Stunde ganz „bei sich selbst“ und Sie durften es dabei begleiten, das sollten Sie sich und dem Kind nicht wegnehmen lassen.

Dies wird den Eltern in einem Vorgespräch mitgeteilt. Haben Sie den Eltern etwas Wichtiges zu sagen und Sie konnten sie vorher telefonisch nicht erreichen, sollten Sie dies vor der Stunde mitteilen.

Dokumentation der Stunde

Es ist sehr wichtig, die Stunde sorgfältig zu protokollieren. Zum einen ist diese Protokollierung eine Reflexion der Stunde, in der Sie sich mit etwas Abstand das Geschehen noch einmal anschauen können und auch die Bedeutung des Spielgeschehens nachspüren und benennen können.

In der Dokumentation erfolgt zum anderen eine Beurteilung der verschiedenen Ebenen, die in so einem Spielgeschehen zum Ausdruck kommen, z.B. die Spielhandlung, die Art und Weise, wie das Kind gespielt hat und wie Sie es begleitet haben, das Thema, das in den Spielinszenierungen dargestellt wird, Veränderungen im Spielprozess, aber auch Informationen, die Sie vom Kind erhalten haben. Das Kind erwartet einfach, dass Sie noch den Namen des Freundes oder Onkels wissen, von dem es Ihnen letztes Mal erzählt hat.

Um diese Protokollierung zu erleichtern, gibt es standardisierte Stundendokumentationsbögen (vgl. Arnold/Arnold 1991). Diese können auch als Vorlage dienen, um dann dem eigenen Arbeitsstil angepasst zu werden, wie zum Beispiel das Raster (s. Abb. 4) für eine Stundendokumentation.

Abschluss der Spielpsychotherapie

Verhaltens- und Persönlichkeitsveränderungen zeigen an, wann es so weit ist, in Absprache mit den Eltern, dem Kind das Ende der Spielstunden mitzuteilen. Hüsson (2012) beschreibt sehr detailliert, woran man das Ende der Psychotherapie erkennen kann, wie die Beendigungsphase eingeleitet wird, welche Reflexionen der Therapeutin dazugehören und welche kreativen Interventionen für ein gelingendes Abschiednehmen hilfreich sind. Da viele Kinder schmerzliche Trennungserfahrungen gemacht haben, kommt der Beendigung der Spieltherapie eine ganz besondere Bedeutung zu.

Kind: Stunde: Datum: Video: ja/nein

1. Handlungsablauf:
2. Psychodynamik
   dargestellte Themen:
   - direkt geäußerte Wünsche, Bedürfnisse, Ängste, Aggressionen, Fragen, Mitteilungen über sich:
   - besondere Symbolhandlungen / indirekte Botschaften:
3. Spiel / Gespräch
   - Bezug zur Therapeutin ++ + 0 – – –
   - Spielverhalten: fantasievoll, fließend, konzentriert, explorierend, vielseitig, ausdauernd/fantasiearm, wechselhaft, zögernd, flüchtig, wenig Eigenes/destruktiv/quälend/zu Ende führend, abbrechend/versöhnend, nicht versöhnend/Aggressivität in Bezug auf Personen, Tiere, Sachen ...
   - emotionale Befindlichkeit: kooperativ, gelöst, heiter/albern/abwartend, verschlossen, missgestimmt, unbeteiligt/bedrückt, traurig, ängstlich/unter Spannung stehend, wütend ...
   - Bewertungen: sich selber gegenüber: positiv bestätigend, lobend, abwertend;
     in Bezug auf andere: positiv bestätigend, lobend, abwertend; in Bezug auf wen?
4. Besonderheiten:
   z. B. Grenzverletzungen, Mitbringsel....
5. Spezielle Beobachtungen / Auffälligkeiten:
   z. B. Körperhaltung, Zugang zu Gefühlen, Sprache, Automatismen....
6. Beobachtbare Veränderungen (Verhalten / therapeutischer Prozess):
7. Impulse der Therapeutin und Resonanz des Kindes darauf:
8. Information des Kindes an Therapeutin bezüglich des Umfeldes:
9. Begleitung
   - Wachheit und Momentzentriertheit ++ + 0 – – –
   - Einfühlendes Verstehen ++ + 0 – – –
   - Unbedingte Wertschätzung ++ + 0 – – –
   - Kongruenz / Authentizität ++ + 0 – – –
10. Beziehung Kind/Therapeutin ++ + 0 – – –
11. Metaphorische Überschrift der Stunde:
12. Überlegungen für die nächste Stunde:
13. Überlegungen für das nächste Elterngespräch:

Abbildung 4: Raster für eine Stundendokumentation

Die letzte Stunde wird gewöhnlich 3 bis 5 Stunden vorher angekündigt. Ich frage die Kinder, was sie sich für die letzte Stunde Besonderes wünschen. Das kann sein, die Lieblingsspiele noch einmal zu spielen, zusammen Eis essen zu gehen, zusammen zu kochen etc.

Sie können für das Kind auch ein kleines Abschiedsgeschenk besorgen. Dies sollte nur eine Kleinigkeit sein, die einen Bezug zum Kind und seinem Erleben und Verhalten in den Spielstunden hat.

Beispiel

Der 8-jährige Markus, der wegen aggressiven Verhaltens und tätlicher Angriffe auf seine Mitschüler in spieltherapeutischer Behandlung war, hatte oft eine kleine Spieldose in die Hand genommen, sie aufgezogen und dann ganz verzückt gesagt: „Wenn ich die Musik höre, dann werde ich ganz ruhig und fange an zu träumen." Im Laufe der Spielstunden hatte ich Markus immer wieder mal Geschichten erzählt, einleitend wurde jeweils die Musik aus der Spieldose gespielt.
Da ich genau dieselbe Spieldose nicht mehr finden konnte, bekam Markus – ausnahmsweise – die Spieldose aus dem Spielzimmer als Übergangsobjekt mit nach Hause und ins Spielzimmer kam eine neue Spieldose. Andere Abschiedsgeschenke sind ein kleiner Stofflöwe, der das Kind an seine Stärken erinnert, etc.
Dem Kind und den Eltern wird gesagt, dass sie sich wieder an mich wenden können, wenn Bedarf ist. Kinder fragen manchmal, ob sie noch einmal zu Besuch kommen dürfen. Ich bejahe das, sage aber, dass sie vorher anrufen müssen, damit ich dann auch wirklich Zeit für sie habe.

7.5 Phasen der Spielpsychotherapie

Jaede (2002) unterscheidet drei Phasen in der Spielpsychotherapie:

- **Phase 1: Vertrauensaufbau, Ich-Stärkung, Ortsidentität, Spielfähigkeit.** Kennzeichen sind der Beziehungsaufbau, in dem das Kind spürt, dass die Therapeutin es so akzeptiert, wie es ist, auch mit seinen negativen Verhaltensweisen. Im Vordergrund steht die Schaffung eines Spielraums, sowohl im wörtlichen wie im übertragenen Sinn. Das Kind schafft mit entsprechenden Materialien, z. B. Schaumstoffelementen, abgetrennte Bereiche, in denen es sich sicher fühlt und sich abgrenzen kann, was besonders bei Kindern mit mangelnder Individuationserfahrung wie auch bei deprivierten und/oder missbrauchten Kindern wichtig ist (vgl. Katz-Bernstein 1996, Weinberg 2013a). Von dieser Ortsidentität aus können sie dann ihren inneren Spielraum erkunden.

Als Hauptaufgabe der Therapeutin nennt Jaede (ebd., S. 142) für diese Phase „aus einer ‚Metaposition' heraus das Kind in seiner Eigenständigkeit zu fördern, Grenzen bewusst zu machen, Ressourcen anzusprechen und Hilfen dort zu geben, wo es das Kind selbst als notwendig erachtet".

- **Phase 2: Inkongruenzerfahrungen und Konfliktbearbeitung.** In dieser Phase experimentiert das Kind, entdeckt neue Erlebnis- und Handlungsweisen. Das Kind traut sich mehr und mehr, Erfahrungen zu machen, die mit seinem bisherigen Selbstbild nicht im Einklang stehen. Jaede (ebd., S. 143) schreibt dazu: „Die Inkongruenzphase stellt an den Therapeuten besonders hohe Anforderungen an Akzeptanz, Wachheit und Steuerung. So muss er versuchen, diskrepante Erfahrungen dem Kind möglichst behutsam rückzumelden und zu beschreiben, ohne sofort eine Integration dieser neuen Erfahrungen ins Selbstkonzept zu erwarten. Auch muss er damit rechnen, dass das Kind die auftauchenden Ängste erneut mit defensiven Strategien zu bewältigen versucht, etwa durch Verleugnung oder Regression. Er muss dem Kind insbesondere emotional beistehen und es innerlich festhalten, damit es die erlebten Widersprüche erkennen, aushalten und sich zu Eigen machen kann."
  Beispiele: „Wird der Therapeut mich noch mögen, wenn ich ihn angreife oder provoziere?" „Wie verträgt sich mein negatives Selbstbild mit der Wahrnehmung von Erfolg und Zuversicht?" (Ebd., S. 143).
  Das einfühlende Verstehen kann in dieser Phase behutsam durch die von Behr (2009, 2012) beschriebene Interaktionsresonanz erweitert werden. Die Therapeutin zeigt sich demnach – je nach Spielthema und Spielmedium – als authentisches, reales Gegenüber, so dass sich Interaktionsschemata, die sich aufgrund früher Beziehungserfahrungen gebildet haben und das Selbsterleben des Kindes geprägt haben, verändern können (vgl. auch Abschnitt 5.5).
  Die Therapeutin kann in dieser Phase differenzielle Spielangebote machen, wenn sich ein Spiel leer läuft: Sie kann Impulse setzen, indem sie zum Beispiel das Spiel durch Geschichten oder Fantasieelemente anreichert oder neue Ausdrucksmittel vorschlägt.

- **Phase 3: Realitätsbewältigung und Ablösung.** In dieser letzten Therapiephase geht es darum, die neu gewonnenen Stärken und Kompetenzen auf die Lebensbereiche außerhalb der Therapiestunde zu übertragen. So ist es ein Merkmal, dass die Kinder in dieser Phase oft unaufgefordert von ihren Erfahrungen in der letzten Woche erzählen (s. auch Hüsson 2012).

7.6 Mitspielen

Auf Einladung des Kindes können Sie das Kind durch aktives Mitspielen begleiten. Die Aufforderung des Kindes kann verbal erfolgen, wenn das Kind Sie z. B. auffordert, eine bestimmte Rolle zu übernehmen. Sie kann auch nicht-verbal erfolgen, indem das Kind z.B. – wie absichtslos – eine Spielfigur zu Ihnen hinüberschiebt.

Die Dimension des Mitspielens, die charakteristisch für die Spieltherapie ist, erfordert zusätzliche Kompetenzen und differenzierte Verhaltensweisen.

Regieanweisung einholen

Weist das Kind Ihnen im Spiel eine bestimmte Rolle zu, müssen Sie eine *Regieanweisung einholen.*

Beispiel Sie sollen einen Lehrer spielen: „Was ist das für ein Lehrer?", oder wenn das Kind auf Sie schießt (kurz und schnell abgefragt): „Bin ich getroffen?"

Das Abfragen sollte immer in einer anderen Stimmlage erfolgen als das Mitspielen. Es kann erforderlich sein, das Kind dabei mit Namen anzusprechen, um die Metaebene deutlich zu markieren.

Das Regieanweisung-Einholen hat folgende Funktionen:

- Bei der Begleitung im Rollenspiel ist es entscheidend, dass sich die Inszenierung des Kindes möglichst frei, entsprechend seinen inneren Bildern, entfalten kann.
- Das Kind erlebt, dass seine Ideen und Vorstellungen aufgegriffen werden (Ich bin der Bestimmer), dadurch kann es Selbstwirksamkeit erleben.
- Das Kind lernt, über seine soziale Situation zu reden und zu reflektieren. So kann es kognitive Konzepte entwickeln und Ursache-Wirkungs-Gefüge erfahren.

Beispiel: Die Therapeutin fragt mit einfühlendem Mitschwingen nach: „Aha, ich soll jetzt ganz wütend sein, weil du mich ins Bein gebissen hast?"
Beispiel: Sie sollen ein freches Kind spielen, das die Lehrerin ärgert. Sie fragen nach: „O.k., was macht das freche Kind?"

Wenn Sie nicht in gutem Kontakt mit der Spielidee des Kindes sind, kann es passieren, dass Sie „vor das Kind" geraten (Behr 2002, S. 112). Damit ist gemeint, dass vorschnell eigene Reaktionen in das Spiel eingebracht werden. Zum Beispiel, dass Sie vielleicht gleich umfallen, wenn das Kind auf Sie geschossen hat, das Kind Sie aus seiner Sicht aber gar nicht getroffen hat.

Manchmal geben die Kinder ganz genaue Regieanweisungen und korrigieren sofort, wenn die gespielte Rolle nicht ihren Vorstellungen entspricht, manchmal sagen sie auch wenig oder gar nichts dazu. Dann müssen Sie aus dem, was Sie von den Lebensumständen des Kindes wissen, dieser Rolle einen „Charakter" geben. Sie können dann z.B. eine sich sehr um ihr Kind besorgte Mama spielen, wenn das Kind genau das nicht erlebt hat. Sie müssen es aber auch aushalten, eine grausame Mama spielen zu müssen, wenn das Kind genau das von Ihnen einfordert, um selbstbestimmt und unter eigener Kontrolle genau diese Gefühle, die es ja gut kennt, noch einmal – aufgehoben in einer guten Beziehung – zu erleben. Insgesamt geht es darum, eine Balance zu finden zwischen dem Abfragen von Regieanweisungen und dem Spielfluss des Kindes, denn ein zu häufiges Abfragen der Spielinszenierung würde den Spielfluss hemmen. Weitere abzufragende Regieanweisungen: „Sollte ich tot sein?" „Hat X eine Chance oder nicht?"

Wichtig ist grundsätzlich, dass im Rollenspiel nicht automatisch das übernommen wird, was letzte Stunde gepasst hat. Sie müssen immer wieder offen sein für ganz neue Wendungen und Überraschungen.

Spieltempo variieren

Unabhängig von den Regieanweisungen des Kindes können Sie im Spiel das Tempo variieren.

Beispiel Mirko ist hastig, schnell und dadurch nicht zentriert bei sich. Beim Spiel mit dem Kaufmannsladen fällt ihm alles immer wieder runter. In der Rolle der Kundin sage ich: „Ich will Schweinebraten kochen mit Knödeln." Pause. „Mhm, da muss ich erst einmal gut überlegen, was ich dazu brauche." In diesem Fall versuche ich das Spiel etwas zu verlangsamen, etwas Ruhe reinzubringen. Dies kann besonders bei sehr hektischen Kindern wichtig sein.

Die Bedeutung der Spielinszenierung

Bei allen Spielinszenierungen müssen Sie sich immer wieder an die Bedeutung, die die gespielte Szene für das Kind hat, herantasten.

Beispiel Thomas spielt Versteck, ich soll ihn suchen. Die Frage, die sich dabei stellt, ist: Geht es Thomas bei diesem Spiel um das Gefundenwerden oder darum, dass ich mich abmühe und ihn lange oder gar nicht finden soll, sodass er mit dem entsprechenden Machtgefühl meine hilflose Suche auskosten kann.

Um das herauszufinden, hilft mir zum einen die Lebensgeschichte des Kindes, die mir z. B. Hinweise auf Trennungserfahrungen gibt. Zum anderen muss ich sorgfältig auf Signale achten, die mir Thomas in der Spielsituation gibt: Wie sorgfältig hat er sich versteckt, wie viel Zeit hat er sich dafür genommen? Bewegt er sich etwas oder stellt er sich „ganz tot". Ich kann auch entsprechende Signale einfordern: „Ich finde dich einfach nicht, vielleicht magst du mir mal ein Zeichen geben?" Oder ich frage eine Handpuppe, ob sie weiß, wo sich Thomas versteckt hat. In dem vorliegenden Fall gab Thomas mir kein Zeichen, ich konnte noch so viel jammern, dass es einfach zu schwer sei, sein super gutes Versteck zu finden. Thomas wollte diese Suche von mir offensichtlich noch etwas länger auskosten. Nach einiger Zeit kam er plötzlich triumphierend aus dem Versteck heraus: voll Stolz über sein Können.

Spiel- und Metaebene

Bei der Begleitung aller Spielinszenierungen lassen sich zwei Ebenen unterscheiden: die Spielebene und die Metaebene.

Beispiel Max (6 Jahre), der als Kind vernachlässigt und misshandelt wurde, ist im Spiel ein Löwenjunges, ich soll die Löwenmama sein. Auf die Frage, was das für eine Mama sei, was sie so mache, gibt mir Max die Regieanweisung, ich sei eine gefährliche Mama, die das Löwenkind beißen wolle. Während das Kind dies sagt, geht es bereits ins Spiel hinein, sodass weitere Fragen („Tut sie ihm auch wirklich weh?") den Spielprozess stören würden. Das Geschehen läuft jetzt auf zwei Ebenen ab: der Spielebene und der Metaebene.

Spielebene: Ich versuche aufgrund von Max' Biografie eine gefährliche Löwenmama zu sein, die ihr Kind zu fangen versucht, um es zu beißen.

Metaebene: Ich versuche im Spielprozess sowohl meine Gefühle als Löwenmama als auch die Gefühle des Löwenkindes aufzugreifen. Ich spiele und ich begleite. Dabei läuft ein innerer Entscheidungsprozess ab, was ich von dem auf der Metaebene Registrierten Max gegenüber äußere und was nicht. Genauso entscheidend ist es, wie ich es ihm mitteile. Es erfordert viel Üben, im laufenden Spiel von beiden Ebenen aus gleichzeitig tätig zu werden.

Beispiel

1. Spielebene: Spielen und Beobachten: Ich als Löwenmama renne hinter dem Löwenjungen her, dabei versuche ich wahrzunehmen – an der Art und Weise, wie er davonläuft –, ob ich ihn in seiner inneren Inszenierung einholen soll oder ob ich es nicht schaffen soll, ihn zu fangen. Die Schnelligkeit seiner Bewegungen und die große Konzentration, mit der er sich geschickt – mir Hindernisse in den Weg stellend – davon bewegt, signalisiert mir sehr schnell, dass ich ihn – zumindest im Moment – nicht fangen darf. Max ist also schneller als ich, dann versteckt er sich – wobei er mir schnell zuflüstert, dass ich ihn nicht sehen kann, was eine Bestätigung dafür ist, dass er nicht wirklich gefangen werden möchte.
Während ich auf diese Weise voll in Aktion bin, das heißt hinter dem Löwenkind herrenne, durch einen Kriechtunnel krabbele, über ein schnell hingeworfenes Hindernis steige, muss ich gleichzeitig meine Gefühle als Löwenmama (den Kerl muss ich doch erwischen/der entkommt mir nicht) wahrnehmen und verbalisieren sowie auch seine Gefühle als Löwenjunges (die Freude und Genugtuung, der Mama zu entwischen). Dies ist die Metaebene, die in diesem Fall folgende Verbalisierungen enthalten könnte.

2. Metaebene: Verbale Begleitung „Das Löwenkind ist so schnell, da komme ich gar nicht mit!"/"Das Löwenkind ist so schlau, ich finde es nicht" (als er sich versteckt)/"Ich kriege ihn einfach nicht, der ist so schnell und schlau, dass er mir immer entwischt." – „Au, wie gemein, jetzt bin ich noch über den Stein (ein hingeworfenes Polster) gestolpert" – „Da freut sich der Löwenjunge, dass er die Mama so schlau ausgetrickst hat."
Das Gefühl des Löwenjungen wird benannt, im Personzentrierten Ansatz heißt es in diesem Fall: Es wird durch Sprache symbolisiert. Zusätzlich wird es in diesem Rollenspiel auch durch das Körpererleben symbolisiert. Gefühle von Angst, aber auch von Stärke und Macht statt Ohnmacht können so auf verschiedenen Ebenen präzise wahrgenommen und in das Selbstbild des Kindes integriert werden.

Eigene Betroffenheit

Neben diesen zwei Ebenen spielen natürlich auch immer *Ihre eigenen Gefühle und Bewertungen*, die Sie gut kennen sollten, mit. Die Arbeit mit dem „inneren Kind" ist daher eine sehr wichtige Aufgabe von Supervision und Selbsterfahrung, wenn Sie im freien Spiel mit Kindern arbeiten.

In dem o.a. Beispiel können folgende Fragen auftauchen: Was löst es in mir aus, eine aggressive Mutter, die ihr Kind beißen will, zu spielen? Was löst es in mir aus, dass ich trotz aller Anstrengung das Kind nicht zu fassen bekomme, dass mich das Löwenkind austrickst?

Daran soll deutlich werden: Ich bin auch als Person in der Löwin enthalten: ich mit meiner Aggression, mit meiner Ohnmacht, wie auch mit meinen mütterlichen Gefühlen. Da Sie im Rollenspiel handelnd tätig sind, kommen die eigenen Gefühle viel direkter zum Ausdruck, als wenn Sie im Gespräch mit Erwachsenen ruhig in einem Sessel sitzen. Im Spiel gehen diese Gefühle ganz unmittelbar in Ihre Mimik, Gestik und Ihre Haltung mit hinein und „färben“ damit das Spielgeschehen.

In diesem Beispiel: Wenn Sie aggressionsgehemmt sind oder der Ansicht sind, eine Mutter dürfe nicht aggressiv auf ihr Kind sein, dann sieht das Mitspiel – für das Kind an den nicht-verbalen Signalen ablesbar – anders aus, als wenn Sie einen guten Zugang zu Ihrem Aggressionspotenzial haben und die Erfahrung, dass eine Mutter sehr wohl aggressiv auf ihr Kind sein kann, in Ihr Selbstkonzept integriert haben.

Um gefühlsmäßig nah an die Gefühle des Kindes zu kommen, müssen Sie auch einen guten Zugang zu Ihren Gefühlen als Kind haben: Kennen Sie es, von Eltern körperlich angegriffen zu werden? Mit was für Empfindungen geht das einher, damals und heute?

Wenn alte Verletzungen diesbezüglich nicht bearbeitet sind, fließen sie in die Spielbegleitung mit hinein. Die Angst des Kindes kann z.B. nicht wahrgenommen werden, wenn es für Sie bedrohlich ist, mit Ihren eigenen damaligen Angstgefühlen in Verbindung zu kommen.

Transkript aus einer Therapiestunde[1]

I. Zur Vorgeschichte

Biografie: Janine ist 11 Jahre alt; als sie 10 Jahre alt war, wurde ihr kleiner Bruder geboren. Ein halbes Jahr später führte die Mutter einen erweiterten Selbstmordversuch mit beiden Kindern durch. Janine ist gewürgt worden, hatte sich tot gestellt und ist aus ihrem Fenster gesprungen, um bei der Nachbarin Hilfe zu holen. Auch Mutter und Bruder überlebten.

Symptomatik: Janine wurde ein Jahr nach dem erweiterten Selbstmordversuch der Mutter in der kinderpsychotherapeutischen Praxis vorgestellt: Sie hatte massive Schlafstörungen, Konzentrationsprobleme und Schulschwierigkeiten. Sie machte sich viele Gedanken, inwieweit sie Schuld hatte, dass die Mama nicht mehr leben wollte, fragte sich, inwieweit es nicht besser sei, sie selber würde nicht mehr leben. Es entwickelten sich starke Konflikte mit der Mutter, Janine wollte sich von ihr nichts mehr sagen lassen, klaute zu Hause Geld und sprach davon, ausreißen zu wollen.

---

1 Zur Verfügung gestellt von Diplom-Pädagogin Hildegard Steinhauser (Kinder- und Jugendlichenpsychotherapeutin).

Themen in ihren Rollenspielen: In Rollenspielen spielt sie:

- Polizist fängt Dieb,
- eine Bande von Dieben hält zusammen, baut sich ein Lager,
- Geschwister wachsen ohne Eltern auf und setzen sich gegen alle Widrigkeiten des Lebens durch,
- reiche Familie nimmt arme Familie auf – diese hat nichts zu sagen,
- Konflikte mit Lehrerinnen.

II. Transkript eines Rollenspiels

Thema: **Töten und getötet werden – und sich retten können**
Janine: Polizistin
Therapeutin: Räuber

Die Polizistin nimmt den Räuber in der Disco gefangen, weil er Schmuck gestohlen hat. Sie nimmt ihn mit zu sich nach Hause und droht ihm, ihn umzubringen. Sie meint dann, das wäre nur Spaß gewesen. Sie betont, dass er ziemlich viel Glück hat, weil sie ihn nicht zur Polizei bringt, und fesselt ihn. Sie zeigt ihm ihren Mäuserich, ihre Schlange und ihren Löwen. Der Räuber soll ein wenig schlafen. Er ist mit Handschellen gefesselt.

Kind: Du würdest jetzt schlafen und die Schlange würde kommen. Das würdest du nicht merken. Tttttsss (Kind lässt die Schlange langsam sich anschleichen). Die würde jetzt so auf dich drauf klettern, das würdest du nicht merken, erst wenn sie dich anlecken würde, jetzt.
Therapeutin: Eine Schlange, Hilfe, Polizistin, Hilfe, eine Schlange, ich kann mich nicht wehren.
Kind: Komm her, Schlange, komm zu mir (sie holt die Schlange zu sich her und lässt sie gleichzeitig zum Räuber hin bedrohlich zischen). Du solltest Angst haben!
Therapeutin: Sie machen mir Angst, ich habe Angst um mein Leben.
Kind: Die Schlange setzt sich jetzt da hin, wenn Sie was Doofes machen, komm. Und denken Sie nicht, das wäre meine eine Schlange (lacht dabei).
Therapeutin: Sie haben ja zwei Schlangen!
Kind: Und denken Sie nicht, dass ich nicht auch einen Drachen hätte.
Therapeutin: Hilfe!
Kind: Jetzt würde der Feuer spucken (faucht).
Therapeutin: Huh, der kann Feuer spucken, da ist es ganz heiß.

Kind: Ja, (lacht ein wenig) und was ist denn das da, ah, ein Elefanti und der kommt hetzt dahi, ich mach jetzt heihi (legt sich hin). Ach komm her, dahin (sie legt den Mäuserich neben sich). So. Gute Nacht.

Therapeutin: Und die drei Tiere bleiben hier?

Kind: Genau.

Therapeutin: Und bedrohen mich?

Kind: Genau (mit Triumph in der Stimme). (Steht wieder auf) Ich hab irgendetwas gesucht, genau. (Nimmt ein verknotetes Seil). Wie lange ist das denn noch? Sind die alle zusammengeknotet?

Therapeutin: Ich weiß es nicht, das kann man auch auseinander knoten. (Während Kind auseinander knotet) Aha, das könnte ein sehr langes Seil sein, hm?

Kind: Das brauch ich ja.

Therapeutin: Ja wunderbar.

Kind: Ich muss dich ja festbinden.

Therapeutin: Ah, ja.

Kind: Damit du nicht abhaust.

Therapeutin: Ah, du gehst auf Nummer sicher, nur allein mit Handschellen …

Kind: Du würdest aber abhauen können.

Therapeutin: Ah, ich würde es schaffen, dass ich doch abhauen könnte?

Kind: Genau, endlich sind die Knoten raus. (Geht zur Therapeutin und fesselt sie an den Stuhl).

Therapeutin: Sie fesseln mich an den Stuhl?

Kind: Genau, … ach nein, nicht mit so vielen Stricken … Du würdest mich halt dann fesseln, du würdest fliehen können und würdest mich dann fesseln.

Therapeutin: Ah ja.

Kind: Ich hätte halt die Handschellen, aus Versehen wäre ich da drangekommen und dann wären die lose, dann hättest du die aufgemacht, das würde halt ganz locker sein.

Therapeutin: Da hättest du nicht so gut aufgepasst?

Kind: Hm. Du würdest es halt so gemacht haben, ich würde mich jetzt hinlegen. Warte, ich mach mich etwas bereit, dass du mich fesseln kannst (legt ihre beiden Hände so nebeneinander, dass die Therapeutin mühelos die Handschellen anlegen könnte). Erst musst du mich an den Beinen fesseln.

Therapeutin: Hm.

Kind: Und dann bei den Armen.

Therapeutin: Okay!

Kind: Ah, und die da (Schlangen, Drachen) hättest du halt alle getötet.

Therapeutin:	Die da?
Kind:	Alle drei.
Therapeutin:	Aha, alle drei. Wie sollte ich die töten?
Kind:	Du hättest halt dann da ein Messer dort genommen.
Therapeutin:	Okay, mit dem Messer.
Kind:	(stellt einen Stuhl, der im Weg ist, weg)
Therapeutin:	Du bereitest alles ganz toll für mich vor.
Kind:	Genau, dass du nicht so lange Zeit. Der würde bei mir schlafen (nimmt wieder den Mäuserich).
Therapeutin:	Ja, der Mäuserich ist wichtig für dich.
Kind:	Mein Lieber. Genau, jetzt (gibt Startsignal)!
Therapeutin:	Sie hat mich gar nicht gescheit gefesselt, ich kann mich befreien und sie schläft. Die Handschellen habe ich schon mal los und aus den Fesseln komme ich auch gut raus.
Kind:	(schnauft laut, um deutlich zu machen, dass sie tief schläft)
Therapeutin:	Jetzt muss ich nur noch diese Schlangen und den Drachen töten, ich nehm am besten das Messer und töte die zwei Schlangen und den Drachen ganz schnell, damit sie es nicht merkt (haut dreimal mit dem Messer auf den Boden) ha, ha, ha … tot. Und jetzt werde ich die Polizistin fesseln, erst an den Beinen, dann an den Armen.
Kind:	(gibt Schlafgeräusche von sich)
Therapeutin:	So, Polizistin, du schläfst ganz fest, jetzt kann ich dich fesseln. Wo soll ich dann hingehen?
Kind:	Du wolltest zu deinen Kumpeln gehen.
Therapeutin:	Ich sollte zu meinen Kumpeln gehen? Ha, geschafft!
Kind:	Bleiben Sie stehen, scheiße!
Therapeutin:	Haha, gefesselt (sie hat sich ganz leicht aus dem Seil befreien können). Würde ich weiterlaufen?
Kind:	Ja, nein, fessle mich lieber mit den Handschellen, das ist besser, weil hier komme ich so locker raus. (Therapeutin holt die Handschellen und macht sie um die Handgelenke herum, Kind und Therapeutin nehmen wieder ihre Positionen von vorher ein) Bleiben Sie stehen!
Therapeutin:	Sie sind gefesselt, Sie kommen nicht los.
Kind:	(schnauft angestrengt, da sie sich versucht aus den Handschellen zu befreien) Du würdest halt jetzt die Bude in Brand setzen.
Therapeutin:	Die Bude in Brand setzen?
Kind:	Ja und du würdest sagen: Du kannst nichts dagegen machen.
Therapeutin:	Du kannst nichts dagegen machen, ich zünd die Bude an.
Kind:	Ja.

Therapeutin: (macht Zünd-Geräusche) Ich bin jetzt frei und sie ist gefesselt, Kumpels, wir können feiern, ich hab die Polizistin gefesselt, ich hab die ganze Bude in Brand gesetzt, frei, sie ist gefesselt, hat keine Chance.

Kind: (hat sich währenddessen von den Handschellen befreit, spricht zum Mäuserich) Dich nehm ich gleich mit, schnell, komm her!

Therapeutin: Wow, die Polizistin kann sich ganz schnell befreien, die ist ganz schön schlau.

Kind: (Nimmt den Drachen) Der würde halt noch leben, schnell kommt mit.

Therapeutin: Sie würde alles retten, was ihr lieb ist.

Kind: Die würde alles mitnehmen (lacht dabei).

Therapeutin: Die würde alles aus der brennenden Bude raus mitnehmen.

Kind: (rafft ganz schnell verschiedene Dinge und Tiere zusammen) Gut, die Schlüssel, und jetzt würde sie voll so rausspringen (macht einen Satz wie einen Sprung aus dem Fenster).

Therapeutin: (schnauft) Bah, sie wäre gerettet. Alles, was ihr wichtig ist, hat sie mitgenommen.

Fragen aus der Praxis

Die Spielbegleitung ist ein sehr komplexer Prozess, der viele Fähigkeiten, Fertigkeiten und Übung verlangt, die letztendlich nur in einer entsprechenden Aus- oder Weiterbildung vermittelt werden können. In diesem Rahmen kann daher nur auf die häufigsten Fragen eingegangen werden.

Was mache ich, wenn das Kind immer wieder dasselbe spielt? Zum Beispiel jetzt schon „ewig" Pudding kocht? Bringt es dem Kind dann noch etwas?

Antwort: Das Kind ist oft erst nach mehreren Wiederholungen und damit verbundenen Variationen in der Lage, die im Spiel sich aktualisierenden organismischen Erfahrungen in sein Selbstkonzept aufzunehmen. Sie können diesen Prozess an dem inneren Beteiligtsein des Kindes „ablesen", in dem Sie genau auf das nicht-verbale Verhalten des Kindes achten (Mimik, Gestik, Atmung, Körperhaltung etc.), (s. hierzu auch das Beispiel von Just im Abschnitt 10.3.6). Beobachten Sie außerdem sorgfältig, inwieweit das Kind wirklich dasselbe spielt. Es mag dasselbe Thema sein und derselbe Zugang zu dem Thema. Trotzdem sind häufig Unterschiede im Prozess des Spielgeschehens da. Kleinigkeiten, die Sie nur bei genauerem Hinsehen wahrnehmen, z.B. das Kind gestaltet die Mahlzeit weiter aus (das Essen, nicht mehr das Kochen rückt in den Vordergrund; auf den Rand des Tellers werden noch Gummibärchen gelegt etc.). Das Kind braucht dann einfach die Zeit, um sich anhand dieses Themas zu entwickeln.

Wenn wirklich der Spielprozess stagniert, dann gibt es folgende Möglichkeiten:

- Ihre Begleitung hat nicht die Intensität und Einfühlung, die das Kind braucht, um einen Schritt weiter zu kommen, sodass es das Geschehen immer wiederholt in der Hoffnung, dass Sie doch noch die Bedeutung dieses Spielgeschehens verstehen und dies in Ihrer Begleitung ausdrücken.
- Das Kind braucht von Ihnen eine Anregung, um einen weiteren Schritt machen zu können. Wichtig ist, dass Sie sich vorher überlegen, worin der nächste Schritt für das Kind bestehen könnte. Davon abhängig, können Sie dem Kind dann ein differenzielles Spielangebot machen: z. B. eine Geschichte erzählen, mit Ton arbeiten oder ein (Bilder)Buch anschauen.
- Das Kind will (auch) testen, wie Sie sich verhalten, wie authentisch Sie sind. Dann kann eine Selbsteinbringung (s. 5.5.2) erforderlich sein: „Ich möchte heute mal etwas anderes essen. Ich habe schon einen richtigen Puddingbauch. Was gibt es denn noch, was du gerne kochen möchtest?"
  Behr (2009, 2012) nennt dies im Rahmen der interaktionellen Beziehung ein Aushandeln, in welchem sich die Therapeutin als reale, sehr präsente, authentische Person einbringt und dem Kind dadurch die Möglichkeit gibt, festgefahrene Beziehungsmuster zu variieren und zu verändern.

Um zu erkennen, welche von den Handlungsmöglichkeiten im jeweiligen Einzelfall die adäquate ist, sind Videoaufnahmen eine große Hilfe. Sie geben Ihnen den notwendigen Abstand, um genau hinzusehen und hinzuspüren, woran es „hängt". Auch eine Super- oder Intervisionsgruppe wäre eine gute Möglichkeit dieses zu klären.

Was mache ich, wenn ich keine Lust habe, dies oder das zum x-ten Mal zu spielen? Wie ehrlich soll ich damit sein?

Antwort: Es lassen sich zwei Schritte unterscheiden:

- Fragen Sie sich, warum Sie keine Lust haben? Was heißt keine Lust? Heißt es, mir ist es langweilig dabei, z. B. beim Regelspiel? Oder heißt es, mich kränkt es, im Rollenspiel immer die Böse zu sein, angegriffen und beschimpft zu werden? Was steckt genau hinter dem Ausdruck „keine Lust". Klären Sie, was dies mit Ihnen zu tun hat.

- Haben Sie Ihren Anteil genauer angeschaut, kommt der Blick auf den Prozess: Haben Sie keine Lust, weil Sie das Gefühl haben, es bringt dem Kind nichts? Dann schauen Sie sich den Prozess noch einmal ganz genau an (s. S. 149), mit den sich daran anschließenden Handlungsmöglichkeiten. Wenn Sie diese Fragen geklärt haben und der Prozess lässt es zu, dass sie sich mehr als Person einbringen (s. dazu auch die verschiedenen Spielphasen unter 7.5), dann können Sie auch ohne weiteres sagen, dass Sie dies oder jenes heute nicht spielen möchten oder nur für einen kürzeren Zeitraum (s. auch den Abschnitt 5.5.2. zur Kongruenz der Therapeutenperson).

Es gibt keine „goldene Regel" für diesen oder jenen Fall außer der Regel: offen zu sein für Ihr eigenes Erleben, wie es Ihnen mit diesem Kind in dieser oder jener Situation geht.

Übung 1 — **Pantomime:** Stellen Sie folgende Stimmungen und Gefühle pantomimisch dar, bewegen Sie sich dabei im Raum: Ich bin ganz stark/Ich bin traurig/Ich kann nichts/Ich kann alles/Ich bin allein/Ich schäme mich/Mir geht es gut.

Übung 2 — **Rollenspiel mit Beobachterin:** Person A spielt mit einem beliebigen Spielzeug und Person B begleitet das Spielgeschehen, wie oben beschrieben, C ist die Beobachterin.
Auswertung: Wie war die Begleitung in Bezug auf Körperhaltung, Stimme, Mimik, Gestik? Fühlte sich A angenommen, wie authentisch hat A B erlebt? Wie war die verbale Begleitung: Häufigkeit und Intensität der aufgegriffenen Handlungen und des Erlebens? Rollenwechsel, bis jede Person mal Kind, Begleiterin und Beobachterin war.

Übung 3 — **Rollenspiel:** Spielen Sie „Fangen" in verschiedenen Rollen.
Auswertung: Was habe ich dabei gefühlsmäßig erlebt, was habe ich bei der Partnerin wahrgenommen. Wie leicht/schwer fällt es mir, in Aktion zu sein und gleichzeitig mich und den anderen in Bezug auf äußere Signale und inneres Erleben wahrzunehmen.

Übung 4 — **Rollenspiel:** „Versteck spielen": Spielen Sie Versteck in zwei Durchgängen. Person A (das Kind) spielt so, dass für Person B (Begleiterin) deutlich wird, dass er/sie nicht gefunden werden möchte.
A spielt so, dass B Signale vermittelt bekommt, dass A von B gefunden werden möchte.

Auswertung: Person A: Wie leicht/schwer fiel es mir, diese Signale zu geben? Was war der gefühlsmäßige Unterschied zwischen dem ersten und dem zweiten Durchgang.
Person B: Woran habe ich erkannt, dass A gefunden bzw. nicht gefunden werden möchte. Wie war es für mich, so zu tun, als ob ich nicht wüsste, wo er/sie ist?
Wie war es, mich durch die Signale des Kindes führen zu lassen?

7.7 Spielthemen

Im freien Spiel geht es darum, dass Sie dem Kind helfen, sich seinem Selbsterleben zu nähern, sodass es neue Erfahrungen machen kann und abgespalteten Empfindungen in sein Selbstbild integrieren kann. Sie müssen sich daher nicht nur im adäquaten Begleiten üben, sondern auch im Erkennen des hinter dem Spiel liegenden – dem Kind nicht unbedingt bewussten – Themas. Im Folgenden sind einige immer wiederkehrende Themen aufgeführt. Das Ziel ist, Sie für diese Spielthemen zu sensibilisieren, sodass Sie im freien Spiel die jeweilige Spielidee schneller erfassen können. Weitere Informationen zu Spielthemen in der Personzentrierten Spieltherapie finden sich bei Goetze (2012).

Belastendes Erleben nachgestalten

Dies umfasst die vielen Spielhandlungen, in denen das Kind mit schier unglaublicher Kreativität Belastendes wiederholend nachgestaltet. Dadurch kommt es aus seiner Opferrolle heraus und kann die Ereignisse aktiv handelnd – „gehalten" durch die Beziehungsgestaltung der Therapeutin, die sich dem Kind mit einfühlendem Verstehen, unbedingter Wertschätzung und Kongruenz für diese Inszenierungen zur Verfügung stellt – darstellen und sukzessive verarbeiten (vgl. auch Weinberger 2011).

Beispiele

Ausgrenzung
Der Hund (Handpuppe) muss ins Tierheim, weil er so komisches Weiß an den Augen und so eine schiefe Nase hat. Die ganze Familie mag ihn deshalb nicht mehr.

Gute Mutter – böse Mutter
Eine Pferdemutter bekommt ein Baby, das nicht gefüttert werden darf. Dann wird ihm auch noch versehentlich der Schwanz abgeschnitten und es muss ins Krankenhaus. Dabei muss es aber über so viele Hindernisse gehen, dass es schließlich kurz vor dem Ziel stirbt und begraben werden muss. Nur ein Flugsaurier und ein Krokodil wollen das bereits im Sandkas-

ten vergrabene Pferd retten, alle anderen wollen es nur auffressen. Es kommen zunächst immer mehr Feinde, dann aber auch Freunde.

Werde ich noch geliebt, wenn ich böse bin?
Es gibt gute Tiere, die werden belohnt und gefüttert, und es gibt böse Tiere, die werden bestraft und bekommen nichts zu fressen. Einige Stunden später: eine Maus, die klein ist und brav Körner frisst, und ein Krokodil, das groß und böse ist und alles auffrisst. Das Kind sorgt für beide Tiere. Kümmert sich darum, dass beide immer genug zu fressen haben und einen Platz zum Schlafen bekommen.

Verunsicherung, Bedrohung, Einsamkeit
Es wird eine Chinesische Mauer gebaut, die längste Schutzmauer der Welt, dahinter ein einsames Playmobilmännchen, vor einer Öffnung wird ein Torwächter hingestellt. Durch ein Erdbeben wird die Mauer zerstört, die Männchen sind beide tot, beide werden begraben. Auch das Grabmal wird dann durch ein erneutes Erdbeben zerstört.

Nicht wahrgenommen werden
Das Kind ruft seine Mama, die Mama schaut Fernsehen und hört das Kind nicht.

Versorgen und versorgt werden

- Popcorn machen.
- Das Kind kocht und versorgt sich oder stellvertretend eine Puppe oder die Therapeutin als Kind mit Essen.
- Das Kind bringt Kaugummis und Bonbons mit, lässt sich von der Therapeutin mit Getränken versorgen.

Auseinandersetzung mit dem eigenen Selbstbild

Spielhandlungen, in denen verschiedene Aspekte des Selbst zum Ausdruck kommen:

- **Idealselbst:** Das Kind sucht Spielsequenzen, in denen es der Gewinner, der Starke oder Anführer ist. Oder ein Rollenspiel als Prinzessin, die unglaublich schön ist.
- **Negative Selbstaspekte:** Das Kind ist aggressiv, greift an und zerstört. Aber auch das „schwierig sein" kann nacherlebt und angeschaut werden.
  Beispiel: Die Therapeutin hat den Auftrag, ganz „bockig" zu sein und auf alle Angebote des Kindes „ist mir doch wurscht" zu sa-

gen. Das Kind „schaut" sich dabei sozusagen die Täterseite, aber auch die Opferseite genau an, da es ja im Spiel auch erlebt, wie es sich anfühlt, wenn jemand immer so reagiert. Hierunter fallen auch die häufig als negativ empfundenen Aspekte, wie z. B. ich bin hilflos, traurig, habe Angst. Häufig werden sie zuerst stellvertretend durch die Therapeutin erlebt, die die Anweisung bekommt, in einer bestimmten Spielsituation zu jammern, zu weinen etc. So kann sich das Kind in seinem Tempo diesen abgespaltenen Selbstanteilen annähern, um sie dann in sein Selbstbild zu integrieren.

- **Positive Selbstaspekte:** Das Kind freut sich über seine Geschicklichkeit beim Ballspielen, seine Kraft beim Kämpfen, seine Fähigkeit beim Comic-Zeichnen, seine vielen Ideen. So sagt die 7-jährige Eva-Maria: „Ich wusste gar nicht, dass ich so gute Ideen habe."

Weitere Spielhandlungen dazu:

Aufbauen und Zerstören. Aufbau und Zerstörung der Playmobilburg oder einer Verteidigungsmauer, Aufblasen und Zerplatzen von Luftballons oder Seifenblasen.

Persönliche Grenzen überschreiten. Aufstellen von Spezial-Schießrekorden für das Guinness-Buch der Rekorde.

Identität entdecken. Das Kind spielt mit einem Hund und einem Igel. Der Hund hält den Igel für einen Baum und pinkelt immer hin. Da sagt der Igel: „Ich bin doch ein Igel und kein Baum."

Stark werden. Zwei Playmobil-Ritter kämpfen gegeneinander: Der Ritter des Kindes wird im Hintergrund von einem Drachen (Handpuppe) beschützt. So schafft das Kind es, den Ritter der Therapeutin in die Flucht zu schlagen und neues Land – sein eigenes Reich – zu erobern.

Das Eichhörnchen ist erst ganz lieb und brav und wird dann immer frecher und wilder.

Explorieren der Umwelt

Spielhandlungen, in denen die Umwelt entdeckt wird: Das Kind versucht herauszubekommen, warum die Pistole eine Ladehemmung hat, mit welchem Mechanismus die Kasse beim Kaufmannsladen aufspringt, warum man nachts keine Farben mehr sehen kann, wie der Mais in der Popcornmaschine so groß werden kann. Beim Kochen werden verschiedene Rezepte und Gewürze ausprobiert.

Die Therapeutin begleitet dieses Explorieren, denkt mit und auch mithilfe von Lexika/Internet kann einzelnen Fragen in einer gemeinsamen Suche nachgegangen werden.

Gewinnen und Verlieren

Für das Kind ist es in der Regel am Anfang sehr wichtig zu gewinnen. Das ist zum einen daran zu merken, wie sehr sich das Kind über das „der Sieger sein" freut, dem entgegenfiebert, zum anderen daran, dass es sehr leicht zu täuschen ist oder gar die Regeln schnell so abwandelt, dass sie für es günstig sind.

Nach einer gewissen Zeit, mit zunehmendem Selbstbewusstsein, kommt dann die Bemerkung: „Du musst dich jetzt aber mal ganz doll anstrengen, damit du auch mal gewinnst"; „Bis jetzt habe ich immer gewonnen, jetzt bist du mal dran", oder das Kind ändert die Regeln nun zu Gunsten der Therapeutin (vgl. auch Behr 2009, S. 50ff. und 2012 S. 136ff. zu den Interventionsprinzipien beim Regelspiel).

Angeben, Übertreiben

Kinder, die viel angeben, zeigen durch diese Selbsterhöhung, dass sie sich sehr wertlos fühlen. Nehmen Sie das Kind daher mit viel Wertschätzung an und greifen Sie seinen Wunsch, „groß und mächtig" zu sein, auf.

Beispiel Das Kind sagt: „Ich kann die Tür mit meinem kleinen Finger aushebeln!" Eine mögliche Antwort darauf: „Du möchtest so stark sein wie der Riese Goliath."

Weitere Alternativen:
Sie machen ein Spiel daraus.
Das Kind sagt: „Ich habe heute einen Wolf gesehen."
Therapeutin: „Und ich habe im Feld ein Känguru hüpfen sehen."
Gemeinsam und mit viel Spaß wird weiter fantasiert.

Sie greifen den dahinter stehenden Wunsch des Kindes auf: „Du möchtest, dass ich dir das glaube."

Mit steigendem Selbstwertgefühl wird das Kind es immer weniger nötig haben, sich durch Angeberei und Übertreibung wichtig zu machen.

Sexualisiertes Verhalten

Denken Sie daran, dass dies nicht nur ein Anzeichen für einen sexuellen Missbrauch sein kann, sondern auch einfach eine Art und Weise, um Zuwendung zu bekommen. In den Filmen, zu denen die Kinder heute alle Zugang haben, erleben sie Sexualität als den Zugang zu Nähe, Liebe, Zuwendung. Generell gilt, dass bei sexualisiertem Verhalten des Kindes Ihre Kongruenz besonders gefragt ist. Das heißt, Sie müssen sehr gut auf Ihre Körpergrenzen aufpassen und dem Kind dies mit der gebotenen Wertschätzung vermitteln. Das Kind kann so lernen, seine eigenen Körpergrenzen wahrzunehmen und zu verteidigen.

Freundschaft oder Das Gute entfaltet sich

Beim Spiel mit Spielfiguren sieht ein typischer Prozess so aus: Das Gute hat am Anfang keine Chance, dann wird es von Mal zu Mal stärker.

Beispiel Benjamin (6 Jahre) spielt zuerst eine Vogelfamilie, die untereinander streitet. Dann wählt Benjamin den Drachen und weist der Therapeutin das Krokodil zu. Der Drache versucht mit allen Mitteln, dem Krokodil Angst einzujagen, dieses lässt sich aber auf Regieanweisung des Kindes hin nicht einschüchtern. Schließlich erfährt das Krokodil von der Muschel (Benjamin), dass der vermeintliche Drache hier nur zu Besuch ist. Er sei Nessie von Lochness und in Wirklichkeit gar nicht böse oder gefährlich. Nessi schließt mit dem Krokodil Freundschaft und zeigt ihm seine Tricks, sodass sie jetzt gemeinsam den Schiffen Angst einjagen.
Ein häufiger Satz ist auch: „Der tut mir nichts, der ist mein Freund."

7.8 Grenzen setzen

Notwendigkeit und Vorgehensweise

Grenzen sind einerseits notwendig, um die Therapie in der „Welt der Wirklichkeit zu verankern" (Axline 1984, S. 124), und andererseits, damit die Therapeutin ihre wertschätzende Haltung dem Kind gegenüber bewahren kann. Außerdem schützen sie das Kind davor, „in der Therapie mit schlechtem Gewissen oder Unsicherheit über erlaubt/unerlaubt konfrontiert zu werden" (Hockel 2002, S. 217).

Welche Grenzen genau gezogen werden, hängt von der Person der Therapeutin ab. So ist es für eine Therapeutin völlig in Ordnung, wenn das Kind im Spiel ihr Gesicht bemalt, einer anderen Therapeutin wäre das zu viel. Diese könnte dem Kind dann z. B. die Hand zum Bemalen anbieten.

Allgemein akzeptiert sind folgende Grenzen: die Begrenzung der Zeit – in einer Spielpsychotherapie dauert die Stunde in der Regel 50 Minuten –, das mutwillige Zerstören von Material, das Mitnehmen von Material, tätliche Angriffe auf die Therapeutin.

Gerade weil der Freiraum in der Spielhandlung so groß ist, ist es wichtig, dass diese wenigen Grenzen eingehalten werden. Alle Gefühle dürfen im Spiel ausgedrückt und auch handlungsmäßig ausgeführt werden, z. B. die Mutterpuppe wird vergraben, die Babypuppe wird den Haien zum Fraß vorgeworfen. Wird diese „Als-ob-Ebene" jedoch verlassen und das Kind fängt z. B. an, Sie zu treten, greifen Sie ein, indem Sie direkt die Grenzverletzung ansprechen, z. B.: „Du willst mir wehtun, das lasse ich nicht zu. Hier wird niemandem wehgetan."

Axline (1984, S. 126 f.) schreibt dazu:

> „Das Kind erfährt mehr Hilfe, wenn man es die Begrenzungen im zwischenmenschlichen Umgang erkennen lässt, als wenn man seinen zerstörerischen Impulsen nachgibt … Soll die therapeutische Beziehung Erfolg haben, muss sie im Kern auf gegenseitiger Achtung beruhen. Jedes Kind braucht ein gewisses Maß an Kontrolle. Es bringt sie allein oft nicht auf. Eine Kontrolle, die das Ergebnis gegenseitiger Achtung als Grundlage hat, ist der seelischen Gesundheit förderlicher als jede andere Methode."

Um adäquat Grenzen setzen zu können, sollten Sie unterscheiden, welche Motive hinter der Grenzverletzung stehen: Erfolgt die Grenzverletzung aus unmittelbar erlebten Gefühlen wie Wut und Hass heraus oder geht es um das Testen der Beziehung? Geben Sie im ersten Fall dem Kind eine andere Möglichkeit, seine starken Gefühle auszudrücken, z. B. eine große Handpuppe „fertig zu machen", den Boxsack zu traktieren, mit den Batakas zu kämpfen, dafür vorgesehenes Material zu zerreißen.

Geht es um Sie als Person, müssen Sie weiter differenzieren:

- Das Kind testet Sicherheit aus: Wie mächtig bin ich? Wie mächtig bist du?
- Das Kind will wissen: Was hält sie aus? Wann rastet sie aus?
- Das Kind will einen intensiveren Kontakt haben.

Von diesem Hintergrund hängen dann Ihre Interventionen ab. Eine Möglichkeit besteht darin, die Regelverletzung direkt anzusprechen: „Du willst sehen, was ich tue, wenn du das machst."

Geht es um einen intensiveren Kontakt zu Ihnen, muss dieses Thema weiter vertieft werden (Bedürfnisse des Kindes, Grenzen des professionellen

Kontaktes, eigene persönliche Grenzen), was in diesem Rahmen zu weit führen würde. Dies müsste in einer Inter- oder Supervision geklärt werden.

Weitere Motive von Grenzverletzungen können sein:

- Das Kind will Spannung erleben.
- Das Kind mag am Stundenende nicht aufhören, weil es gerade so schön ist.

Sprechen Sie das Kind mit dem Namen an: „Peter, ich möchte nicht, dass du auf mich zielst, hier, den großen Affen kannst du nehmen." Beachten Sie Ihre persönlichen Grenzen, nur dann können Sie den Kontakt zum Kind halten und einfühlend für den Prozess des Kindes bleiben. Bei aggressiven Kindern ist es wichtig, sehr sensibel für die Grenzüberschreitungen zu werden, d.h., *sie mehr und mehr vorauszuahnen/oder zu sehen, um schnell und frühzeitig bereits im Vorfeld zu reagieren.* Dann kann rechtzeitig über Konsequenzen des Verhaltens gesprochen werden und es kommt nicht der Anschein einer Bestrafung auf.

Ebenfalls von Bedeutung ist, dass Grenzen nicht nur sprachlich-inhaltlich vermittelt werden, sondern auch durch eine eindeutige nicht-verbale Haltung und den Einsatz der Stimme.

Was ist die Konsequenz, wenn jemand – was in der Praxis selten vorkommt – wiederholt gegen Grenzen verstößt? Die Konsequenz ist die Beendigung der Stunde: „Wenn du es noch einmal versuchst, dann ist die Stunde für heute beendet." Die Beendigung der Spielstunde bezieht sich immer nur auf die jeweilige Stunde, das Kind kann dann nächste Stunde wiederkommen

Generell gelten folgende Schritte bei der Grenzsetzung:

- Es wird zwischen der Absicht und der Tat unterschieden. „Du möchtest noch Wasser in den Sand gießen, um den Staudamm größer zu machen." Konkrete Benennung der Grenze: Die Regel ist hier: „Nur immer eine Gießkanne voll Wasser."
- Verhindern der Grenzverletzung durch Nähe, verbales oder handlungsmäßiges Einschreiten (als das Kind gerade noch einmal zum Wasserhahn laufen will): „Nein, das ist gegen die Regel. Vielleicht hast du noch eine andere Idee, wie du den Staudamm verbessern kannst." Wenn das Kind Farbe an die Wand werfen will, erfordert dies ein blitzschnelles „Zupacken", sodass die Grenzverletzung verhindert wird. Dann muss aber auch hier das Gefühl des Kindes aufgegriffen werden: „Du bist jetzt

wütend auf mich, dass ich das nicht erlaube. Ich lasse nicht zu, dass die Wand beschmiert wird. Du kannst die Tafel beschmieren, aber nicht die Wand."

- Nennen der Konsequenz: „Wenn du dich nicht an die Regel hältst, dann ist die Stunde für heute zu Ende."
- Bei Grenzverletzung: Durchführung der Konsequenz.

Axline betont, wie wichtig es ist, die Grenzen, auf die man sich einmal geeinigt hat, auch konsequent einzuhalten. Die Konsequenz gibt dem Kind ein Gefühl von Sicherheit und das Kind wird in dem Gefühl des Angenommenseins bestätigt (vgl. auch Goetze 2013).

Beispiele für Grenzsetzung

Michael, der durch die Trennung der Eltern sehr viel „Grenzenlosigkeit" erfährt, da der eine Elternteil immer wieder das aufhebt, was der andere gesagt hat, will unbedingt, dass sein aus Schaumstoffelementen gebautes Haus bis zur nächsten Stunde stehen bleibt. Er möchte, dass es alle Kinder sehen können. Ich verbalisiere, wie stolz er auf sein schönes Haus ist und dass er möchte, dass die anderen Kinder sehen, was für ein wunderbares Haus er gebaut hat. Weise ihn aber auch darauf hin, dass das Spielzimmer nach jeder Stunde wieder aufgeräumt wird, und biete ihm an, ein Foto von seinem Haus zu machen. Michael will kein Foto, er will, dass das Haus stehen bleibt, sonst komme er nicht mehr. Ich greife auf, wie gerne er möchte, dass das Haus stehen bleibt, und dass ich es sehr schade fände, wenn er nicht mehr kommen würde. Dass aber das Haus nicht stehen bleiben kann, weil alles im Spielzimmer bei jedem Stundenanfang immer auf seinem Platz ist. Michael ist wütend auf mich, dann zunehmend trauriger. Ganz in seiner Nähe stehend, greife ich diese Gefühle auf und biete ihm noch einmal das Foto an. Michael hat dann plötzlich eine Idee: Er nimmt die Krone vom Verkleidungsständer, klettert auf das Dach des Hauses, setzt sich die Krone auf und sagt mir, ich solle jetzt ein Foto von König Michael machen. Ich mache dies Foto und er zieht sehr stolz und zufrieden von dannen.

Michael konnte so die Konsequenz und Beständigkeit der Beziehung erfahren, gleichzeitig seine auftretenden Gefühle und seine eigene Problembewältigung.

Barbara spielt einen liebenswerten, armen, verkrüppelten Bettler, der für sein bisschen Geld bei mir im Kaufmannsladen einkaufen will und sich plötzlich in einen Bösewicht verwandelt, der mir das Geld raubt und alle Sachen aus dem Kaufmannsladen gnadenlos abräumt. Das sieht so aus, dass sie mit einer ihrer zwei Krücken, auf die sie sich stützt, alle Waren aus den Regalen fegt. Nachdem ich dies beim ersten Mal zugelassen hatte, weil Barbara erstmals mit ihren aggressiven Gefühlen in Kontakt kam, gehe ich beim zweiten Mal ganz kurz aus dem Spielgeschehen raus und sage ihr: „Heute nicht alle Regale! Ich krieg das nicht mehr aufgeräumt." Ohne sich im Spielfluss und in der Spielintensität unterbrechen zu lassen, räumt Barbara daraufhin nur die Hälfte der Regale aus.

Zeitpunkt der Grenzsetzung

Es ist grundsätzlich möglich, die Grenzen gleich am Anfang eines Kontaktes aufzuzeigen oder dann, wenn die Grenze „ins Spiel kommt". Mit Ausnahme der Zeitbegrenzung, die von Anfang an deutlich sein sollte, finde ich es sinnvoller, die Grenze dann einzuführen, wenn die Handlung des Kindes dies erforderlich macht. Dies kann bei sehr aggressiven Kindern gleich in der ersten Stunde sein, bei anderen Kindern müssen außerhalb der Zeitgrenze nie weitere Grenzen gesetzt werden.

Einzelne Situationen aus der Praxis

Im Folgenden werden einige typische Situationen geschildert, die eine klare Stellungnahme oder Grenzsetzung von Ihnen erfordern. Es können keine Rezepte gegeben werden, denn das richtige Verhalten lässt sich erst aus der jeweiligen spezifischen Situation heraus erschließen. Diese individuelle Situation liefert Hinweise, was das Kind bewegt, sich so oder so zu verhalten. Typische Situationen werden trotzdem hier aufgeführt, damit Sie sich „vorstrukturieren" können. Dann sind Sie nicht allzu überrascht – und damit eventuell handlungsunfähig –, wenn eine der genannten Situationen auftritt. Ein ausführlicher Überblick zum Thema „Grenzen" in der Kinder -und Jugendlichenpsychotherapie findet sich bei Hockel (2011 a).

Situationen, die sich aus dem Umgang mit aggressiven Kindern ergeben, sind hier nicht angeführt, da diese ausführlich im Abschnitt 8.3 dargestellt werden.

Das Kind will einen Freund oder ein Geschwister mitbringen. Dem können Sie ohne weiteres zustimmen, denn indem Sie das Kind im Kontakt mit anderen erleben, können Sie wertvolle neue Erfahrungen sammeln. Sie sollten allerdings darauf gefasst sein, dass das Kind dem Freund/Geschwister zeigen will, was es bei Ihnen alles darf, oder die Gelegenheit nutzt, sozusagen unter Ihrem Schutz den anderen zu unterdrücken oder den „King" zu spielen. Sie müssen daher sehr präsent sein, um Grenzüberschreitungen vorwegnehmen zu können. Ebenso müssen Sie sich im Vorfeld klarmachen, dass es für das Kind auch schmerzhaft sein kann zu erleben, wie Ihre Einfühlung und Wertschätzung auch einem anderen zugute kommt. Will das Kind öfter jemanden mitbringen, müssen Sie sich fragen, inwieweit das Kind damit ein tieferes Sich-auf-sich-selbst-Einlassen verhindern will.

Das Kind sagt: „Mach' die Augen zu". Je deutlicher dies in eine Spielhandlung eingebettet ist, umso eher wissen Sie, warum dies gefordert wird, und umso leichter können Sie der Anweisung folgen, ohne unsicher zu werden. Ist Ihnen nicht klar, warum das Kind dies möchte, müssen Sie auf der Basis Ihres momentanen Gefühls entscheiden, ob Sie sich darauf einlassen.

Das Kind will Ihnen etwas in den Mund stecken. Auch dies ist wieder sehr situationsabhängig. Gehört es in den Rahmen einer fiktiven Spielhandlung oder spielt das Kind Grenzverletzungen nach, die eine klare Abgrenzung von Ihnen verlangen?

Das Kind will etwas aus dem Spielzimmer mitnehmen. Dies kommt recht häufig vor. Entweder entwickelt sich dieser Wunsch aus einem Machtkampf heraus. Dann wird meist schon früh in der Stunde geäußert, das Spielzeug mitzunehmen. Oder es drückt die Bedürftigkeit des Kindes aus oder auch sein Problem, sich von der Stunde zu lösen. Sie greifen den Wunsch des Kindes und auch die Grenze („Alle Spielsachen müssen hier bleiben") auf. Sie können hinzufügen, dass das Kind das, was es in der Stunde gemalt oder fertig gebastelt hat, mit nach Hause nehmen kann, wenn es das möchte.

Das Kind will das Spielzimmer nicht verlassen. Dies ist ebenfalls eine häufige Situation. Wichtig ist auch hier Ihre Bestimmtheit, mit der Sie darauf hinweisen, dass die Spielstunde für heute zu Ende ist. Kleinere Kinder lassen sich manchmal durch ein plötzliches spaßiges „Zupacken" aus dem Zimmer tragen. Mit anderen Kindern kann man ein Spiel daraus machen oder ein Ritual einführen.

Das Kind will aus dem Spielzimmer hinausgehen, um den Gang ins Spiel mit einzubeziehen. Das Spielzimmer ist in der Spieltherapie der Ort, in dem die Veränderungen passieren. Der besondere Ort, in dem das Kind „der Bestimmer" ist. Das verlangt eine deutliche Grenzsetzung von Ihnen, nicht ohne den Wunsch des Kindes einfühlend aufzugreifen.

Das Kind will Sie besuchen oder Adresse, Telefonnummer haben. Dies kommt manchmal bei sehr bedürftigen Kindern vor, die in ihrem Elternhaus sehr vernachlässigt werden. Als Erstes müssen Sie für sich eine klare Grenze finden, d.h., nicht insgeheim in der Fantasie bei sich zu Hause schon einen Platz für das Kind einrichten. Dann können Sie den Wunsch aufgreifen und gleichzeitig die Grenze vermitteln, z.B.: „Du möchtest ganz oft bei mir sein (um zu signalisieren: der Wunsch ist o.k.), aber ich bin für viele Kinder da und jeden (Wochentag) um diese Stunde bin ich nur für dich da."

Daneben müssen Sie im Rahmen von Elterngesprächen oder Helferkonferenzen klären, wie die Situation des Kindes zu Hause verbessert werden kann.

Übung 1 Was sind Ihre persönlichen Grenzen im Umgang mit Kindern? Welche gelten immer, wo gibt es Ausnahmen?

Übung 2 Wie leicht/schwer fällt es Ihnen, „Nein" zu sagen, wenn Sie jemanden sehr gerne mögen?
Was brauchen Sie, um ganz klar Grenzen setzen zu können?

Übung 3 **Rollenspiele:** Person A versucht eine vorher ausgemachte Grenze zu verletzen und Person B versucht, damit umzugehen. Person C beobachtet verbale und nicht-verbale Signale. Spielen Sie verschiedene Situationen durch: Das Kind will etwas aus dem Fenster schmeißen, etwas kaputtmachen, nach Hause gehen etc.

7.9 Einsatz differenzieller Spielangebote

Auch wenn das Kind die Spielführung innehat, kann die Therapeutin differenzielle Spielangebote machen, um dem Kind weitere Ausdrucksmöglichkeiten anzubieten und/oder um im Rahmen eines störungsspezifischen Vorgehens zum Beispiel ein bestimmtes Thema zu vertiefen. Sie können dazu alle im folgenden Abschnitt angeführten Spielangebote verwenden.

Wichtig ist, dass diese Angebote

- aus dem Spielprozess heraus entstehen und/oder
- sich auf jeweils festgesetzte Prozessziele beziehen und
- dass es immer ein Angebot ist, welches das Kind auch ablehnen kann.

Sie können auch eine stärkere Strukturierung vornehmen, wenn es im Einzelfall gefordert ist. Schmidtchen (1978) nennt dies „Indirekte Reizkontrolle", Hockel (2002, 2011b) „Situationsgestaltung". So kann die Therapeutin bei bestimmten Störungen (z. B. Hyperaktivität) ein reduziertes oder spezielleres (z.B. mehr motorische Elemente) Spielangebot im Zimmer haben. Es können auch bestimmte Materialien vorher aus dem Zimmer genommen werden, z.B. die mit Spielzeugmunition geladene Pistole, wenn die Therapeutin zu diesem Zeitpunkt in keine Diskussion über die Grenzen (z.B. jedes Kind hat drei Schüsse) hineingehen will. Es kann auch zum Stundenanfang ein – das Thema des Kindes ansprechendes – Buch auf dem Tisch liegen oder ein spezielles Spiel. Da die Kinder das Spielzimmer und seine Ordnung genau kennen, fällt ihnen dies immer sofort auf und sie können dann entscheiden, ob sie darauf zugehen und sich damit beschäftigen oder nicht. Die meisten Kinder gehen auf so ein neues Angebot sofort zu.

Gerade weil Kinder gerne und bereitwillig auf ein Angebot der Therapeutin eingehen, soll hier noch einmal betont werden, dass der vom Kind gewählte Verarbeitungsweg immer im Mittelpunkt der Spieltherapie steht. Auch, wenn dieser Weg manchmal etwas lang erscheint. Es ist ein Entwicklungsprozess, der sich nicht einfach „abkürzen“ lässt. Dem Kind diese Zeit für sein Verarbeitungstempo zuzugestehen, stößt in unserer immer schnelllebigeren Zeit leicht auf Unverständnis. Darauf sollten Sie in Elterngesprächen oder auch in Gesprächen mit Kolleginnen vorbereitet sein.

Die Möglichkeit eines differenziellen Spielangebotes ergibt sich aus dem Spielprozess heraus, am Anfang und Ende einer Stunde, vor Ferien oder sonstigen besonderen Ereignissen.

Beispiele

Jana (6 Jahre), deren Eltern sich in einem Trennungsprozess befinden, erzählt, dass „der Papa jetzt weg ist“. Nachdem dies unter Berücksichtigung der nicht-verbalen Signale aufgegriffen wurde: „Der ist ausgezogen und du weißt nicht, was jetzt kommt“, frage ich: „Hast du Lust das hier anzuschauen“ – und hole dabei das Bilderbuch „Auf Wieder-Wiedersehen“ (s. 7.1.6) herbei. Jana nickt, neugierig geworden, und gemeinsam schauen wir uns das Buch an.

Melissa (8 Jahre) spielt eine Königin, die in der Hängematte liegt und sich von der Dienerin (Therapeutin) verwöhnen lässt. Nachdem ich einige ihrer Befehle ausgeführt habe, frage ich: „Frau Königin, möchten Sie eine Geschichte erzählt bekommen?“ Erwartungsvoll und neugierig stimmt Melissa sofort zu und ich fange an, ihr eine Geschichte zu erzählen, in der ihr Thema (sich immer anderen gegenüber weniger wert und unterlegen zu fühlen) so aufgegriffen wird, dass sie mit ihren Stärken in Verbindung kommt.

Toni (10 Jahre), der u.a. wegen sozial unangepassten Verhaltens in Behandlung ist, erzählt während des gemeinsamen Plätzchenbackens von einem Hund, den er zu einem früheren Zeitpunkt hatte. Zur nächsten Stunde bringe ich ein Hundebuch mit. Wir schauen es gemeinsam an und unterhalten uns darüber, wie man Rüden und Weibchen erkennt, über die Signale, die Hunde geben, und darüber, wie man am besten einen Hund erzieht.

Weiterführende Literatur

Eine sehr fundierte, überblicksartige Beschreibung der Personzentrierten Spieltherapie mit geschichtlichen und entwicklungspsychologischen Grundlagen findet sich in

Reisel, B./Wakolbinger, C: Kinder und Jugendliche.

Eine ausführliche Darstellung der Personzentrierten Spielpsychotherapie findet sich in den bereits im Abschnitt 2.4.2 aufgeführten Büchern

Boeck-Singelmann C. et al. (Hrsg.): Personzentrierte Psychotherapie mit Kindern und Jugendlichen. Band 1, 2 und 3.

Behr, M.: Interaktionelle Psychotherapie mit Kindern und Jugendlichen

Goetze, H.: Handbuch der personenzentrierten Spieltherapie.

Hockel, C.M.: Personzentrierte Kinderpsychotherapie

Wakolbinger , C. et al.: Die Erlebnis- und Erfahrungswelt unserer Kinder.

Über die Gesellschaft für Personzentrierte Psychotherapie und Beratung ist die Lehr-DVD *Den Spielraum nutzen* zu beziehen. Die DVD enthält zahlreiche Video-Ausschnitte aus realen Therapien mit unterschiedlichen Spielsituationen und Themenstellungen, in deren Mittelpunkt jeweils das Agieren der Therapeutenperson steht. Zu jedem Ausschnitt gibt es einen Text mit kurzen Angaben zum Kind und ausführlichen Erläuterungen im Sinne einer Mikroanalyse der jeweiligen therapeutischen Interventionen.

8 Differentielle Spielangebote

In jedem Detail
wohnt die Seele
des Ganzen.
Werner Heisenberg

In diesem Kapitel werden Ihnen verschiedene Methoden vorgestellt, die Sie in Ihrem psychotherapeutischen oder pädagogisch-therapeutischen Arbeitsfeld einsetzen können. Es sind Spielangebote, die den Kindern helfen, verschiedenste Aspekte ihres Erlebens zum Ausdruck zu bringen. Ziel ist jeweils, dass das Kind sich neuen Erfahrungen öffnet, verzerrte Wahrnehmungen korrigiert und diese dann in sein Selbstbild integrieren kann. Wenn auch im Vordergrund der Personzentrierten Spielpsychotherapie die ganzheitliche Entwicklung der kindlichen Persönlichkeit und nicht der Abbau einzelner Symptome steht, so können die hier aufgeführten Methoden doch störungsspezifisch in eine Spielpsychotherapie mit einfließen. Umgekehrt kann das Gesprächs-, Spiel- und Förderangebot im Rahmen von Beratung und Übungstherapie durch das freie Spiel ergänzt werden.

Ein personzentriertes Arbeiten mit diesen Methoden heißt:

- Das von Rogers formulierte Beziehungsangebot wird in der konkreten Spiel- oder Gesprächssituation umgesetzt (wie in Kapitel 5 dargestellt).
- Spielideen erkennen, aufgreifen und vertiefen. Die Therapeutin achtet aufmerksam darauf, in welchem spielerischen Geschehen sich die Aktualisierungstendenz des Kindes zeigt. Dies wird mit einfühlendem Verstehen aufgegriffen.
- Das Kind wird da abgeholt, wo es steht. Das heißt, nicht das Programm einer Stunde steht im Vordergrund, sondern das Kind mit seinen momentanen Empfindungen.
- Die Arbeit mit verschiedenen Materialien geschieht auf einer phänomenologischen Basis. Die Therapeutin deutet nicht, sondern die einzelnen bildlichen oder szenischen Darstellungen sprechen für sich. Die Therapeutin nimmt wahr, wie sie die Szene empfindet und wie diese sich für sie „anfühlt“.

- Die Therapeutin setzt Impulse, macht konkrete Angebote. Diese sollen die Aktualisierungstendenz des Kindes anregen. Diese Angebote entwickeln sich mit zunehmender Erfahrung immer mehr aus der unmittelbaren Begegnung heraus.
- Die Auswahl der einzelnen Methoden geschieht zielorientiert, die Arbeit damit prozessorientiert. Das heißt, die Therapeutin ist in jedem Moment offen für das, was passiert, sie folgt dem unmittelbaren Geschehen und versucht, es in seiner Bedeutung für das Kind zu verstehen.

In den folgenden Ausführungen aber auch in den Fallberichten aus der psychosozialen Arbeit (Kap. 12) wird verdeutlicht, wie diese Merkmale personzentrierter Arbeit im Umgang mit verschiedenen Materialien, konkreten Spielsituationen, Störungsbildern und in verschiedenen Handlungsfeldern umgesetzt werden können.

Beispiele und Fragen aus der Praxis sollen den notwendigen Praxisbezug herstellen. Übungen geben Ihnen die Möglichkeit, konkrete Erfahrungen mit den vorgestellten Methoden zu machen. Ein verantwortlicher Umgang mit den dargestellten Methoden setzt zusätzliche Fort- und Weiterbildungen voraus.

Welches Medium Sie für Ihre Arbeit auswählen, sollte sich an folgenden Kriterien orientieren:

- am Kind: welches Alter hat es, welche Präferenz hat das Kind für das eine oder andere Material,
- an den Zielen, die Sie erreichen wollen,
- an Ihrer eigenen Präferenz: Sie sind dann kongruent und lebendig, wenn Sie selber mit Freude dabei sind.

In der folgenden Darstellung werden für jedes Medium angegeben,

- welche Grundausstattung Sie dafür brauchen,
- für welches Alter es sich eignet und
- welche Ziele damit erreicht werden können.

Bei jedem Material werden einzelne Anwendungsbeispiele gegeben. Dies sind Interventionen, die sich bei Kindern bewährt haben. Es sind jedoch nur einige Möglichkeiten unter vielen, die als Anregungen zu verstehen sind. In „Helfende Spiele“ von Hobday/Ollier (2011) finden Sie eine große Anzahl weiterer konkreter spielerischer Interventionen, die Sie in Ihrem Arbeitsfeld einsetzen können.

Mit zunehmender Erfahrung und Sicherheit wird es Ihnen auch gelingen, eigene Spielangebote zu entwickeln und aus der unmittelbaren Begegnung heraus immer wieder etwas Neues entstehen zu lassen. Die Arbeit mit Kindern ist eine große Chance, Ihr spielerisches und kreatives Potenzial wieder zu entdecken.

8.1 Malen und Zeichnen

Malen ist für Kinder eine spontane und wichtige Form spielerischen Ausdrucks. Diese selbstverständliche bildhafte Ausdrucksweise ist den meisten Erwachsenen verloren gegangen. Nach Schuster (1989) bestehen schon in frühester Kindheit „bildhafte" Denkprozesse, die dazu führen, dass das Erleben in ein Traumbild, eine begriffliche Metapher oder eine Metapher in einem Bild umgesetzt wird. Dieses sehr früh einsetzende bildhafte Denken wurde durch die Säuglingsforschung bestätigt (s. 3.1).

Bereits nach Ende des Kritzelstadiums, mit ca. 3 Jahren, können Kinder nach Schuster Gefühle in Form von Metaphern bildlich darstellen. Bewusst und unbewusst werden dabei in den Bildern „Gleich-Wie-Beziehungen" hergestellt. Das Kind kann auf diese Weise Gefühle und Geschehnisse kommunizieren, die es sprachlich nicht ausdrücken will oder kann. Nach Krenz (1997) hat ein Bild immer zwei Funktionen: einen Ausdruckswert, d. h., das Kind tut damit etwas für sich, indem es seine Gefühle zum Ausdruck bringt. Die zweite Funktion ist die Bedeutung, die er den Erzählwert nennt, damit ist gemeint, dass sich in dem Bild auch immer eine Nachricht für eine vertraute Person offenbart.

Im psychotherapeutischen Bereich hängt die Bedeutung von der spezifischen psychotherapeutischen Richtung ab, der sich eine Psychotherapeutin zugehörig fühlt. Bei den hier vorgestellten Interventionen wird von einem *phänomenologischen* Ansatz (s. 2.3) ausgegangen, d. h., Sie werden aufgefordert, die Zeichnung auf sich wirken zu lassen und ganz konkret von den dargestellten Phänomenen auszugehen, ohne ein Theoriegebäude, das Ihnen sagt, welche Bedeutung dies oder jenes Merkmal hat.

Beispiel Malt das Kind einen grimmig blickenden, großen Bären, wird dies mit: „Der Bär sieht aber gefährlich aus", aufgegriffen. Es finden keine Interpretationen oder Deutungen des Symbols statt, auch nicht bei einem Elefanten mit einem langen Rüssel. Diese phänomenologische Sichtweise kann durch Erfahrungen ergänzt werden.

Obwohl es charakteristische Merkmale gibt, die in Kinderzeichnungen bei bestimmten Themen immer wieder auftauchen – z. B. werden bedrohliche Figuren, die dem Kind Angst machen oder von denen das Kind wünscht, dass sie weg wären, durchgestrichen –, muss vor einer vorschnellen Interpretation der dargestellten Metaphern gewarnt werden. Es muss immer daran gedacht werden, dass das Kind sowohl die Realität wie auch eine Wunschfantasie darstellen kann, wenn es z. B. Vater und Mutter in einem Boot sitzend darstellt. Ein Gespräch mit dem Kind, andere gemalte Bilder, die Entwicklung des Kindes und die individuellen Lebensumstände sind deshalb immer heranzuziehen, um die Bedeutung eines Bildes zu verstehen.

Beispiel Ein 5-jähriges Mädchen malte einen Fluss, der plötzlich unter der Erde weiterfloss, dann wieder auftauchte und wieder verschwand. Nachdem dies von einer Fachkraft so gedeutet wurde, dass das Mädchen irgendetwas Wichtiges verschweigen will oder muss, stellte sich bald heraus, dass das „Geheimnis" darin bestand, dass das Mädchen unmittelbar zuvor bei einem Spaziergang einen angelegten kleinen Wasserkanal gesehen hatte, der teilweise über, teilweise unter der Erde Wasser führte.

Bilder von misshandelten und missbrauchten Kindern

Misshandelte und missbrauchte Kinder drücken ihre traumatischen Erfahrungen in Bildern häufig durch spezifische Merkmale aus. Untersuchungen belegen z. B., dass misshandelte Kinder sehr oft Niederschläge in Form von Regen, Schnee oder Hagel malen. Schuster (1989, S. 130) schreibt dazu:

> „Die misshandelte Umgebung wird also auf das Wetter projiziert. Das Wetter trifft auf die Kinder und dringt – riesig und übermächtig – in ihr Leben ein wie die Gewalt vonseiten der Eltern, ohne dass sie sich dagegen wehren könnten."

Schuster weist darauf hin, dass dies ohne das Bewusstsein des Kindes geschieht, sodass die gewählte Metapher dem Kind selbst nicht verständlich ist.

Auch bei *sexuell missbrauchten* Kindern finden sich typische Merkmale (Steinhage 1992). Häufig findet sich das Übermalen oder Überkritzeln von Körperteilen, das Weglassen einzelner Körperteile oder die Betonung von Genitalien. Wichtig ist auch hier, dass nicht voreilige Schlussfolgerungen gezogen werden. So sollten andere Zeichnungen vergleichend hinzugezogen werden und immer die gesamte Entwicklung des Kindes berücksichtigt werden.

Sollten sich mehrere Hinweise auf eine Misshandlung oder einen Missbrauch eines Kindes ergeben, so sollten Sie Kontakt zu einer einschlägigen Beratungsstelle für sexuelle Gewalt aufnehmen, die es mittlerweile in allen Städten gibt und deren Mitarbeiterinnen speziell in Bezug auf das Erkennen und den Umgang mit dieser Thematik geschult sind. Keinesfalls sollten Sie von sich aus im Alleingang aktiv werden, es gibt zahlreiche Beispiele für den unermesslichen Schaden, den ein unüberlegtes und voreiliges Handeln – zumeist aus der eigenen Betroffenheit heraus – angerichtet hat.

Diagnostik von Kinderzeichnungen

Es gibt viele Verfahren, die Kinderzeichnungen im Rahmen der Psychodiagnostik verwenden. Sehr bekannt ist die *„Familie in Tieren"* (Brem-Gräser 2011) und *„Die verzauberte Familie"* von Kos/Biermann (1990). Beide Verfahren nutzen die hohe Kompetenz, die selbst kleine Kinder bereits in der bildlichen Metaphernbildung haben, um Aufschluss über die psychische Situation des Kindes in seiner Familie zu erhalten. Die Anweisung von Kos/Biermann: „Stell dir vor, es kommt ein Zauberer und verzaubert eine Familie, und zwar alle Menschen dieser Familie, Große und Kleine … Da hast du ein Blatt Papier und einen Bleistift, und nun zeichne, was da geschehen ist!" (Kos/Biermann 1990, S. 15).

Die Autoren stellen eine tiefenpsychologische Interpretation der Bilder vor. Auch hier ist jedoch eine rein phänomenologische, d.h. nicht theoriegeleitete, sondern von dem unmittelbaren Geschehen selbst ausgehende – möglichst vorurteilslose – Herangehensweise möglich.

Zeichnen die Kinder Tiere, müssen die aktuellen Einflüsse aus Fernsehen und Werbung berücksichtigt werden, die teilweise den Tieren eine ganz spezielle Bedeutung zuschreiben. So kann ein Drache ein gefährliches Tier sein, es kann sich aber auch um den lieben Drachen „Tabaluga" handeln. Wichtig ist daher, immer ein Gespräch über die Zeichnung zu initiieren. Manche Kinder erzählen gleich nach Aufforderung etwas dazu, bei anderen empfiehlt es sich, Fragen zu stellen:

Beispiele

„Stell dir vor, die Tiere könnten sprechen."
„Was würde der (Tier einfügen) sagen?"
„Stell dir vor, die Tiere würden etwas zusammen machen."
„Was würden sie machen?" „Wer würde etwas mit wem machen?"
„Wer hat es am besten?"
„Wer hat es am schlechtesten?"
„Warum?"
„Was wünscht sich der (Name des Tieres)?"

Beispiel Die schmächtige Ines (10 Jahre) hat noch zwei jüngere Brüder. Die Mutter ist mit der Erziehung der Kinder völlig überfordert, der Vater ist berufsbedingt nur selten da. Die Mutter hat gefühlsmäßig eine sehr starke Bindung zum mittleren Sohn. Sie hat die Wunschvorstellung einer braven Tochter, die ihr im Haushalt zur Seite steht und ist von Ines sehr enttäuscht. Statt einer erhofften Unterstützung ist sie eine Belastung. Ines wird wegen folgender Probleme vorgestellt: ständige Unruhe, Schlafstörungen, keine Freunde, Eifersucht auf den nächst jüngeren Bruder, zu Hause aggressiv der Mutter gegenüber, in der Schule vorlaut, leicht ablenkbar.

Ines malt ein Schwein (Oma), ein Pferd (Mutter), Sand (der 6-jährige Bruder, der der Liebling der Mutter ist) und ein Haus (der 4-jährige Bruder). Ines vergisst sich selber darzustellen. Dies kommt bei Kindern mit geringem Selbstwertgefühl häufiger vor. Als ich sie darauf anspreche, ob sie sich auch noch dazu malen möchte, malt sie sich als kräftiges Mädchen in lila-roten Farben (also unverzaubert und in ihrer Wunschvorstellung) dazu (s. Abbildung 5).

Die Figuren sagen folgende Sätze:

Das Schwein:	„Gib ihnen doch Wasser, sie verdursten sonst."
Das Pferd:	„Ich habe sie doch erst gegossen. Ich weiß nicht, woher ich das Wasser nehmen soll."
Der Sand:	„Ich mach jetzt die Blumen kaputt."
Das Haus:	„Nein, du darfst die Blumen nicht kaputtmachen, sonst sag ich's der Mama."
Ines:	„Im Haus wohnt der Thomas (Name des jüngsten Bruders) mit den Blumen und die Blumen sagen: ‚Gib uns Wasser, wir verdursten sonst.'"

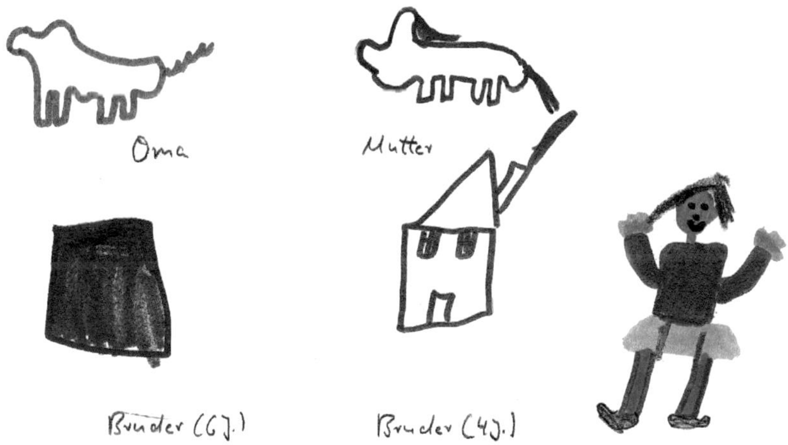

Abbildung 5: Verzauberte Familie (Ines, 10 J.).

An diesem Beispiel wird deutlich, wie Ines das Symbol der Blume braucht, um ihr Leid auszudrücken.

Weitere Tests werden hier nur kurz mit entsprechender Literaturangabe vorgestellt, da sie in der Beratungsarbeit nur nach einer gründlichen Einarbeitung bzw. einschlägigen Fortbildung durchgeführt werden sollten.

- Der **Mann-Zeichentest** (Ziler 2007), der Aussagen über das Intelligenzniveau, das Körperschema und das Selbstgefühl machen soll.
- Der **Baumtest** (Koch 2003, Ave-Lallemant 2010) ist ein Persönlichkeitstest, der von der Überlegung ausgeht, dass in der Art eines gemalten Baumes die Persönlichkeit des Kindes symbolisiert ist.
- Der **Sterne-Wellen-Test** (Ave-Lallement 1994, Zöllner et al. 2006) soll in der Art und Weise, wie ein Sternenhimmel über Meereswellen gemalt wird, ebenfalls Aussagen über die Persönlichkeit des Kindes machen.

Alle diese Tests sind schnell durchzuführen, decken ein breites Altersspektrum ab und machen den Kindern in der Regel Spaß. Wie schon erwähnt, sollte man diese projektiven Verfahren aber nur mit einschlägigen Kenntnissen durchführen.

Zum Abschluss eine Anmerkung von Antoine de Saint-Exupéry, der in der Einleitung zu seinem Buch „Der kleine Prinz" schreibt:

> „Als ich sechs Jahre alt war, sah ich einmal in einem Buch über den Urwald, das ‚Erlebte Geschichten' hieß, ein prächtiges Bild. Es stellte eine Riesenschlange dar, wie sie ein Wildtier verschlang.
> In dem Buch hieß es: „Die Boas verschlingen ihre Beute als Ganzes, ohne sie zu zerbeißen. Daraufhin können sie sich nicht mehr rühren und schlafen sechs Monate, um zu verdauen."
> Ich habe damals viel über die Abenteuer des Dschungels nachgedacht, und ich vollendete mit einem Farbstift meine erste Zeichnung. Meine Zeichnung Nr. 1. So sah sie aus:

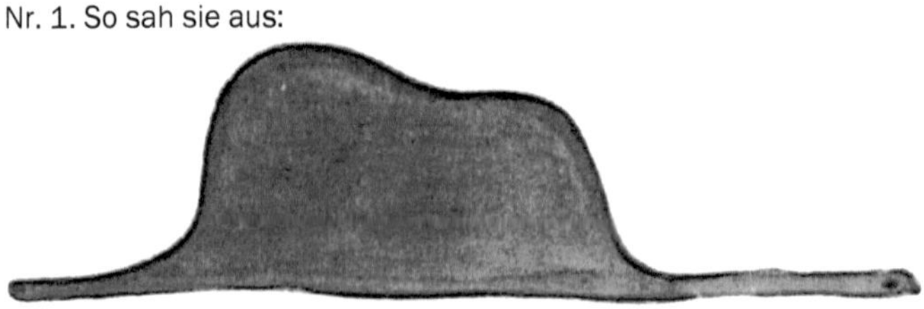

> Ich habe den großen Leuten mein Meisterwerk gezeigt und sie gefragt, ob ihnen meine Zeichnung nicht Angst mache.

Sie haben mir geantwortet: „Warum sollen wir vor einem Hut Angst haben?" Meine Zeichnung stellte aber keinen Hut dar. Sie stellte eine Riesenschlange dar, die einen Elefanten verdaut.
Ich habe dann das Innere der Boa gezeichnet, um es den großen Leuten deutlich zu machen. Sie brauchen ja immer Erklärungen. Hier meine Zeichnung Nr. 2:

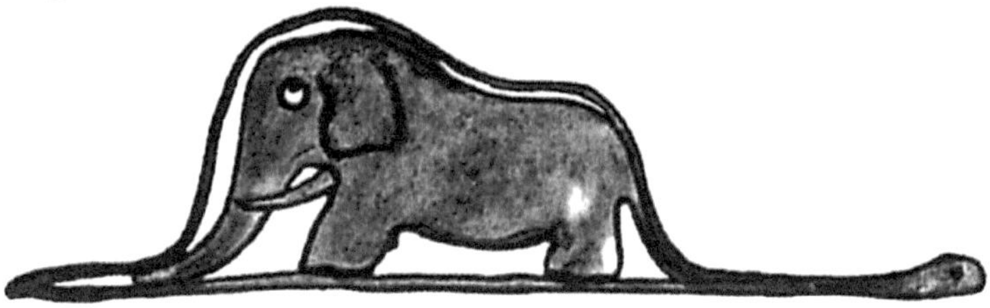

Die großen Leute haben mir geraten, mit den Zeichnungen von offenen oder geschlossenen Riesenschlangen aufzuhören und mich mehr für Geografie, Geschichte, Rechnen und Grammatik zu interessieren. So kam es, dass ich eine großartige Laufbahn, die eines Malers nämlich, bereits im Alter von sechs Jahren aufgab. Der Misserfolg meiner Zeichnungen Nr. 1 und Nr. 2 hatte mir den Mut genommen. Die großen Leute verstehen nie etwas von selbst, und für die Kinder ist es zu anstrengend, ihnen immer und immer wieder erklären zu müssen."

Ausstattung

- Papier im Format DIN A4 und DIN A3
- eine Papierrolle
- Filzstifte mit dünner und dicker Endung, dünne und dicke Buntstifte aus Holz
- Bleistifte
- Wachsmalfarben
- Wassermalfarben
- Fenstermalfarben
- Acrylfarben
- Wasser und Pinsel verschiedener Größe

Alter

Die Arbeit mit Bildern eignet sich für Kinder ab ca. 4 Jahren.

Anwendung und Ziele

Kontakt aufnehmen. Da Malen ein ganz natürliches Ausdrucksmittel von Kindern ist, kann man es überall einsetzen, um in Kontakt mit dem Kind zu kommen. Gerade sehr schüchterne Kinder oder Kinder mit Sprechstörungen ziehen das Malen dem Erzählen häufig vor. Wenn sich das Kind von Ihnen mit seinem Bild verstanden fühlt, kann es sich mit dem, was ihm wichtig ist, weiter mitteilen.

Sie können das Kind einfach bitten, ein Bild zu malen, dies ist besonders bei jüngeren Kindern empfehlenswert, die gerne ganz frei malen. Das Kind kann dann aufgefordert werden, etwas dazu zu sagen, wenn es mag. Das wird dann durch einfühlendes Mitschwingen begleitet. Sie können auch Fragen nach dem emotionalen Befinden der Figuren stellen. Vorsichtig sagen, was Sie wahrnehmen. *Beispiel:* „Der Hund steht da so alleine, kümmert sich jemand um den?"

Älteren Kindern können spezifische Anweisungen gegeben werden, z.B. „Male ein Bild von dir, von deiner Familie etc. Bekannt ist die kinetische Familienzeichnung, bei der das Kind aufgefordert wird, seine Familie zu malen, wie sie gerade etwas zusammen machen (nach Main zitiert in Schildbach u.a. 1991), oder die Anweisung, ein Haus, eine Person und einen Baum zu zeichnen (Oaklander 2013).

Selbstausdruck fördern/verzerrte und verleugnete Wahrnehmungen korrigieren. Malen hat eine kathartische Funktion, indem sich das Kind über das Bild ausdrücken kann und seine Gefühle auf diese Weise einen Ausdruck und einen „Platz" bekommen. Durch die unbedingte Wertschätzung erlebt das Kind, dass es mit all seinen dargestellten Gefühlen angenommen wird. Inkongruenzen, wie z.B. ich darf nicht wütend auf die Mama sein, können so korrigiert werden.

Oaklander (2013), die sehr viele verschiedene Möglichkeiten mit Kindern im therapeutischen Rahmen zu zeichnen und zu malen aufzeigt, lässt die Kinder nach einer Fantasiereise ein Bild malen. Dann werden die Kinder aufgefordert, sich mit einem Teil des Bildes zu identifizieren und sich vorzustellen, dieser Teil (ein Baum, eine Blume) könnte sprechen. Die einzelnen Teile des Bildes lässt sie dann miteinander kommunizieren. So nimmt das Kind ganz konkret Kontakt mit seinen widersprüchlichen Empfindungen auf und kann diese Schritt für Schritt in sein Selbstbild integrieren.

Kinder ab ca. 6 Jahren können aufgefordert werden, ein spezielles Gefühl zu malen, z.B. ein Wutbild oder ein Angstbild (ebd. 2013). Wichtig ist auch hier das sich daran anschließende Gespräch. Das Kind erfährt, dass alle Gefühle da sein dürfen, sie werden durch das Bild ausgedrückt und dann sprachlich symbolisiert.

Traumatische Ereignisse darstellen und verarbeiten. Ereignisse, die das Kind noch nicht verarbeiten konnte, können durch die Symbolisierung des Geschehens im Bild in Ruhe angeschaut und im eigenen Tempo des Kindes nachvollzogen werden. Dabei können, wie im freien Spiel, die Geschehnisse variiert und verändert werden, bis sie für das Kind passen. Dieser heilenden Wirkung kommt gerade im Therapievorfeld eine große Bedeutung zu.

Beispiel Die 5-jährige Antonia schläft nach einem Brand in der Küche, der von der Feuerwehr gelöscht wurde, nicht mehr alleine in ihrem Zimmer. Da sie auch nicht über das Feuer redet, was die Mutter erwartet hatte, wendet sich diese an eine Beraterin. Diese fordert Antonia auf, ein Bild zu malen. Antonia malt spontan die brennende Küche und die Feuerwehr, die das Feuer löscht. Anhand des Bildes kann sie der Beraterin alles noch einmal genau erzählen. Am nächsten Tag ruft die Mutter an, dass Antonia wieder in ihrem Bett schläft.

Zur Ruhe kommen. Kinder können sehr ruhig werden, wenn sie malen. Eine besondere Stellung nimmt bei dieser Art das Malen oder Ausmalen von Mandalas ein. Selbst sehr unruhige Kinder können sich so tief in das Ausmalen eines Mandalas versenken, dass sie über eine längere Zeit völlig ruhig und konzentriert bei der Sache sind. Wichtig ist, dass Sie für jedes Alter Mandala-Vorlagen vorrätig haben, da es einen gegenteiligen Effekt hat, wenn die Vorlage in ihrer Differenziertheit zu hohe Ansprüche an das Kind stellt.

Zukunft gestalten. Es können auch schwierige Ereignisse vorweggenommen werden. Schuster (1989) berichtet von Kliniken, die mit Kindern, die zu einer Operation ins Krankenhaus müssen, im Vorfeld den Ablauf einer Operation oder Untersuchung zeichnen. Das Kind schaut sich so die einzelnen Schritte an: Ankunft im Krankenhaus, das Zimmer mit seinem Bett, die Vorbereitung auf die Operation etc. bis zum guten Ende. Das Kind weiß so, was passieren wird und der gute Ausgang gibt dem Kind die notwendige Zuversicht. Das eigene Tun ist in diesem Fall einer „Aufklärung“ allein durch ein einschlägiges Bilderbuch vorzuziehen.

Perspektivenwechsel. Carola (8 Jahre) berichtet von einer Auseinandersetzung mit ihrer Freundin Barbara. Die Therapeutin fordert Carola auf, sich und die Freundin zu malen. Carola malt sich und Barbara mit je einer Sprechblase. Barbara sagt in der Sprechblase: „Blöde Kuh“, Carola: „Selber blöde Kuh“.

Therapeutin: „Was sieht die Carola, wenn sie sich umdreht?“
Carola: „Ganz viele andere Gesichter.“

Therapeutin: „Und was sagen die?"
Carola: „Du bist gar nicht blöd."
Therapeutin: „Kannst du das mal aufmalen."
Carola malt hinter sich mehrere Gesichter und füllt die Sprechblasen dann mit Sätzen wie: „Du bist gar nicht blöd." „Ich mag dich." „Hast du heute Zeit?"

Carola, die nur noch die – momentane – Ablehnung durch ihre Freundin gesehen hatte und sich dadurch schlecht und nicht gemocht fühlte, konnte durch diesen neuen Blickwinkel ihren Wert wieder entdecken.

Variationen

Ein Bilderbuch entsteht. Malt ein Kind gerne, kann zu einem Thema ein Bilderbuch entstehen.

Beispiel Jennifer (6 Jahre) hat Angst vor Hunden. Mit Jennifers Bildern entsteht ein Bilderbuch. In diesem gibt es große und kleine Hunde, die Hundesprache wird erklärt und alles, was man so über Hunde wissen muss. Am Ende sieht man, wie Jennifer Freundschaft mit einem Hund schließt.

Standbild ein- und ausschalten. Nachdem das Kind ein Bild gemalt hat, lautet die Anweisung: „Stell dir vor, dies wäre ein Standbild in einem Film. Jetzt schalten wir das Standbild wieder aus und die Geschichte geht weiter: Was passiert als Nächstes?" Das Kind wird damit aufgefordert, „seine Geschichte" zu erzählen (vgl. Irwin 1983).

„Gefühle sind wie Farben." Diese Überschrift aus einem bekannten Kinderbuch (Aliki 2011) wird für folgendes Angebot benutzt. Das Kind wird aufgefordert, zuerst einen Körperumriss zu malen und dann dort Gefühle in verschiedenen Farben hineinzumalen (vgl. auch „Die Angstdetektive" in Abschnitt 10.4.3.).

Beispiel Nadine (12 Jahre) zeichnet in den Körperumriss einen roten Fleck, viel Schwarz und Grün in die Arme und Beine. Sie erklärt: Rot ist das Lachen, die meisten Leute sehen nur das, grün ist die Bewegung und schwarz ist die Traurigkeit. In dieser und den darauf folgenden Stunden entwickelt sich ein Gespräch darüber, in welchen Situationen welche Farbe auftritt, wem sie evtl. die schwarze Farbe zeigen könnte und wie der schwarze Teil kleiner werden könnte.

„Schlechte Zeiten – Gute Zeiten". Das Kind wird aufgefordert, auf eine Seite des Blattes zu malen, wie es ist, wenn es ihm gut geht, und dann auf die andere Seite, wie es ist, wenn es ihm schlecht geht.

Beispiel Ines (10 Jahre, s. Abb. 5) malt auf diese Aufforderung hin folgendes Bild (s. Abb. 6). Auf die Frage, was die Blumen auf der rechten Seite sagen würden, wenn sie sprechen könnten, kommt die Antwort: „Uns geht es heute gut." Frage: „Worüber freuen sich die Blumen am meisten?" Antwort: „Über die Sonne und die Gießkanne."

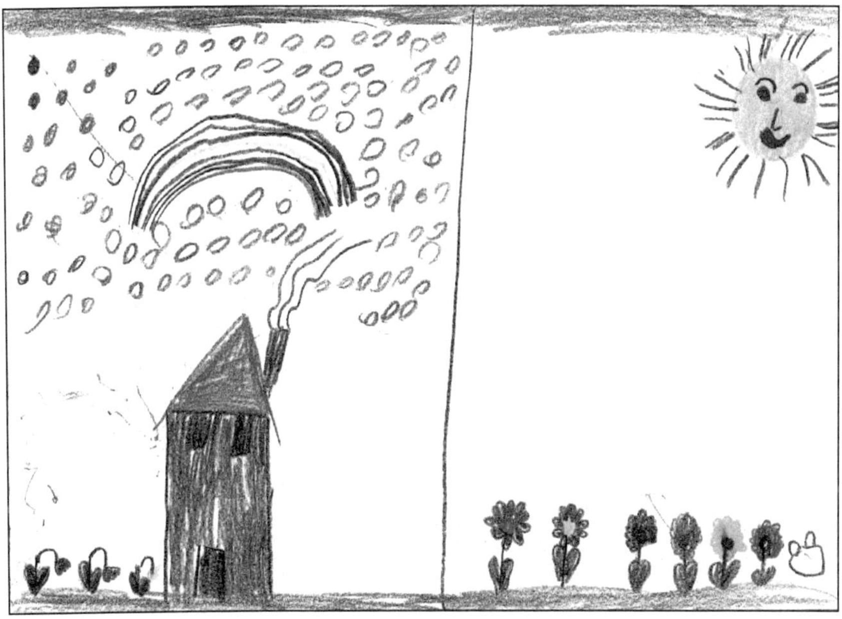

Abbildung 6: „Schlechte Zeiten – Gute Zeiten" (Ines, 10 J.)

Je nach therapeutischem Prozess können im weiteren Verlauf die „guten" oder „schlechten Zeiten" vertieft werden.

Comics. Kinder die nicht gerne malen, weil sie mit negativen Bewertungen schlechte Erfahrungen gemacht haben, malen häufig mit Begeisterung Comicfiguren, die gerade „in" sind.

Bei Mills/Crowley (2011) finden sich viele Beispiele, wie über die dargestellten Comicfiguren mit dem Kind spielerisch Kontakt aufgenommen und Probleme bearbeitet werden können (vgl. Vogt-Hillmann 1999).

Weiterführende Literatur

Gier, R.: Die Bildsprache der ersten Jahre verstehen. Kösel

Seitz, R./Seitz, M.: Kreative Kinder. Das Praxisbuch für Eltern und Pädagogen.

Vopel, K.: Kunsttherapie für Kinder: 110 Ideen zum Zeichnen und Malen.

Ein maltherapeutischer Zugang im Rahmen klinischer Kinder- und Jugendlichenpsychotherapie wird vorgestellt von

Baulig, I./Baulig, V.: Praxis der Kindergestalttherapie.

Oaklander, V.: Gestalttherapie mit Kindern und Jugendlichen.

Über Malen und Zeichnen im Rahmen der Personzentrierten Kinderpsychotherapie informieren

Groddeck, N.: Klientenzentrierte Kunsttherapie mit Kindern und Jugendlichen.

Jacob, A.: „Bild“ und „Vision“ in der Personzentrierten Psychotherapie mit Kindern und Jugendlichen.

Übung 1 Machen Sie ein Kritzelbild. Kritzeln Sie einfach drauflos.
Auswertung (in Paaren oder Kleingruppen):
Wie ging es mir dabei gefühlsmäßig?
Wie viel Bewegung habe ich gespürt?
Wie gefällt mir mein Kritzelbild?
Was für Bewertungen sind in meinem Kopf?

Übung 2 Schließen Sie die Augen, spüren Sie, wie es Ihnen jetzt im Moment geht und drücken Sie dies Empfinden anschließend in Farben aus.
Auswertung: Besprechen Sie in einer Kleingruppe, welche Farben für welches momentane Empfinden stehen. Die anderen Teilnehmerinnen können dann ihren Eindruck in Bezug auf das Bild mitteilen.

Übung 3 Schließen Sie die Augen, lassen Sie Bilder aus der Kindheit kommen. Lassen Sie sich Zeit, schauen Sie sich mehrere Bilder an. Dann malen Sie ein Bild dazu.
Auswertung:

- Was stellt das Bild dar? Wie ging es mir als Kind? Was ist auf dem Bild alles drauf, welchen Stellenwert hatte das für mich?
- Geben Sie dem Bild einen metaphorischen Titel; *Beispiel:* Licht und Schatten/Verloren/Im Königreich der Fantasie.

Bei der Auswertung in der Gruppe schließen sich folgende Schritte an:
Nachdem das Bild so vorgestellt wurde, geben die anderen Teilnehmerinnen Feedback darüber, wie das Bild auf sie wirkt und was sie jeweils sehen.
Die Person, die das Bild gemalt hat, lässt den dargestellten Eindruck jeweils auf sich wirken und gibt dann ihre Rückmeldung dazu.
Die Person, die das Bild gemalt hat, schaut es sich jetzt noch einmal an: Was ist dazugekommen? Was hat sich verändert? Stimmt der Titel noch?

8.1.2 Szenisches Spiel

Da Kinder sich und ihre Welt gerne im szenischen Spiel mit Spielfiguren nachgestalten, haben Spielfiguren, die Menschen, Tiere, Pflanzen und Gegenstände in Kleinformat abbilden eine lange Tradition sowohl im Kinderzimmer als auch in der psychotherapeutischen Praxis.

Ausgehend vom Weltspiel der Margarete Lowenfeld wurde von Dora M. Kalff (2000), einer Analytikerin nach C. G. Jung, die Sandspieltherapie entwickelt. Beim Sandspiel steht dem Kind ein Kasten, der in seiner Größe dem Blickfeld angepasst ist, mit trockenem Sand, der auch nass gemacht werden darf, zur Verfügung. In unmittelbarer Nähe der Sandkiste sind die unterschiedlichsten Materialien (Steine, Muscheln), Häuser, Einrichtungsgegenstände, Figuren (Menschen: große und kleine, Märchengestalten, Cowboys, Indianer) und die verschiedensten Tiere (wilde und domestizierte) aufgestellt, „lauter Dinge, die in der weiten Welt, aber auch in der Fantasie des Kindes vorkommen" (Kalff 2000, S. 23). Das vom Kind mit einer Auswahl aus Hunderten von kleinen Figuren hergestellte Sandbild ist nach Kalff die dreidimensionale Darstellung seiner psychischen Situation. Dabei wird der Symbolik der einzelnen Darstellungen eine große Bedeutung zugeschrieben. Nach Kalff spielt, zeichnet oder malt das Kind „in einer jahrtausendealten Symbolsprache, mit welcher auch der Erwachsene bewusst oder unbewusst durch alle Zeiten hindurch, in allen Kulturen, seiner Ganzheit Ausdruck verliehen hat" (ebd., S. 7). Das Verständnis der im Sandbild auftauchenden Problematik schafft eine Vertrauensatmosphäre zwischen Kind und Therapeutin, die einen heilenden Einfluss ausübt, gleichzeitig geben das Verständnis der Symbolik, wie auch die Einzelheiten und der Aufbau des Bildes der Therapeutin Hinweise für die Behandlung. Das Symbol wird dem Kind nicht gedeutet, da das Erleben des Symbols im geschützten Raum bereits heilend auf die Psyche des Kindes wirkt.

In der personzentrierten Arbeit steht nicht das Symbol, sondern *die Bedeutung, die das Kind den Figuren und Bildern gibt,* im Zentrum der Betrachtung. Wie beim einfühlenden Verstehen beschrieben, ist es ein *gemeinsamer Suchprozess,* herauszufinden, welche subjektive Bedeutung diese oder jene Darstellung für das Kind hat. Mal ist dabei nur ein einfühlendes Mitschwingen erforderlich, z.B. wenn das Kind mit Spielfiguren eine Szene aufbaut, ein anderes Mal ist das Reflektieren von Gefühlen angesagt, z.B., wenn sich im szenischen Spiel eine Handlung abspielt.

Der bekannte Scenotest der Kinder- und Jugendpsychiaterin Gerdhild von Staabs (1992) enthält diverse Spielfiguren, die in einem transportablen Koffer untergebracht sind. Der Kofferdeckel ist die Spielfläche, auf der das Kind ein Bild stellen soll. Eine leichte Magnetschicht sorgt dafür, dass die Figuren nicht umfallen. Im Gegensatz zum Sandspiel ist das Material standardisiert und das

Augenmerk ist auf die emotionalen Beziehungen in der Familie gerichtet. Dies wird durch die sorgfältige Auswahl der Figuren und Materialien gewährleistet. Das Kind kann mit diesem Material sein Befinden und das seiner Bezugspersonen ganz unmittelbar in Szene setzen. Die Auswertung erfolgt auf dem Hintergrund der psychoanalytischen Theoriebildung, in der dem Symbolcharakter der einzelnen Figuren eine entsprechende Bedeutung zukommt. Der Scenotest wird als diagnostisches, aber auch als psychotherapeutisches Verfahren eingesetzt (vgl. auch Biermann/Biermann 1998, Fliegner 2004).

Krucker (1997) entwickelte einen szenisch-analytischen Ansatz in der Spieltherapie, der schulenübergreifend weniger mit der Symbolik der einzelnen Spielfiguren arbeitet, als vielmehr phänomenologisch an die vom Kind aufgestellten Szenen herangeht.

In der personzentrierten Arbeit kann der Scenotest als *standardisierte Beobachtungssituation* genutzt werden, die etwas von der inneren Welt des Kindes „sichtbar" macht. Dies wird anschließend noch näher erläutert.

Ausstattung

Man benötigt einen Szenotest und/oder ein Regal mit Spielfiguren der verschiedensten Art aus Holz, Gummi oder Plastik. Da das Kind innerlich ganz präzise Vorstellungen darüber hat, wie etwas aussieht, ist eine relativ große Auswahl nötig. Wichtig sind Zäune, sogar verschiedene Arten von Zäunen, da sie für die Darstellung von Zusammenhalt (z. B. in einer Familie) aber auch für Einengung und Abgrenzung häufig gebraucht werden.

Die Größe des Sandkastens ist bei Dora Kalff 0,57 × 0,72 × 0,7 m, in diesem Kontext kann die Sandfläche aber auch größer sein. Wichtig ist, dass der Sand immer ganz glatt gestrichen ist, sodass die Verbindung zu einem normalen Sandkasten weniger gegeben ist. Sand mit einem etwas höheren Lehmanteil ist besser zu formen. Statt mit einer Sandkiste kann auch mit einem Spielbrett gearbeitet werden.

Alter

Die Arbeit mit Spielfiguren kann mit Kindern von ca. 4-12 Jahren durchgeführt werden.

Ziele

- Selbstausdruck fördern
- Verzerrte und verleugnete Wahrnehmungen korrigieren

- Vergangene Erlebnisse darstellen und einer Verarbeitung zugänglich machen
- Neue Handlungsschemata ausprobieren
- Zukunft gestalten

Anwendung

Der Scenotest als standardisierte Beobachtungssituation. Das Kind wird aufgefordert, auf der Spielfläche etwas aufzubauen. Da das Material einen hohen Aufforderungscharakter besitzt, gehen die meisten Kinder bereitwillig darauf ein. Älteren Kindern kann hinzugefügt werden „etwa so, wie ein Regisseur auf einer Bühne eine Szene inszeniert" (v. Staabs 1992, S. 17). Das Kind wird gebeten zu sagen, wann es fertig ist. Während das Kind die Szene aufbaut, schauen Sie mit Aufmerksamkeit zu, anschließend wird das Kind aufgefordert, etwas zu der Szene zu erzählen. Manche Kinder erläutern bereitwillig, was da „los ist", andere möchten nicht darüber reden. Fragen wie: „Wem geht es am besten"? „Wem geht es am schlechtesten"? helfen dann, etwas mehr über die Szene zu erfahren.

Wie bereits einleitend erwähnt, deutet die Therapeutin in der personzentrierten Arbeit die dargestellte Szene nicht, sondern erfasst die Szene rein phänomenologisch, d.h., die dargestellten Figuren in ihrer Platzierung, ihrer Zugewandtheit, ihrem Ausdruck, in ihren Handlungen und in ihrer Kommunikation miteinander sprechen für sich. Nehmen Sie wahr, wie Sie die Szene empfinden und wie sie sich für Sie „anfühlt". Dabei müssen Sie für sich abstimmen, was Sie davon äußern und was Sie für sich behalten.

Szenisches Spiel. Mit dem Scenomaterial oder den o. a. Spielfiguren kann nicht nur eine Szene wie ein Bild dargestellt werden, es kann auch als szenisches Spiel verwendet werden. Durch das szenische Spiel werden schwierige Themen sichtbar, erlebbar und dadurch veränderbar. Die Aufforderungen hängen davon ab, was Sie für Ziele haben. Sie können das Kind, wie oben angeführt, bitten, einfach eine Szene aufzubauen, aber auch, eine bestimmte Situation, die Familie oder auch einen Traum darzustellen. Bei diesem Vorgehen kann man einen Such-, Aufbau- und Spielprozess unterscheiden.

Der Suchprozess: Am Anfang hat das Kind noch keine genaue Vorstellung, das Bild entwickelt sich aus einem inneren Prozess heraus. Im Unterschied zum Malen entwickelt sich der innere Suchprozess in diesem Fall in Abstimmung mit dem Material, das bestimmte Assoziationen beim Kind auslöst. Aus dieser inneren Interaktion entsteht dann der Griff nach dieser oder jener Spielfigur. Während dieses Prozesses möchte das Kind eher in Ruhe gelassen werden.

Der Aufbauprozess: Ist das innere Bild klar und das Kind beginnt es umzusetzen, können Sie diesen Aufbauprozess durch vorsichtige, nicht eingreifende, nur einfühlend mitschwingende Kommentare begleiten, z. B. „das Zebra kommt dahin". Diese Begleitung signalisiert dem Kind Ihre Aufmerksamkeit. Verbale Äußerungen können den Prozess des Kindes aber auch stören, wichtiger als das verbale Begleiten ist daher Ihre innere Präsenz, die an Ihrer Körperhaltung, Mimik und Gestik sichtbar und spürbar wird. Ein Blickkontakt zur Begleitung ist für das Kind nicht immer notwendig, das Kind spürt Ihre Gegenwart mit allen Sinnen. Richtet sich das Kind an Sie, weil es etwas Bestimmtes braucht, so können Sie beide gemeinsam suchen, ob sich etwas Passendes finden lässt, z.B. eine bestimmte Blume.

Während des Aufbaus kann ein ähnlicher Prozess wie beim Malen beobachtet werden: Es wird immer mehr hinzugefügt, bis das Ergebnis für das Kind passt.

Der Spielprozess: Der Prozess des Aufbaus ist sehr wichtig, weil sich das Kind damit auf sein inneres Erleben einlässt. Nach der Beendigung des Aufbaus entsteht oft eine Art Pause. Dieser „Übergangsmoment" fordert von Ihnen viel Sensibilität und ein behutsames Spüren. „Wie geht es weiter?" Im Folgenden werden Möglichkeiten aufgezeigt, einen Spielprozess in Gang zu setzen und weiterzuführen:

- *Das Kind fängt von sich aus an zu spielen:* Es ist wichtig, zurückhaltend zu kommentieren, was passiert. Wie im Kapitel 5 dargestellt, geht es darum, sowohl die Handlungsebene („Die greifen jetzt an.") durch ein einfühlendes Mitschwingen, als auch die emotionale Ebene („Die Maus hat ganz schön Angst.") durch ein Reflektieren der Gefühle behutsam aufzugreifen. Dabei ist es wichtig, nicht zu interpretieren.
  Beispiel: Das Kind stellt wilde Tiere (Tiger, Elefant, Krokodil, Nilpferd) auf die Bühne. Im begleitenden Kommentar werden die gefährlichen Tiere aufgegriffen, dabei wird deutlich, dass das Kind die Tiere nicht als gefährlich empfindet, sondern als kraftvoll und „etwas Besonderes".
  Bei einer feinfühligen, mitschwingenden Begleitung kann sich das Kind, vollkommen auf sich selbst zentriert, in seine inneren Prozesse vertiefen. Dann ist es sehr spannend, wie alles nach und nach entsteht. Der Weg ist das Ziel. Das Kind kreiert aus dem Augenblick heraus sein nächstes Tun.
- *Impulse geben:* Sie geben direkt weiterführende Impulse, z. B.: „Wie geht es weiter?" „Machen die noch etwas miteinander?" „Wem geht es am besten?" „Was passiert dann?" „Was würde die Giraffe am liebsten tun?" Möchte das Kind nicht weiter-

spielen, antwortet es: „Weiß nicht." Dann sollte das Kind nicht gedrängt werden, sondern es sollte bei seiner Suche nach einer anderen (Spiel-)Aktivität begleitet werden.
Indirekt können Sie Impulse setzen, indem Sie aufgreifen, was Ihnen auffällt, z.B. eine Figur, die ein spezielles Merkmal verkörpert: „Das Krokodil schaut ganz schön gefährlich, ist es das?" Oder die Gestaltung einer Szene betreffend, z.B. wenn alle Tiere eingezäunt sind: „Die Tiere sind alle eingezäunt, kommen die auch mal raus?"

- *Die Position des Kindes einnehmen:* Sie suchen sich die Figur raus, mit der das Kind sich vermutlich identifiziert und versetzen sich in diese Figur, wie sie dargestellt ist. Beispiel: „Der Affe sitzt da so alleine, was möchte der denn gerne machen?" „Der Junge steht neben dem Elefanten. Mögen die sich?"
- *Hilfe anbieten:* Stellt die Szene eine oder mehrere Figuren in einer unglücklichen Lage dar (allein/bedroht), können Äußerungen wie: „Was könnte dem Fisch helfen?" „Was können die Indianer tun, um ihre Pferde zurückzubekommen?", helfen, den Spielprozess weiterzuführen.
- *Sich selbst einbringen:* Sie schlüpfen in eine der Spielfiguren und bringen sich dann von dieser Position aus ein. Beispiel: „Der Vogel überlegt jetzt, wie er dem Huhn helfen kann. Alleine schafft er das nicht. Wer könnte noch mithelfen?"

Zusammenfassend soll für die Begleitung betont werden:

- Wichtig ist eine genaue Beobachtung der nicht-verbalen Äußerungen, an ihnen können Sie die innere Beteiligung des Kindes und das „Durcharbeiten" ablesen.
- Eine zurückhaltende Begleitung gibt dem Kind Raum für eigene Überlegungen, wichtig ist das Gefühl, nicht gedrängt zu werden und Raum für eigene Ideen zu haben.
- Sie sollten nicht theoriegeleitet, sondern personengeleitet vorgehen, d.h., sich phänomenologisch an dem orientieren, was sich in der Szene abspielt und dies mit dem Wissen über das Kind verbinden.
- Sie sollten dem Kind keinen Schritt voraus sein.

Bei der Begleitung des szenischen Spiels kann bei Ihnen sehr viel Eigenes angesprochen werden, wodurch eine hohe innere Beteiligung, aber auch eine Unaufmerksamkeit dem Kind gegenüber ausgelöst werden kann (vgl. „Wachheit und Momentzentriertheit" sich selbst und dem Kind gegenüber in Kapitel 5.2).

Fragen aus der Praxis

Was mache ich, wenn das Kind nur sehr zögerlich an das Material herangeht?

Antwort: Ein zögerliches Vorgehen des Kindes kann auf die Begleitung sehr verunsichernd wirken, da nur schwer abgeschätzt werden kann, welches Ausmaß an eigener Aktivität gefragt ist. Hier hilft nur eine gute Beobachtung, ob das Kind einfach etwas mehr Zeit oder ob es eine aufmunternde Hilfestellung braucht. Kommt kein richtiger Spielfluss zustande, dann liegt es entweder an Ihnen, d.h. daran, dass Sie das Kind dabei nicht optimal begleiten können, oder es ist nicht das Material, mit dem das Kind sein Thema zu dem Zeitpunkt darstellen kann. In der Regel kommt dann sehr schnell ein „Ich weiß nicht" als Zeichen dafür, dass das Kind damit nicht weitermachen möchte. Das sollte auf jeden Fall respektiert werden.

Was mache ich, wenn das Kind sich plötzlich in der Identifikation mit einer Figur bedroht fühlt?

Antwort: Ich kann diese Bedrohung wahrnehmen und Hilfe anbieten: Wer könnte dem Frosch helfen? Wen könnte der Frosch um Hilfe bitten? Im psychotherapeutischen Rahmen gibt es diverse Möglichkeiten, speziell mit diesem Thema umzugehen. So wird im Katathymen Bilderleben (Leuner u.a. 1997) dem „Feind" etwas zu essen angeboten. Diese spezifischen Interventionen setzen aber eine spezielle Aus-, Fort- oder Weiterbildung in so einem Verfahren voraus. Fühlt sich das Kind bedroht, wird es, um sich zu schützen, den Prozess abbrechen. Es sollte dann die Gelegenheit bekommen, seine Empfindungen mittels eines anderen Mediums auszudrücken.

Was mache ich, wenn das Kind nicht vorhandene Materialien/Figuren zum Aufbau wünscht?

Antwort: Sie sagen dem Kind, dass das Gesuchte leider nicht da ist und schließen daran die Frage an: „Was könntest du stattdessen nehmen?" In der Regel findet das Kind einen Ersatz, manchmal wird auch das fehlende Element mit Bastel- oder Malmaterial selbst schnell hergestellt, z.B. ein besonderer Umhang für die Fee.

Weiterführende Literatur

Zum Sandspiel:

Gontard, A. v.: Theorie und Praxis der Sandspieltherapie. Ein Handbuch aus kinderpsychiatrischer und analytischer Sicht.

Simon, T.: Sandspieltherapie.

Krucker, W.: Spielen als Therapie – ein szenisch-analytischer Ansatz zur Kinderpsychotherapie

beschreibt anhand von vielen Beispielen, wie eine szenische Konfliktlösung auf dem Spielbrett aussehen kann und mit welchen gezielten Interventionen diese Arbeit unterstützt werden kann. Deutlich wird in diesem Buch aber auch, dass diese Methode Kenntnisse und Erfahrung in der psychotherapeutischen Arbeit mit Kindern voraussetzt.

Übung 1

Stellen Sie eine Anzahl verschiedener Spielfiguren bereit. Person A ist das Kind, Person B ist die Begleiterin. B fordert das Kind auf, aus dem Angebot an Spielfiguren Figuren auf eine vorher markierte Fläche (das kann ein Tisch sein) zu stellen, so wie auf einer Bühne. Das Kind soll sagen, wenn es fertig ist.

Auswertung:

- A berichtet, wie sie das Aussuchen und Aufstellen der Figuren erlebt hat. Wie lange hat es gedauert, bis sie sich sicher war? Wie hat sich das innere Bild entwickelt? Bei welchen Figuren hat sie geschwankt? War das, was rauskam, das, was sie sich anfänglich vorgestellt hat? Was hat die Darstellung für einen Bezug zu ihr?
- Wie hat A die Begleitung von B empfunden? Hätte sie sich mehr/weniger Aktivität gewünscht? Was hat sie von B wahrgenommen: nicht-verbal (Körperhaltung, Abstand, Gestimmtheit), was verbal? Was war hilfreich?
- B gibt an, wie sie den Prozess erlebt hat, an welchen Stellen ihr die Begleitung leicht fiel und an welchen Stellen es schwierig war. B hat die Gelegenheit, A nach alternativem Verhalten („Wie wäre es für dich gewesen, wenn ich …“) zu fragen.

Rollenwechsel.

Übung 2

Personen A, B, C, D. C und D sind Beobachterinnen, die sich etwas im Hintergrund halten, aber so platziert sind, dass sie das Spielgeschehen gut sehen können. C hat die Aufgabe, A zu beobachten, D beobachtet B. Aufforderung von B an A wie bei Übung 1, dann aber weiterführende Fragen, um einen Spielprozess in Gang kommen zu lassen. C stoppt den Ablauf nach ca. 5-10 Minuten (je nach Spielprozess).

Auswertung:

Zum Aufbau wie bei Übung 1, zum Spielprozess:

- A gibt B Rückmeldung, wie der Übergang gestaltet wurde, wie leicht/schwer es ihr fiel, zum Spielen zu kommen.
- A gibt an, wie sie die Begleitung erlebt hat, s. Übung 1.
- B gibt an, wie sie für sich die Begleitung von A erlebt hat, s. Übung 1.
- Die Beobachterinnen teilen mit, was sie jeweils wahrgenommen haben.

8.3 Puppenspiel

Puppen haben für Kinder einen sehr hohen Aufforderungscharakter. Nach Petzold (1987) nimmt das Kind über die Puppen Kontakt auf: Kontakt zu sich selbst, Kontakt zu bestimmten Teilen von sich, Kontakt zu anderen Personen. Eine Geschichte, ein Thema erhält durch die Puppen einen spielerischen Handlungskontext, umgekehrt kann sich aus den Puppenfiguren eine Geschichte entwickeln. Es gibt eine große Anzahl verschiedener Puppen: Handpuppen, Stoffpuppen, Stabpuppen, Marionetten, um nur einige Arten zu nennen, die alle einen unterschiedlichen Aufforderungscharakter haben und unterschiedliche Ausdrucks- und Wirkungsmöglichkeiten (Petzold 1987). Es gibt auch die Möglichkeit, mit Kindern Puppen herzustellen, was eine ganz eigene Faszination schafft. Hier sind der Fantasie und Kreativität keine Grenzen gesetzt. Zulliger (1951/1990) kreierte mit „Herrn Kartoffel" und „Fräulein Lauch" ein Gemüsetheater, Gauda (2007) und Wüthrich/Harter (2007) beschreiben, wie aus Papier, Leim und Wasser Puppen hergestellt werden können.

Petzold (1987, S. 439) schreibt zur „reichen Welt der Puppen":

> „In ihr manifestiert sich der spielerische, schöpferische Genius von Kindern und von Erwachsenen, die sich ihr inneres Kind bewahrt haben. Die Puppentypen und -formen sind Ausdruck von Symbolisierungsmöglichkeiten, die der menschlichen Seele entfließen und deshalb auch in diagnostischer und heilender Wirkweise eingesetzt werden können."

In diesem Kontext kann nur auf Handpuppen, Kasperlpuppen und große Puppen eingegangen werden, da sie in dem Bereich pädagogisch-therapeutischer Arbeit ohne großen Aufwand eingesetzt werden können:

- Weiche *Handpuppen*, die verschiedene Eigenschaften repräsentieren: stark, mächtig sein (z. B. Löwe, Elefant), gefährlich, böse (Hai, Krokodil, Schlange, Hexe), klein und schutzbedürftig (Häschen, Maus, Küken, Kängerubaby), sich schützen können (Igel) und neutrale Tiere, die verschiedene Eigenschaften annehmen können (Pferd, Bär, Huhn, Frosch). Zusätzlich einen Zauberer mit einem Zauberstab (dazu eignet sich sehr gut ein fluoreszierender Leuchtstab) und eine Fee. Neben den sehr bekannten Folkmanis-Handpuppen gibt es – besonders für kleinere Kinder – auch so genannte Handschuhpuppen.
  Mit den Tierfiguren kann das Kind sich und den anderen (Familie, Freunde) auf der metaphorischen Ebene die Eigenschaf-

ten geben, die für es in dem Moment von Bedeutung sind. Zauberer und Fee helfen, Dinge zu verändern.

- *Kasperlpuppen* haben eine ganz andere Aufgabe, da es sich hier um „typisierte Spielfiguren“ (Petzold 1987, S. 437) handelt, denen ganz bestimmte Qualitäten zugeschrieben werden. So ist der Kasperl „das Symbol für Lebensfreude und natürliche Neugier, ... in seiner Naivität und gleichzeitigen Klarsicht gleicht er dem psychisch gesunden Kind, so wie es die Welt sieht und erobert“ (Wüthrich/Gauda 1990). Mit König, Königin, Prinzessin, Hexe, dem Krokodil, ... verbindet das Kind ganz bestimmte Eigenschaften, mit denen es sich im Rollenspiel mit den Puppen auseinander setzen kann.
- *Große Puppenfiguren*, damit sind Puppen gemeint, die ungefähr die Größe eines einjährigen Kindes haben. Die Kinder identifizieren sich gerne mit ihnen, sodass sie als Modell für diese oder jene Eigenschaften benutzt werden können.

Alter

Das Spiel mit Puppen eignet sich – je nach Puppentyp – für Kinder ab 3 Jahren bis zum Alter von ca. 12 Jahren. Für die kleineren Kinder sind neben den Handschuhpuppen die Kasperlpuppen besonders geeignet.

Anwendung und Ziele

Puppenfiguren können unter verschiedenen Zielsetzungen eingesetzt werden.

Kontakt aufnehmen. Über Puppen können Sie häufig leichter mit dem Kind in Kontakt kommen, als wenn Sie das Kind direkt ansprechen. Ebenso kann das Kind über eine Puppe leichter Kontakt zu Ihnen herstellen.

Beispiel Die 3-jährige Vanessa, die wegen großer Schüchternheit vorgestellt wird, ist zuerst bei allen Fragen nur stumm. Ich nehme daraufhin eine Handpuppen-Schildkröte und sage: „Hallo, ich bin die Schildkröte, ich bin so froh, dass ich immer, wenn ich will, in mein Haus zurückkriechen kann. Ich mach dann einfach so (dabei ziehe ich den Kopf der Schildkröte ganz in den Panzer rein) und dann kann ich von da aus ruhig abwarten und zuschauen. Nach einer Weile bin ich neugierig und will wissen, was die anderen machen. Dann komme ich ganz, ganz, ganz langsam wieder heraus.“ Bei diesen Worten ziehe ich den Kopf ganz langsam und vorsichtig wieder heraus, dann gebe ich Vanessa, die ganz aufmerksam zugeschaut hat, die Handpuppe mit den Worten: „Magst du auch einmal damit spielen?" Ohne zu zögern, schlüpft Vanessa in die Schildkröte. Ich nehme daraufhin den Marienkäfer und frage die Schildkröte, ob sie Lust hat, mal zu schauen, was hier so alles im Zimmer ist. Die Schildkröte ist einverstanden und gemeinsam „ziehen wir los".

Es kann auch Kontakt zu Familienmitgliedern und Freunden, die jeweils durch eine Puppe repräsentiert werden, aufgenommen werden. Für diese Arbeit sind speziell die Handpuppen geeignet.

Selbstausdruck fördern. Mithilfe aller drei Puppenarten kann das Kind angeregt werden, durch Identifikation mit einer Puppenfigur sich selbst zu explorieren, d. h. sich mit seinem inneren Erleben darzustellen.

Kommunikatives Verhalten aufbauen. Das Kind kann im Spiel mit den Puppen üben, sich mitzuteilen: zu sagen, was es vom Gegenüber möchte und was nicht, was es fühlt und denkt.

Arbeit am Selbstwert. Puppen bieten durch ihre unterschiedlichen Eigenschaften viele Möglichkeiten an, die verschiedenen Aspekte des Selbst „ins Spiel zu bringen". Groß und stark sein, genauso wie sich klein und ohnmächtig fühlen.

Traumatische Erlebnisse inszenieren und bearbeiten. Sowohl mit Handpuppen als auch mit Kasperlpuppen lassen sich traumatisch erlebte Ereignisse wiederholen und damit einer Bearbeitung zugänglich machen.

Problemlösung erarbeiten. Situationen können gespielt werden, für die das Kind Problemlösungen entwickelt.

Neue Verhaltensweisen aufbauen. In der Spielinszenierung mit den Puppen kann das Kind neue Verhaltensweisen ausprobieren und sich aneignen.

Beispiel Die hochbegabte Valerie (5 Jahre) wird von ihren Eltern, die sehr eng und einschränkend erzogen worden sind, sehr bewundert und „hofiert". Valerie werden kaum Grenzen gesetzt, die Eltern versuchen, ihr jeden Wunsch zu erfüllen. Mit anderen Kindern kommt Valerie schlecht zurecht, da sie keine Anweisungen von anderen akzeptiert, sondern nur mitspielt, solange sie bestimmen kann. Beim zweiten Kontakt will Valerie Kasperltheater spielen. Ich soll die Zuschauerin sein. Valerie sagt: „Ich bin die Prinzessin", und fängt dann an, eine Geschichte zu spielen, in der es der Prinzessin zuerst gut geht und die auf einmal immer einsamer wird. Als die Prinzessin ganz alleine ist, fordert Valerie mich auf mitzuspielen. Ich soll die Königin sein.

Als Königin trete ich der Prinzessin liebevoll, aber bestimmt entgegen. Gebe ihr Aufgaben, die sie erfüllen soll. Bereitwillig macht die Prinzessin mit. Zum Schluss lädt die Prinzessin viele Kinder zu ihrem Geburtstag ein und jedes Kind darf reihum ein Spiel vorschlagen.

Nach diesem Kasperlspiel wird die Metapher der Prinzessin in der Elternarbeit aufgegriffen und mit den Eltern erarbeitet, was Valerie für ihre Entwicklung an Struktur und Aufgaben braucht.

Variationen

„Talkshow". Diese Intervention ist eine typische Methode der Gestalttherapie (Oaklander 2013), dort wurde dafür der Begriff „Teilearbeit" geprägt. Auch in der Hypnotherapie mit Kindern und Jugendlichen nimmt diese Arbeit einen festen Platz ein (vgl. Mrochen/Bierbaum 1997; Mrochen/Vogt-Hillmann 1999). Bei Kindern, die sich für die Arbeit mit Puppen eigentlich schon zu groß fühlen, verwende ich den Ausdruck „*Talkshow*", der dann unmittelbar Interesse und Neugier bei den Kindern weckt.

Bei der Teilearbeit repräsentieren die Puppen verschiedene Teile des Kindes. Die Therapeutin kommuniziert direkt mit den Puppen, interviewt sie, fragt sie nach Vorlieben und Abneigungen etc., um dann herauszuarbeiten, dass alle „Teile" für das Kind wichtig sind.

Beispiel Martin (9 Jahre) hat ohne Wissen der Eltern Horrorvideos gesehen. Martin erlebte die Welt um sich herum als sehr gefährlich und bedrohlich. Den Lehrern fiel auf, dass Martin nie lachte und dass er in seinen ersten Aufsätzen unvorstellbare Grausamkeiten beschrieb. Martin fühlte sich bei jedem Körperkontakt, auch wenn ein anderes Kind ihn nur aus Versehen berührte, bedroht, schlug dann gleich zu. In der Therapie wird deutlich, dass Martin aufgrund der so bedrohlich erlebten Umwelt immer stark sein muss, nie eine Schwäche zeigen darf.

Martin wird aufgefordert, sich eine Puppe auszusuchen, die ganz stark ist. Er sucht sich einen Hai aus. Er wird dann gebeten, sich das Gegenteil zu dieser Puppe auszusuchen. Martin sucht sich einen Frosch aus. Mit jeder Hand schlüpft Martin in ein Tier. Ich wende mich dem Hai zu und frage ihn, was er gut kann und was nicht so gut. Dann wird der Frosch dasselbe gefragt. Lange findet der Hai keine Schwäche und der Frosch keine Stärke. Der Hai kann einfach alles und der Frosch gar nichts. Nach längerem Überlegen fällt dem Frosch dann eine besondere Fähigkeit ein: Er kann auf dem Land und im Wasser leben. Dem Hai dagegen geht es schlecht, wenn er ans Meeresufer gespült wird. Der starke Hai ist dann auf die Hilfe des Frosches angewiesen.

Martin wird aufgefordert, diese Situation zu spielen. Martin spielt, der Hai sei durch einen Orkan ans Land geworfen worden, ganz hilflos liegt er da, schnappt nach Luft. Der Frosch findet ihn und trägt ihn wieder ins Wasser. Martin spielt das mit beiden Handpuppen mit intensiver Beteiligung. Ganz langsam springt der Frosch mit dem Hai auf dem Rücken, sich auf seinen Hinterbeinen abstoßend, vom Land wieder ins Wasser. Als der Frosch den Hai vom Rücken gleiten lässt, sagt Martin: „Die sind jetzt Freunde geworden."

Ein erster Integrationsprozess wurde so angestoßen.

„Mein Freund Harvey". Sie kennen vermutlich das gleichnamige Bühnenstück von Gary Paulsen, in welchem ein Mann einen nur für ihn sichtbaren Freund hat. Kinder haben sehr häufig einen imaginären Freund, der verschiedene Funktionen übernehmen kann. Immer ist es jemand, dem das Kind alles anvertrauen kann, Freude und Kummer, der alles versteht. Darüber hinaus kann dieser imaginäre Freund Eigenschaften verkörpern, die das Kind gerne ausleben würde oder die das Kind gerne hätte.

In der Kinderliteratur sind die bekanntesten imaginären Freunde „Carlsson vom Dach" von Astrid Lindgren und „Johannes Strohkopf" von Janosch. Letzterer hat einen großen – für alle anderen unsichtbaren – Indianer als Freund, der ihm hilft, sich in der Schule zu behaupten.

Sie können mit den Kindern diese Geschichten lesen oder eigene Geschichten dazu schreiben. Im Personzentrierten Ansatz geht es vor allem darum wahrzunehmen, wann das Kind von sich aus sich eine derartige Identifikationsfigur sucht und diesen Prozess dann zu unterstützen.

Beispiel Die 9-jährige Claudia hat sich – bedingt durch eine Teilleistungsstörung – angewöhnt, im Unterricht grundsätzlich abzuschalten. Parallel zu einer Übungstherapie, in der ihre akustische Differenzierungsschwäche behandelt wird, geht es darum, bei Claudia wieder ein gewisses Maß an Aufmerksamkeit für den Unterricht zu entwickeln. Claudia stürzt sich gleich beim ersten Kontakt auf die große Puppe „Luzi", spricht mit ihr, findet sie so hübsch, möchte sie mit nach Hause nehmen etc. Es ist offensichtlich, dass für Claudia Luzi die Funktion des Ideal-Selbst bekommt. In dieser Stunde teile ich mit Claudia ihre Freude an Luzi und verbalisiere, dass Claudia auch gerne so sportlich, pfiffig und klug wie Luzi sein möchte. Zur nächsten Stunde hat Claudia für Luzi verschiedene Kleidungsstücke mitgebracht (Kleinkinderkleidung, die sie im Verwandtenkreis organisiert hatte).

Nachdem Claudia Luzi ausgiebig an- und umgezogen hat, frage ich, wie Luzi wohl in der Schule sein mag. Für Claudia ist klar, dass Luzi die Beste in der Klasse ist. Neugierig frage ich, wie sie das macht. Darauf weiß Claudia im Moment keine Antwort und ich erzähle ihr, dass ich denke, dass sie im Unterricht ganz gut aufpasst, weil sie alles interessant findet. Ich schlüpfe schnell in die Arme von Luzi und spiele ganz kurz „Luzi in der Schule" an. Claudia will gleich weitermachen. Jetzt spiele ich die Lehrerin und Claudia

die Schülerin, die sich unermüdlich meldet und aufmerksam und konzentriert bei der Sache ist.
Zum Schluss der Stunde sage ich Claudia, sie könne in der Schule mal ausprobieren, wie Luzi zu sein. In der darauf folgenden Stunde erzählt Claudia, dass sich die Lehrerin gewundert habe, dass sie auf einmal so mitarbeite. Ich frage sie, wie sie das gemacht habe. Claudia sagt: „Ich habe die ganze Zeit den Geist von Luzi auf dem Schoß, dann weiß ich immer, was ich machen muss." In dieser Stunde denkt sich Claudia die schwierigsten Rechenaufgaben für Luzi aus, die diese dann aber alle lösen kann. Dabei schlüpft Claudia zuerst in die Rolle der Lehrerin, dann ist sie die Luzi. Nach dieser Stunde schreibe ich als Luzi einen Brief an Claudia. Claudia schreibt – verziert mit einer Zeichnung – zurück:

„Hi Luzi
Ich habe mich sehr über deinen Brief gefreut. Luzi, ich bin am Sonntag ein Turnier geritten und habe den dritten Platz. Die Schleife ist weiß. Das Pferd hieß Raudur. Er ist ein Fuchs. Er ist ein Isländer. In der Schule haben wir eine Ex geschrieben. Die Note ist eine 1. Und jetzt will ich aufhören. Ich freue mich schon, wenn wir uns am Dienstag wieder sehen.
Tschüß Luzi
Deine Claudia"

Weiterführende Literatur

Das Wesen und die Bedeutung der therapeutischen Arbeit mit Puppen sind sehr anschaulich und praxisbezogen dargestellt in

Gauda, G.: Theorie und Praxis des therapeutischen Puppenspiels..

Wüthrich, G./Harter, K.: Das therapeutische Puppenspiel: Ein Spiegel der kindlichen Seele.

Informationen zur Bedeutung des „imaginativen Gefährten" im Kindes- und Jugendalter enthält der Artikel von

Seiffge-Krenke, I.: Ein sehr spezieller Freund: Der imaginative Gefährte.

Übung 1 Jede Teilnehmerin sucht sich eine Handpuppe oder Kasperlfigur und stellt sich damit (in der Gruppe) vor. Beispiel: Ich bin ein Löwe. Ich lebe …
Auswertung: Wie ging es mir in der Rolle? Inwieweit habe ich der Handpuppe Eigenschaften von mir gegeben? Wo finde ich mich in der Puppe wieder?

Übung 2 Jeweils 4 Teilnehmerinnen setzen sich mit ihren Puppen zusammen und lassen die Puppen sprechen: Was können wir heute machen? Wer hat zu was Lust? Zeit: ca. 15 Minuten.
Auswertung: Wie bei Übung 1, zusätzlich: Was für ein Prozess kam bei einzelnen Teilnehmerinnen und in der Gruppe als Ganzes in Gang?

8.4 Märchen

Mit seinem Buch „Kinder brauchen Märchen“ holte Bettelheim (1977) die Märchen, die Ende der 1960er-Jahre mehr und mehr aus den Kinderzimmern verbannt wurden, wieder in ihrer Bedeutung für die Kinder ins Bewusstsein der Erwachsenen. Nach Bettelheim greifen die Märchen die unbewussten inneren Ängste und Spannungen des Kindes auf, die dadurch ins Bewusstsein treten dürfen und dann in der Fantasie durchgearbeitet werden können. Sie nehmen die existenziellen Ängste des Kindes ernst: die Angst, nicht gemocht zu werden, als nutzlos zu gelten, die Angst vor dem Tod. Modellhaft wird ein Entwicklungsprozess aus einer krisenhaften Situation heraus gezeigt. Es wird vermittelt, dass genug Kräfte – heute würde man sagen Ressourcen – vorhanden sind, um die Gefahren zu meistern, man muss die Kräfte nur suchen und finden. In den Märchen werden alle Situationen und Gestalten stark vereinfacht, die Figuren sind entweder böse oder gut, niemals beides zusammen, was das Kind überfordern würde. Die allgemein gehaltenen Figuren regen zum Sich-Identifizieren an. Märchen sprechen das rechtshemisphärische, ganzheitliche, bildhafte Denken an. Sie stimulieren damit das kreative Potenzial des Kindes, seine Fähigkeit und seinen Spaß am Ausphantasieren. Die Märchen vermitteln Botschaften auf ganz vielen Ebenen und das Kind kann sich je nach Entwicklungsstand das herausgreifen, was für es in dem Moment wichtig ist. Bettelheim betont, dass das Märchen für das Kind seinen Wert verliert, wenn ihm jemand dessen Bedeutung in allen Einzelheiten erklärt: „Alle guten Märchen besitzen eine Bedeutung auf mehreren Ebenen, und nur das Kind kann wissen, welche Bedeutung in gerade diesem Augenblick für es wichtig ist.“ (1977, S. 194)

Märchen gehen im Vergleich zu Fabeln gut aus und der Held ist kein Übermensch. Fabeln enthalten eine moralische Belehrung. Sagen beziehen sich auf Idealpersönlichkeiten, während Märchen den ganzen Menschen zum Thema nehmen.

Müssig (1991) betont, dass Märchen nicht nur individuelle psychische Prozesse schildern, sondern auch als kollektive Fantasien bedeutsam sind, die der Erhaltung, Stabilisierung und Reifung von Familiensystemen dienen und Reifungsängste der Eltern und Kinder widerspiegeln. Müssig unterteilt die Märchen in

- *Kindheitsmärchen*, in denen Kinder und Eltern wieder vereint werden. Dazu gehören z. B. *Der Wolf und die 7 Geißlein*, *Rotkäppchen*, *Hans im Glück* und *Daumesdick*. Am Anfang dieser Märchen steht eine harmonische Familienbeziehung. Eine Ausnahme stellt dabei das Märchen Hänsel und Gretel dar, das

nach Müssig auch deshalb aus therapeutischer Sicht nicht befriedigend ist, da es in einem Alter, in dem die Kinder noch eine gute Mutterfigur brauchen, nur böse Mutterfiguren schildert, die am Ende beide tot sind;
- *Märchen des Übergangs*, in denen Macht und Reichtum im Vordergrund stehen. Dies sind Märchen wie *Tischlein deck dich*, *Sechse kommen durch die ganze Welt*, *Das tapfere Schneiderlein*, *Von einem, der auszog, das Fürchten zu lernen* und *Frau Holle*, wobei dies eines der in dieser Kategorie seltenen weiblichen Märchen ist. In diesen Märchen wird die Herkunftsfamilie nur kurz erwähnt, wichtiger sind hier die Gefährten (peergroup);
- *Reifungsmärchen*, in denen sich das junge Paar findet und evtl. auch noch das erste Kind bekommt. Hier ist der Ausgangspunkt eine Streitfamilie. Beispiele für weibliche Reifungsmärchen: *Aschenputtel*, *Schneewittchen*, *Dornröschen*, *Rapunzel*, *Brüderchen und Schwesterchen*, *Rumpelstilzchen*, *Allerleirau*. Männliche Reifungsmärchen: *Die 7 Raben*, *Die 6 Schwäne*, *Hans mein Igel*, *Froschkönig*. Wobei bei den männlichen Reifungsmärchen häufig ein Mädchen die verwandelte Figur erlöst (Die 6 Schwäne, Froschkönig). Die meisten Reifungsmärchen hören mit der Hochzeit auf (Ausnahme: Brüderchen und Schwesterchen).

Kritik äußert Müssig daran, dass besonders die Gebrüder Grimm die böse Mutter zu sehr in den Vordergrund stellen.

Bei Kindern aus Stieffamilien sollte man sich vorher überlegen, ob es hilfreich ist, eine Geschichte mit einer bösen Stiefmutter zu erzählen.

Ausstattung

- Die gängigen Kindheitsmärchen sollten Sie kennen.
- Ein gutes Märchenbuch
- Gegebenenfalls Spiele, bei denen es sich um Märchen dreht, z. B. „Sagaland“.

Alter

Mit Märchen können Sie bevorzugt mit Kindern im Alter von 5–12 Jahren arbeiten.

Anwendung und Ziele

Mit Märchen kann sehr gut in Kindergruppen gearbeitet werden, aber auch in der Einzelarbeit mit einem Kind und in der Arbeit mit Familien. Die Arbeit mit Märchen bietet sich an, um

- das Kind mit seinen abgewehrten Gefühlen von z. B. Angst, Wut und Traurigkeit in Kontakt zu bringen,
- das Kind mit seinen Ressourcen in Verbindung zu bringen,
- dem Kind das Gefühl zu geben, mit seinem Problem nicht „der Einzige in der Welt" zu sein,
- eigene Erfahrungen in das Märchen zu projizieren und somit noch einmal „durchzuarbeiten".

Das Märchen in der Einzelarbeit

Der Einstieg kann zufällig sein, wenn ein Kind ein Märchen erwähnt oder wenn das Gespräch oder das Spiel in Richtung eines Märchens geht. Dem Gespräch über das Märchen folgt der kreative Umgang, das Malen oder Spielen des Themas.

Beispiele

Elena (6 Jahre) erzählt ganz spontan von einer Märchenaufführung (Dornröschen), die sie in der Schule gesehen hat. Elena wird gebeten, ein Bild dazu zu malen (eine andere Möglichkeit wäre gewesen, sie zu bitten, das Märchen mithilfe von Figuren nachzuspielen). Die dabei entstehenden individuellen Bedeutungszuschreibungen – erkennbar daran, wie das Bild gemalt wird bzw. wie die Szenen gespielt werden – können dann aufgegriffen und vertieft werden. Zum Beispiel das mulmige Gefühl, das Dornröschen hat, als es in das Zimmer von der alten Frau eintritt.

Jasmin (11 Jahre) spielt mit der Therapeutin das Spiel „Sagaland", bei dem es darum geht, einem Symbol das richtige Märchen zuzuordnen, z. B., einen goldenen Ball dem Froschkönig. Jasmin wird im Laufe des Spiels gefragt, welches Märchen sie am liebsten mag. Die Antwort lautet „Aschenputtel". In der darauf folgenden Stunde wird ihr das Märchen von Aschenputtel erzählt. Jasmin geht danach zur Sandkiste und spielt mit den Figuren das Märchen nach. Während Aschenputtel am Anfang nur ein bemitleidenswertes, ausgenutztes Mädchen ist, werden die Schwestern im Verlauf dieser Geschichte immer dümmer und sie immer gewitzter. Zum Schluss wird die Hochzeit mit dem Königssohn detailliert ausgestaltet. Dabei erzählt Jasmin, dass ein Klassenkamerad ihr gestern einen Brief zugesteckt hat.

Charlotte (10 Jahre) wird aufgefordert, mit Figuren ein Bild aufzustellen (s. Abschnitt 8.2). Charlotte stellt „Schneewittchen und die 7 Zwerge" auf. Charlotte wird anschließend aufgefordert zu spielen, „was dann passiert".

Das Märchen in der Gruppenarbeit

Maxeiner (1988) zeigt, welche Effekte das Märchenspiel bei Kindern hervorrufen kann. In einer heilpädagogischen Tagesstätte, in der vorwiegend Kinder aus sozial schwachen Familien betreut wurden, führte sie über einige Wochen regelmäßige gruppenpsychotherapeutische Sitzungen durch, in denen Märchen gespielt wurden. Das Märchen wurde zuerst erzählt, dann wählten sich die Kinder die Rolle, die sie spielen wollten, aus. Die Handlungen wurden kurz durchgesprochen und pantomimisch geübt. Danach erfolgte das Schminken und Verkleiden, das die Rollenidentifikation unterstützt. Die Kinder spielten dann einfach drauflos. Anschließend wurde die Verkleidung abgelegt und es fand ein Auswertungsgespräch statt. Jedes Märchen wurde 2- bis 3-mal in den nachfolgenden Sitzungen gespielt, sodass jedes Kind seine gewünschte Rolle spielen konnte. Die Autorin begann mit dem Märchen „Der Wolf und die 7 Geißlein" und ließ die Kinder ab der 13. Sitzung das Märchen selbst aussuchen.

Zusammenfassend zeigten die Kinder am Ende der Gruppenpsychotherapie eine größere Eigeninitiative, Spiel- und Kommunikationsfähigkeit, mehr soziale Zugewandtheit und Selbstbewusstsein. Die größte Veränderung fand bei den gehemmten und ängstlichen Kindern statt. Bei Störungen im Spielverlauf und bei Konflikten im Auswertungsgespräch erwiesen sich folgende Maßnahmen als hilfreich:

- ein nochmaliges Erzählen des Märchentextes,
- das Spiegeln des jeweiligen Konfliktes,
- Überlegungen hinsichtlich verschiedener Konfliktlösungsmöglichkeiten,
- thematisieren des Erlebens und der Gefühle in der Problemsituation,
- das Kind wird aufgefordert, aus dem Spiel herauszutreten und zu überlegen, wer ihm weiterhelfen könnte oder was verändert werden sollte.

Märchen in der Familienarbeit

Dies ist nur für in der Familienarbeit erfahrene Fachkräfte anzuraten. Müssig (1991) gibt viele Hinweise, wie ganz konkret mithilfe von Märchen die jeweils anstehenden Familienthemen bearbeitet werden können.

Übung 1 **Zugang zu Märchen**

Nach einer kurzen Entspannungsanweisung lässt jede Teilnehmerin für sich zu folgenden Fragen Erinnerungen und Bilder aufsteigen:

- Wer hat mir früher Märchen erzählt? In welchen Situationen? Was für Erinnerungen (Situationen, Gefühle) fallen mir ein?
- Wie habe ich Märchenkassetten oder Filme erlebt?
- Hatte ich ein Lieblingsmärchen? Welche Märchenmotive oder welches Märchenmotiv fällt mir ein?

Auswertung in Zweiergruppen: Welche Erinnerungen kamen ? Gab es auch unangenehme Erinnerungen in Verbindung mit Märchen? Wie wichtig waren mir Märchen als Kind? Was war für mich bedeutsam?

Plenum: Welchen Zugang habe ich heute zu Märchen? Wann komme ich mit ihnen in Berührung?

Übung 2 **Ein Märchen exemplarisch erfahrbar machen**

Hier kann ein beliebiges Märchen genommen werden. Das hängt auch von der Gruppengröße und den bevorzugten Themen der Teilnehmerinnen ab.

Gestalterisches Umsetzen: Das Märchen wird vorgelesen, die Teilnehmerinnen werden gebeten, beim Zuhören auf innere Bilder zu achten. Anschließend wird ein Motiv durch Malen oder mittels Ton/Knete dargestellt.

Auswertung: In der Gruppe werden die Bilder und Plastiken vorgestellt.

Es kann erfahren werden, welche unterschiedliche Bedeutung die einzelnen inhaltlichen Aspekte des Märchens wie auch die Märchenfiguren haben können. Zum Beispiel wird bei Hansel und Gretel das Elternhaus einmal als karg und bedrohlich erlebt und gestaltet, ein anderes Mal als Geborgenheit vermittelnd.

Märchenspiel: Das Märchen wird zweimal nacheinander gespielt. Nach jedem Märchenspiel findet eine ausführliche Besprechung der gemachten Erfahrungen statt: angefangen vom Wunsch, eine bestimmte Rolle übernehmen bzw. nicht übernehmen zu wollen, über die jeweils ganz persönliche Rollengestaltung bis zur Wahrnehmung der Bedeutung, die die Märchenrolle für den einzelnen hat. So kann die Erfahrung gemacht werden, wie stark das eigene Erleben die Ausgestaltung der Rolle bestimmt, wie stark das Eigene in das Spielen der Rolle hineingeht. Jeder kann in *jeder* Märchenfigur bestimmte Anteile von sich wieder finden, die beim Spielen der Rolle automatisch aufgegriffen werden.

Weiterführende Literatur

Eine praxisbezogene Darstellung, die sowohl konkrete Hinweise dafür gibt, welche Märchen für welche Kinder wann geeignet sind, als auch wie diese in der pädagogischen Praxis erzählerisch und musikalisch umgesetzt werden können, findet sich in

Schwarz, H.: Märchen zum Mitmachen für Kita-Kinder.

8.5 Geschichten und Metaphern

Metaphern (griech. *metapherein,* übertragen) werden in allen Religionen und philosophischen Lehren verwendet, um den Menschen auf eine indirekte, aber damit umso wirkungsvollere Art und Weise Wichtiges mitzuteilen. Sheldon B. Kopp (1971) zitiert nach Mills & Crowley (1996, S. 33) schreibt:

> „Die Welt metaphorisch zu verstehen bedeutet, sich auf ein intuitives Erfassen der Situation zu verlassen, offen zu sein für die symbolischen Dimensionen der Erfahrung und für die vielen Bedeutungen, die alle nebeneinander bestehen können und sich wechselseitig um Bedeutungsschattierungen bereichern."

Um Kindern zu helfen, in die Welt hineinzuwachsen, wurden schon immer Märchen und Geschichten erzählt, in denen sie sich auf eine ganz bestimmte Art und Weise wieder erkennen konnten. In der Positiven Psychotherapie nach Nossrat Peseschkian wird viel mit Geschichten gearbeitet. Die dort verwendeten Geschichten stammen zumeist aus alten orientalischen Mythologien und Fabeln, die typische seelische Konflikte und Missverständnisse zum Thema haben. Wie Peseschkian (2012, S. 7) schreibt, zeigen Geschichten aus anderen Kulturen andere Denkmodelle auf und „ermöglichen es, das eigene Repertoire von Konzepten, Werten und Konfliktlösungen zu erweitern." (vgl. auch Peseschkian/Peseschkian 2004, Peseschkian 2011).

Es gibt Märchen und Mythologien, die immer schon da waren, aus der Volksseele heraus gewachsen – quasi *gefunden* worden sind, und es gibt die Geschichten, die in der Arbeit mit Kindern auf das bestimmte Kind in seiner Situation zugeschnitten sind. Sie wurden für diese Problematik *erfunden.* Von diesen so genannten „therapeutischen Geschichten", wurden in den letzten Jahren sehr viele veröffentlicht (Bauer 2003, Brett 2007, 2008; von Keyserlingk 2006; Krowatschek 2012, Meyer-Glitza 2008, 2010; Ortner 1998; Spangenberg 2002; Stein/v. Hout (2006).

Diese Geschichten wurden mit dem Ziel geschrieben, das Kind in seinem Selbstwert zu stärken, seine unbewussten Fähigkeiten zu aktivieren und Lösungen für die jeweiligen Probleme des Kindes anzubieten.

Manche dieser Geschichten sind sehr direkt und spiegeln den Lebensalltag des Kindes wieder, andere sind eher indirekt, indem sie sich auf Pflanzen, Tiere, Fabelwesen oder Märchenfiguren beziehen. Nimmt man eine Geschichte aus einem Buch, so muss man sich bei der Auswahl und Gestaltung auf sein Gespür und sein Wissen das Kind betreffend verlassen. Notfalls müssen unpassende Stellen weggelassen oder passende Elemente neu gestaltet werden.

In der Hypnotherapie nach Milton Erickson wird viel mit diesen therapeutischen Geschichten gearbeitet. Wert wird hier besonders darauf gelegt,

Suchprozesse in Gang zu setzen, um eigene Ressourcen zu erschließen, sodass mit dem Problem anders umgegangen werden kann. Mills/Crowley (1996), zwei Hypnotherapeuten, beschreiben umfassend mit vielen Beispielen, wie therapeutische Geschichten für Kinder mit den verschiedensten Problemen konstruiert werden können. Sie richten sehr viel Aufmerksamkeit auf Sinnessysteme, die außerhalb des Bewusstseins sind. Damit meinen sie, dass z. B. ein Junge mit Prüfungsangst sich seiner negativen *inneren Stimme* (das schaffst du nie, etc.) nicht bewusst ist, ein anderes Kind mit derselben Problematik unbewusst *Bilder* erzeugt, in denen es sich immer wieder scheitern sieht. Nach Mills/Crowley öffnet die Metapher das außerbewusste Sinnessystem und aktiviert es, sodass es dem Kind zukünftig in positiver Art und Weise zur Verfügung steht.

Mrochen/Bierbaum (1997) erheben Informationen über Lieblingshelden, -essen, -farben, -musik, -kleidung, -tiere, -spiele etc. des Kindes und konstruieren daraus eine individuell auf das Kind zugeschnittene Geschichte, um entweder das Kind „nur" in Kontakt mit seinen positiven Kräften kommen zu lassen und/oder darüber hinaus auch Ziele und Lösungen in den Zusammenhang der Handlung einzuweben. Die Autoren empfehlen Anfängern, sich mit dem Erzählen einer „schönen Geschichte", bestehend aus den Lieblingselementen des Kindes, zu begnügen: „Je indirekter, je offener eine Geschichte ist, desto mehr Chancen hat der kleine Klient, sie mit seinen eigenen Erfahrungselementen zu komplettieren." (1997, S. 24)

Gordon (1986) gibt für die Wirksamkeit von Metaphern Folgendes an: Am Anfang sollten alle Sinnessysteme angesprochen werden, d. h., dass die Geschichte visuelle, auditive und kinästhetische Schlüsselworte enthalten sollte. Beziehungen und Geschehensabläufe müssen eine Entsprechung in der Alltagsrealität des Kindes haben. Wichtig ist, wie die Personen zueinander in Beziehung stehen. In der Geschichte muss eine Lösung gefunden werden, dies geschieht häufig durch eine Umdeutung oder indem alte Muster durchbrochen werden.

Ein Beispiel für eine Umdeutung ist die Geschichte vom hässlichen Entlein, in dem das anfängliche Gefühl, anders zu sein, nicht so schön zu sein, in die Vorstellung, etwas ganz Besonderes zu sein, umgedeutet wird.

Zusammenfassend lassen sich nach Mills/Crowley folgende Kriterien für das Konstruieren von einfachen therapeutischen Geschichten formulieren:

- *Zeitverzerrung:* Geschichten können begonnen werden mit Sätzen wie etwa: Vor langer Zeit …; Es gab einmal eine Zeit, in der Bäume noch sprechen konnten … usw.
- *Hintergrund:* Lebensbereiche des Kindes, z. B. Spiele draußen, Wettbewerbe, Schule …

- *Die Hauptfigur* kann ein kleines Mädchen/kleiner Junge sein, aber auch Tiere, Blumen, Zwerge etc. Letztere haben den Vorteil, dass der Inhalt der Geschichte nicht so bewusstseinsnah ist und das Kind sich auf dieser indirekten Ebene leichter auf die Geschichte einlassen kann.
- *Probleme:* je nach Situation des Kindes: etwas geht verloren, etwas wird vergessen, sich einsam fühlen, verletzt werden …
- *Ressourcenperson:* Dies kann eine weise alte Frau, ein weiser alter Mann sein, alte Bäume, eine Eule, eine gute Fee. Figuren, die schon viel erlebt haben, viel herumgekommen sind oder über magische Fähigkeiten verfügen.
- *Aufgabe/Weg:* Dies könnte z.B. sein: Ein Hindernis muss bewältigt werden, ein langer Weg muss zurückgelegt werden, ein Berg muss bestiegen werden …
- *Lösung:* Diese wird dargestellt durch: Es wird etwas wieder gefunden, es wird etwas heil, es wird an etwas erinnert, was jemand gesagt hat …
- *Abrundung:* Der zurückgelegte Weg, das Meistern der Aufgabe wird gewürdigt, indem z.B. ein Fest gefeiert wird, die Familie wieder vereint ist, der Held gefeiert wird …

Ausstattung

- Bücher mit therapeutischen Geschichten
- Malpapier aller Größen und verschiedene Malstifte
- Tonaufnahmegerät

Alter

Das Geschichtenerzählen eignet sich für Kinder ab ca. 3 Jahren bis ca. 12 Jahren. Selbstverständlich muss die Geschichte in ihrem inhaltlichen Ablauf dem Entwicklungsstand des Kindes gut angepasst sein.

Anwendung und Ziele

Das Geschichtenerzählen kann dazu dienen,

- das Kind mit seinen abgewehrten Gefühlen von z.B. Angst, Wut und Traurigkeit in Kontakt zu bringen,
- das Kind mit seinen Ressourcen in Verbindung zu bringen,

- dem Kind Hintergründe und Zusammenhänge seiner Situation gefühlsmäßig verstehbar zu machen,
- dem Kind das Gefühl zu geben, mit seinem Problem nicht „der Einzige in der Welt" zu sein,
- innere Suchprozesse in Bezug auf eigene Lösungen anzuregen,
- dem Kind Lösungswege aufzuzeigen, die seine bisherigen Muster, mit einer Situation umzugehen, durchbrechen und neue Erfahrungen ermöglichen.

Das Geschichtenerzählen kann jeden Kontakt mit einem Kind „anreichern". Es kann als Angebot für sich alleine stehen: Dem Kind wird eine Geschichte erzählt und es wird dann gebeten, dazu ein Bild zu malen. Ebenso kann eine Geschichte ergänzend zu anderen Angeboten hinzugefügt werden, z.B. nach einer handwerklichen Tätigkeit wie Basteln oder Töpfern oder auch im Rahmen einer Spielstunde (s. 7.9). Wichtig ist, dass das Geschichtenerzählen einen eigenen Rahmen erhält. So kann das Kind gefragt werden, ob es jetzt noch eine Geschichte hören möchte. Dann wird ein guter Platz dafür ausgesucht, z.B. entweder in einer Kuschelecke oder in einer Hängematte oder Hängeschaukel. Letztere haben den Vorteil, dass durch die ganz leichte Bewegung ein zusätzlich tranceauslösender Effekt entsteht.

Beispiel

Ein Beispiel für eine therapeutische Geschichte:
Der 9-jährige Dominik wurde von seinen Eltern kurz nach der Geburt adoptiert. Dominik ist – was bei Adoptivkindern häufiger vorkommt (vgl. Steck 1998) – überzeugt, dass er von seinen Adoptiveltern geklaut wurde. Um seiner leiblichen Mutter nicht untreu zu werden, lässt er sich emotional nicht auf seine Adoptivmutter ein. Dominik will nichts anderes, als zu seiner schwer psychisch kranken, leiblichen Mutter, die er grenzenlos idealisiert, zurück. Um diesem Wunsch Nachdruck zu verleihen, läuft Dominik mehrfach weg oder begibt sich demonstrativ in Gefahr. Seine leibliche Mutter lehnt jeden Kontakt zu Dominik ab, seine Briefe, die über das Jugendamt an sie weitergeleitet werden, bleiben unbeantwortet.

Dominik habe ich folgende Geschichte erzählt (zum Verständnis: bei der Familie, die Dominik nach seiner Geburt adoptierte, handelte es sich um eine Akademikerfamilie mit drei eigenen Kindern):

Die Geschichte vom kleinen Löwen
Es war einmal ein kleiner Löwe. Er hatte ein ganz goldbraunes Fell und einen wunderschönen weißen Löwenbart um sein Löwenmaul. Der kleine Löwe lebte in der Wüste in Afrika. Dort wo es immer heiß ist und wo auch schon der dichte Dschungel beginnt. Der Dschungel mit seinen hohen Bäumen, die fast in den Himmel hineinwachsen und die manchmal so dicht beieinander stehen, dass man gar keine Sonne mehr sieht. Der kleine Löwe lebte dort mit seiner Mutter. Der Löwenvater hatte sich schon vor längerer

Zeit ein anderes Löwenrudel gesucht. Die Löwenmutter ging jeden dritten Tag auf die Jagd, gemeinsam fraßen sie dann die Beute.
Eines Tages, der kleine Löwe spielte gerade wieder mit einem kleinen Affen Verstecken, kam die Löwenmutter verletzt nach Hause. Ihre Pfote war ganz blutig. Sie hinkte sehr. Der kleine Löwe war sehr besorgt um sie. Immer wieder leckte er ihre Pfote ab. Aber es wurde nicht besser. Viele Tiere der Wüste und des Urwaldes kamen, aber keiner konnte helfen. Da wusste die Löwenmutter, dass die Pfote nicht mehr heil werden würde.
Bald waren alle Essensvorräte aufgebraucht. Die Löwenmutter sagte zum kleinen Löwen: „Kleiner Löwe, du musst hinaus in die weite Welt und versuchen, Tiere zu finden, die dich lieb haben und dich versorgen. Ich kann nicht mehr auf die Jagd gehen und Fressen für dich holen." Der kleine Löwe war ganz erschrocken: Lieber wollte er hier bleiben und mit der Löwenmutter sterben. Er konnte sie doch nicht einfach alleine lassen. Aber die Löwenmutter sagte ganz energisch: „Um mich kümmern sich meine alten Freunde. Die kennen mich schon viele, viele Jahre. Da warst du noch gar nicht auf der Welt. Aber sie können nicht auch noch für dich sorgen. Lauf los, du wirst liebe Tiere finden. Glaub mir." Der kleine Löwe war ganz stumm vor Traurigkeit. Schließlich fauchte die Löwenmutter und der kleine Löwe wusste, er musste wirklich weg. Sonst würde die Löwenmutter ganz böse werden.
So zog der kleine Löwe los. Immer weiter und weiter, viele Tage und Nächte, bis er ganz erschöpft war. Er legte sich hin zum Schlafen.
Plötzlich wurde er von einem Stupser geweckt. Es war ein kleiner Wüstenfuchs. Der kleine Wüstenfuchs war ganz neugierig, den kleinen Löwen kennen zu lernen. Da der kleine Löwe schon so lange nicht mehr mit anderen Tierkindern gespielt hatte, spielte er mit dem kleinen Wüstenfuchs, obwohl er eigentlich furchtbar hungrig und traurig war. Als es Abend wurde, nahm der kleine Wüstenfuchs den kleinen Löwen mit nach Hause. Dort waren auch noch die anderen Wüstenfuchskinder und es gab ein wunderbares Abendessen. Der kleine Löwe blieb bei der Wüstenfuchsfamilie, die sich freute, noch ein Tierkind zu haben.
So ging es viele Jahre. Der kleine Löwe hatte aber seine Löwenmutter nie vergessen, auch wenn er seine Wüstenfuchsgeschwister und Wüstenfuchseltern sehr lieb hatte und vieles mit ihnen zusammen machte.
Eines Tages, als ihn wieder dieser Löwenmutterschmerz packte, da lief er einfach weg. Er lief und lief – so wie er ja schon einmal gelaufen war. Aber alles war so fremd und seine Schritte wurden immer langsamer. Da traf er die alte Eule. Sie wusste, was er suchte, und sagte: „Kleiner Löwe, ich werde mal schauen, ob ich die Löwenmutter in meiner Spiegelfeder sehe." Sie schüttelte ihr Gefieder, bis sich eine gläserne Feder zeigte. Die Eule schaute ganz aufmerksam die Feder an. Die Feder spiegelte wie tausend Spiegel, so klar. Dann sagte sie: „Kleiner Löwe, ich sehe deine Löwenmutter in einer tiefen Höhle. Niemand kann sie dort finden. Sie will auch nicht gefunden werden. Sie muss ihre Wunde pflegen. Warte, bis du groß bist. Dann kannst du dich auf die Suche machen. Jetzt musst du erst mal groß und stark werden. Das ist das, was sie sich am meisten wünscht, sagt mir die Zauberfeder."

Der kleine Löwe hatte aufmerksam zugehört. Er wusste jetzt, dass er wieder zurück zur Wüstenfuchsfamilie musste. Ja, er wollte groß und stark werden. Dann würde er auf die Jagd gehen und der Löwenmutter die Beute bringen. Die Eule zeigte ihm noch den Weg zurück.
Zu Hause, bei der Wüstenfuchsfamilie, hatten sich schon alle große Sorgen gemacht. Wie freuten sie sich, als der kleine Löwe wieder da war. Der kleine Löwe aß gleich drei Portionen auf einmal. In der Nacht träumte er von einem Wüstentier, das von allen anderen Tieren bewundert wurde. Es war so schlau wie ein Fuchs und so stark wie ein Löwe.

Variationen

Ein Geschichtenbuch entsteht. Kinder ab dem Schulalter, die gerne Geschichten erzählen, schreiben auch gerne eine Geschichte in der Stunde oder zu Hause und bringen sie dann mit. Kinder, die gerne malen, können aufgefordert werden, dazu dann noch ein Bild zu malen. Auf diese Weise kann ein selbst gefertigtes Geschichten- oder Bilderbuch entstehen. Manche Kinder bevorzugen es, ihre Geschichte mit dem bereitgestellten Tonaufnahmegerät aufzunehmen. Ich biete dem Kind dann an, die Geschichte bis zum nächsten Mal aufzuschreiben. In der nächsten Stunde lese ich die Geschichte vor oder wir hören sie noch einmal gemeinsam an und überlegen dann, ob sie so gut ist oder ob das Kind noch etwas verändern möchte.

Lebendige Metaphern (nach Mills/Crowley 1996). Lebendige Metaphern sind Aktivitäten, die metaphorisch in einem Zusammenhang mit dem Prozess des Kindes stehen und als Auftrag in das tägliche Leben des Kindes eingebaut werden können. „Die lebendige Metapher ist eine ausgezeichnete Ergänzung zur erzählten Metapher, weil sie hilft, die therapeutische Botschaft in einer tatsächlichen physischen Erfahrung zu „verankern". Die unbewussten Fähigkeiten, die im Verlauf der Erzählung der Metapher auf einer inneren Ebene aktiviert wurden, bekommen dann die Gelegenheit, durch die Ausführung verschiedener metaphorischer Aufträge aktiv umgesetzt zu werden." (1996, S. 172f.) Als Beispiel nennen sie, dass einem Kind, das schmerzhaft Nägel beißt, eine Metapher von einem Garten und der Versorgung der Pflanzen erzählt werden kann. Daran anschließend, könnte das Kind den Auftrag erhalten, 10 winzige Pflanzen zu setzen und sie dann sorgfältig jeden Tag zu beobachten und zu pflegen, sodass sie groß und kräftig werden.

Fragen aus der Praxis

Kann ich etwas falsch machen, wenn ich eine Geschichte für ein Kind erfinde und sie ihm erzähle?

Antwort: Die Gefahr, dem Kind einen ‚psychischen Schaden' zuzufügen, ist nicht so groß, da das Kind seine eigenen Bilder entstehen lässt und das hören wird, was für es bedeutsam ist. Natürlich kann man dem Kind auch Schuldgefühle mit einer Geschichte machen, was aber im pädagogisch-therapeutischen Setting kaum vorkommt. Wichtig ist die unbedingte Wertschätzung des Kindes. Fühlt sich das Kind von Ihnen nicht grundsätzlich angenommen, wird es sich gegen diese Intervention wehren. Das macht das Kind auch misstrauisch gegenüber allen späteren Angeboten dieser Art.

Weiterführende Literatur

Goetze, H. : Metaphergeschichten – Über das Erfinden von Geschichten für Spieltherapieklienten.

Peseschkian, N.: Der nackte Kaiser: oder: Wie man die Seele der Kinder und Jugendlichen versteht und heilt.

Weiss, G.: Therapeutische Geschichten.

Wirl, C.: Es war einmal.....über das Erfinden von Märchen und (therapeutischen) Geschichten.

Wirl, C.: Therapeutische Geschichten und Metaphern.

Sehr viele Interventionen für die Psychotherapie mit Kindern und Jugendlichen enthält das bereits erwähnte Buch von

Mills, J./Crowley, R.J.: Therapeutische Metaphern für Kinder und das Kind in uns.

Auf eine sehr lebendige und unterhaltsame Art und Weise beschreibt Cordula Gerndt, eine professionelle Geschichtenerzählerin, wie Sie die Kraft des Erzählens in sich entdecken können:

Gerndt, C.: Der Hund im Kühlschrank.

Übung 1 Alle Sinnessysteme ansprechen. Es bilden sich jeweils Paare, A und B. Person A erzählt Person B von der Gegend, in der sie gerne Urlaub macht. Ausführlich werden die visuellen, auditiven, kinästhetischen und olfaktorischen Sinnessysteme wiedergegeben: Was sehen Sie dort, was hören und fühlen Sie (Wärme, Kälte etc.), welche Gerüche gibt es und können Sie etwas schmecken (Salzwasser auf der Zunge etc.)? Rollenwechsel.

Übung 2 (nach Joyce Mills). Bilden Sie Paare, A als Geschichtenerzählerin und B als Zuhörerin. Person A fragt Person B nach ihrer Lieblingsjahreszeit und was ihr daran so gefällt. Anschließend soll Person B ein aktuelles – nicht zu tiefgehendes – eigenes Problem darstellen. A hört zu. Anschließend suchen sich A und B einen gemütlichen Platz. B setzt sich entspannt hin und A erzählt B ein eigenes *wahres Erlebnis*, eine wahre Begebenheit, die in Bs Lieblingsjahreszeit stattfand und die einen positiven Ausgang hatte. B hört zu. **Auswertung:** B berichtet, was die Geschichte bei ihr an Gefühlen und Gedanken ausgelöst hat. Wichtig ist, dass A sich völlig von dem von B erzählten Problem loslöst und ihr eigenes Erlebnis erzählt. Dann kann erfahren werden, dass aus einer positiven Geschichte das herausgeholt wird, was die Zuhörende gerade braucht.

Übung 3 Bilden Sie Kleingruppen. Wählen Sie gemeinsam eine Person aus, für die Sie jetzt eine Geschichte schreiben. Die Person wird dann für eine halbe bis eine Dreiviertelstunde weggeschickt. Die restliche Gruppe schreibt gemeinsam eine Geschichte für sie. Diese Geschichte wird ihr dann vorgelesen.

8.6 Kinderliteratur

In den letzten Jahren haben sich die Bücher und Bilderbücher vermehrt, in denen wichtige Themen der Kinder (Angst, Wut, sich nicht geliebt fühlen, sich minderwertig fühlen) auf sehr einfühlsame Art und Weise literarisch aufgegriffen werden. Statt dem Kind selber eine Geschichte zu erzählen, können Sie deshalb auch auf Bücher und / oder bevorzugte Bilderbücher, zurückgreifen. Bilderbücher eignen sich besonders, weil sie zum einen in einer Stunde mit dem Kind angeschaut werden können und zum anderen durch ihre visuelle Darstellung die Kinder auch auf der bildhaft-metaphorischen Ebene ansprechen. Kinder identifizieren sich sehr schnell und intensiv mit der jeweiligen Hauptfigur der Geschichte. Diese Identifikation wird noch verstärkt, wenn es sich um einen gleichgeschlechtlichen Protagonisten handelt. Dem Kind können auf diese Weise neue, korrigierende Erfahrungen auf der emotionalen, der kognitiven und auf der Handlungsebene anschaulich vermittelt werden. Bräutigam (2009) untersuchte in einem Forschungsprojekt die positive Wirkung von Kinder- und Jugendlichenliteratur für die Beratung und Psychotherapie von Kindern und Jugendlichen. Ihre Annahme, dass literarischen Texte im Rahmen von Beratung und Psychotherapie Symbolisierungs- und Imaginationsfähigkeit fördern, sowie bedeutsame emotionale Prozesse anregen und dynamisieren können, fand sie bestätigt (vgl. auch Peseschkian/Peseschkian 2004). Wichtig erscheint, dass die gewählte Literatur nicht störungsspezifisch eingesetzt wird, sondern dass die gewählte Literatur sehr individuell zu der Patientenpersönlichkeit passen müsse (ebd. S. 169) und auch der eigene, positive Bezug zur ausgewählten Literatur da sein muss. Bräutigam weist auch darauf hin, dass die Beschäftigung mit Kinder- und Jugendliteratur Berater und Therapeuten hilft, die Lebenswelten der Kinder und Jugendlichen zu verstehen und auch für Eltern eine wichtige Fundgrube sein kann, sich in diese Welt einzufühlen und an ihrer spezifischen Perspektive teilzunehmen (ebd.).

Neben der Kinderliteratur, die nicht für den therapeutischen Kontext geschrieben wurden, gibt es seit einigen Jahren auch *Kinderfachbücher*, in denen psychische Erkrankungen kindgerecht erklärt werden. Darüber hinaus enthalten sie für Eltern weiterführende Informationen und Hilfsmöglichkeiten. Diese Kinderfachbücher können mit den jeweiligen Kindern in der Stunde angeschaut und besprochen werden. Die bereits erschienenen Kinderfachbücher werden unter „Weiterführende Literatur“ aufgelistet.

Ausstattung

So wie Sie, wenn Sie mit Kindern arbeiten, immer auf dem Laufenden sein sollten, was gerade im Fernsehen für die jeweilige Altersgruppe läuft, Sie die wichtigsten Comics und Spiele kennen sollten, so sollten Sie auch regelmäßig in Buchläden gehen, um zu den verschiedenen, die Kinder beschäftigenden Themen geeignete Bücher und Bilderbücher ausfindig zu machen. Da es einerseits jedes Jahr eine große Anzahl Neuerscheinungen gibt und andererseits viele gute Kinderbücher bereits vergriffen sind und nicht mehr aufgelegt werden, wurde hier darauf verzichtet, zu jedem Thema die einschlägigen Bücher aufzulisten. Sie müssen sich selber auf die Suche machen, die Bücher herauszufinden, die Sie ansprechen und die für Ihre Zwecke geeignet sind. Eine Auswahl von Bilderbüchern, die therapeutisch genutzt werden können, finden Sie z. B. bei Weiss (2008).

Alter

Bilderbücher eignen sich für Kinder von ca. 4-10 Jahren, die Textbücher sind für Kinder ab ca. 8 Jahren.

Anwendung und Ziele

Bücher können dem Kind angeboten werden, um

- das Kind mit seinen abgewehrten Gefühlen von z. B. Angst, Wut und Traurigkeit in Kontakt zu bringen;
- dem Kind die Möglichkeit zu geben, sich mit seinen – oft widersprüchlichen – Gefühlen verstanden zu wissen;
- dem Kind die Möglichkeit zu geben, mit seinen Bedürfnissen gesehen zu werden;
- dem Kind Hintergründe und Zusammenhänge seiner Situation gefühlsmäßig verstehbar zu machen;
- das Kind anzuregen, ausgehend von der dargestellten Geschichte über seine eigene Geschichte zu reden;
- dem Kind das Gefühl zu geben, mit seinem Problem nicht „der Einzige in der Welt“ zu sein;
- dem Kind konkrete Modelle für den Umgang mit schwierigen Situationen anzubieten.

Das Kind wird auf ein Buch aufmerksam gemacht, indem es ihm direkt gezeigt wird, oder indirekt, indem es einfach auf dem Tisch liegt. Welche Vorgehensweise die angemessenere ist, hängt von dem Arbeitskontext ab. Im Rahmen einer Personzentrierten Spielpsychotherapie bietet sich Letzteres an. Während des gemeinsamen Anschauens kann sich ein Gespräch über Einzelheiten aus der Geschichte entwickeln. Anschließend können jüngere Kinder aufgefordert werden, ein Bild dazu zu malen, mit älteren Kindern kann über die Geschichte geredet werden.

Beispiel Die 5-jährige Paula, die nach der Trennung ihrer Eltern massive Verhaltensauffälligkeiten entwickelt hat, sieht beim Eintritt ins Spielzimmer sofort das Buch „Auf Wieder-Wiedersehen", das dort auf einmal liegt. Neugierig geht sie darauf zu und das Buch wird gemeinsam angeschaut. Paula malt dann spontan ein Bild, wie es bei ihr ist. Sie erzählt dazu, dass sie traurig sei, dass sie ihren Papa so selten sehen könne. Anschließend diktiert sie mir einen Brief an ihren Papa, in dem sie ihm das mitteilt.

Variationen

„Der Seelenvogel". Dies ist der Titel eines Buches von M. Snunit/N. Golomb (1995). In diesem Buch geht es um den Seelenvogel, den jeder von uns in sich trägt. Dieser Seelenvogel hat viele Schubladen, in denen alle Gefühle enthalten sind. So gibt es eine Schublade für Freude, für Wut, Hass usw., auch eine für Geheimnisse. Der Vogel steht auf einem Bein, an seinem anderen, eingezogenen Bein hängt der Schlüssel für die Schubladen.

Da in diesem Buch der Seelenvogel mehrfach abgebildet ist, lese ich den Kindern diese Geschichte von einem abgeschriebenen Text vor, sodass sie kein fertiges Bild im Kopf haben. Nachdem das Kind die Geschichte gehört hat, wird es aufgefordert, seinen Seelenvogel zu malen. Danach sind – je nach Alter und Entwicklung – Fragen möglich:

Beispiele

- Welche Schublade ist oft auf, welche seltener?
- Wenn eine Schublade offen ist: Wer merkt das? Was passiert dann?
- Welche Schubladen möchte der Seelenvogel offen haben, welche möchte er lieber geschlossen haben?
- Fallen dir noch weitere Schubladen ein? Fehlen noch welche?
- Darf jemand in die Schublade mit den Geheimnissen sehen?

Die nachfolgenden Abbildungen zeigen exemplarisch zwei Seelenvögel.

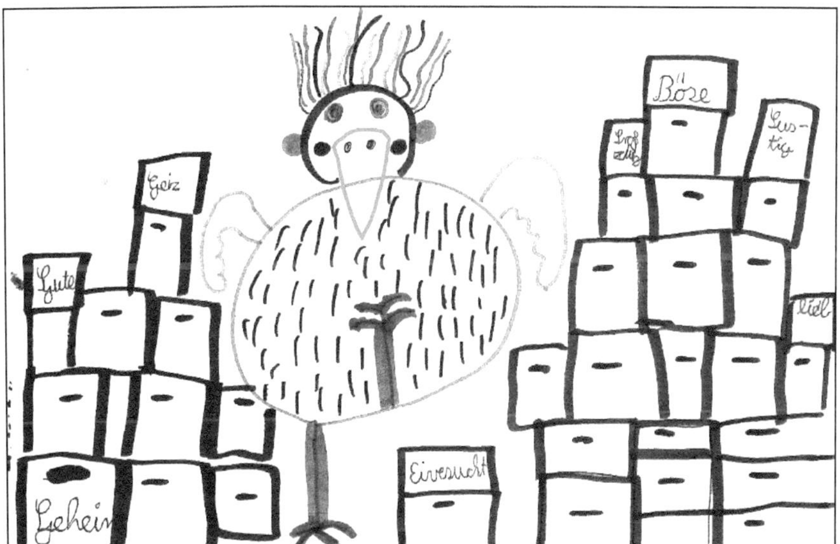

Abbildung 7: Seelenvogel (Lea, 11 Jahre

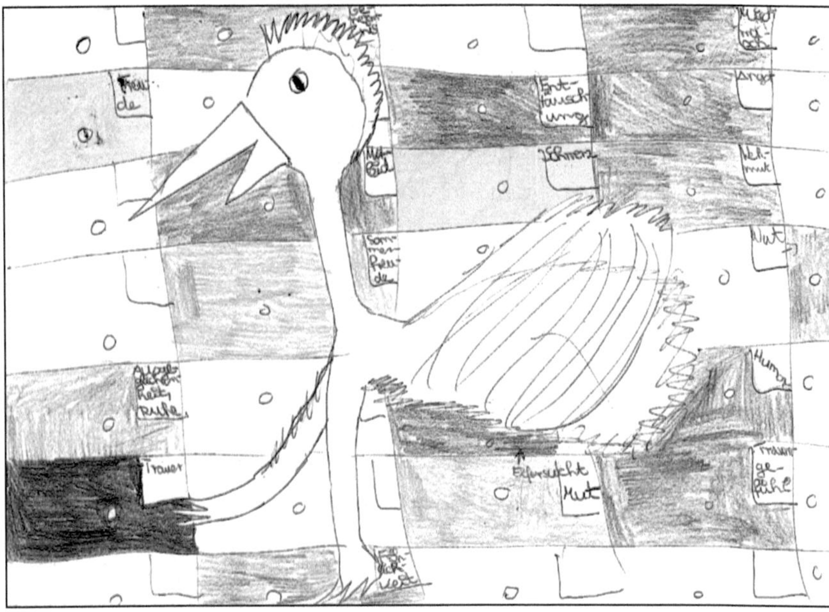

Abbildung 8: Seelenvogel (Viktor, 9 Jahre)

Übung 1 **Kinderbücher früher**

Tauschen Sie sich in Kleingruppen darüber aus, welche Bücher Sie früher gelesen haben und welches Ihr Lieblingsbuch war. Erinnern Sie sich noch an ein Bilderbuch? Welches war das erste Buch, das Sie selber gelesen haben? Welche Bücher waren in welchem Alter bei Ihnen besonders gefragt? Haben Sie Geschichten vorgelesen bekommen? Welche gefühlsmäßigen Empfindungen tauchen dazu auf?

Übung 2 **Mein Seelenvogel**

Besorgen Sie sich das Buch vom Seelenvogel. Eine Teilnehmerin liest die Geschichte langsam vor, die anderen hören zu und malen anschließend ihren Seelenvogel.

Auswertung in Zweiergruppen:

- Wie leicht/schwer fiel es mir, meinen Seelenvogel zu malen? Was fällt mir bei meinem Seelenvogel auf?
- Die Partnerin stellt die umseitig angeführten Fragen zum Seelenvogel.

Anschließend Rollentausch.

„Hanno und Ronja". „Hanno malt sich einen Drachen" von Irina Korschunow und „Ronja Räubertochter" von Astrid Lindgren sind Bücher, die stellvertretend für andere Bücher stehen, die gemeinsam mit einem Kind entdeckt werden können. Man kann gemeinsam mit dem Kind ein Kapitel lesen oder das Kind liest es zu Hause. Es können auch Passagen in der Stunde abwechselnd gelesen werden.

Dann wird in der Stunde dazu ein Bild gemalt und/oder die Szene mit Spielfiguren oder im Rollenspiel inszeniert und ausgestaltet.

Weiterführende Literatur – Kinderfachbücher

Psychische Krankheit allgemein:

Eder, S./Rebhandl-Schartner, P./Gasser, E.: Annikas andere Welt – Hilfe für Kinder psychisch kranker Eltern

Homeier, S.: Sonnige Traurigtage.

Depression:

Homeier, S.: Sonnige Traurigtage.

Klenk, V./Klenk, C.: Als Idas Mama die Farben verlor.

Mosch, E. v.: Mamas Monster: Was ist nur mit Mama los? Kindern Depression erklären.

Wunderer, S.: Warum ist Mama traurig?

Borderline:

Tilly, Ch./Offermann, A.: Mama, Mia und das Schleuderprogramm. Kindern Borderline erklären.

Sucht:

Homeier, S./Schrappe, A.: Flaschenpost nach irgendwo: Ein Kinderfachbuch für Kinder suchtkranker Eltern.

8.7 Fantasiereisen

Sich in Fantasiereisen davontragen zu lassen ist Kindern etwas sehr vertrautes. Ebenso wie das Spiel ist dieses Tagträumen etwas, was in jedem Kind vorhanden ist. Das Katathyme Bilderleben mit Kindern ist ein bewährtes tiefenpsychologisches Verfahren, das diese Fähigkeit der Kinder schon seit geraumer Zeit nutzt (Leuner/Horn/Klessmann 1997).

Wintsch (2000) berichtet, wie sich bei traumatisierten Kindern aus dem Bosnien-Krieg – neben Bewegungsspielen – Fantasiereisen mit anschließender Zeichnung als „Methode der Wahl" herauskristallisierten, um ganz langsam wieder Entspannung, Vertrauen und Sicherheit bei den Kindern zu entwickeln. Darauf aufbauend war es dann möglich, sich auch direkt – wieder mithilfe dieses Mediums – mit dem jeweils erlittenen Kriegstrauma konstruktiv auseinander zu setzen.

Neu ist, dass Fantasiereisen auch vermehrt in den verschiedensten pädagogischen Berufsfeldern (Kindergarten, Schule) genutzt werden, um Kinder an bestimmte Erfahrungen heranzuführen. In den letzten Jahren sind eine große Anzahl an Materialien erschienen, die verschiedenste Fantasiereisen anbieten (Krowatschek/Hengst 2010; Müller 2009, 2010; Teml/Teml 2002). Wichtig ist, dass in der Einzelarbeit die Fantasiereise gegebenenfalls so abgewandelt wird, dass das Kind sie auch versteht.

Bevor Sie eine Fantasiereise für Kinder ab dem Kindergartenalter anbieten, müssen bestimmte Voraussetzungen geschaffen sein:

- Das Kind muss die Fantasiereise jederzeit abbrechen können;
- Sie müssen selber in der Lage sein, sich auf die von Ihnen angebotene Fantasiereise einzulassen. Sind Sie in einem gestresstem Zustand, was sich für jedes Kind sichtbar (anhand der Bewegungen) und hörbar (anhand der Stimme) mitteilt, dann sollte darauf zum gegenwärtigen Zeitpunkt lieber verzichtet werden;
- es muss genügend Zeit vorhanden sein, um die Übung von Anfang bis Ende durchführen zu können und die Übung anschließend aufzuarbeiten;
- ein störungsfreier Raum;
- ein angenehmer, bei mehreren Kindern entsprechend großer Platz zum Ausbreiten;
- eine Atmosphäre, in der das Kind sich angenommen und in der Beziehung sicher fühlt.

Ausstattung

Einen gemütlichen Platz, evtl. eine Decke zum Reinkuscheln.

Anwendung und Ziele

Fantasiereisen können angeboten werden, damit das Kind

- zur Ruhe kommen kann,
- seine Konzentrationsfähigkeit durch die Zentrierung nach innen gesteigert wird,
- sich (wieder) spüren lernt,
- seine eigene Kreativität erleben kann,
- sich ausdrücken kann,
- mit abgewehrten Gefühlen in Kontakt kommen kann,
- neue Fähigkeiten in der Fantasie vorwegnehmen kann,

- eine positive Bewältigung von negativ erlebten Geschehnissen erfahren kann,
- sich an positiv erlebte Geschehnisse erinnern kann,
- einen positiven Ausgang von negativen Geschehnissen imaginieren kann,
- mit seinen Ressourcen in Verbindung gebracht werden kann.

Sie können die Geschichte vorlesen, in eigenen Worten erzählen und auch die Fantasiereise vom Kind weiter ausgestalten lassen. Letzteres führt zu einem intensiveren Kontakt mit dem Kind. Kleine Kinder sollten das Gespürte, sich Vorgestellte immer auch darstellen können, z.B. malen, kneten, dadurch kann das Kind der Fantasiereise sein ganz Eigenes hinzufügen. Die Materialien zum Ausdruck sollten immer vorher bereitgestellt sein. Über das Dargestellte können Sie dann mit dem Kind reden.

Bei größeren Kindern können Sie darüber sprechen, was das Kind gesehen und erlebt hat. Bei allen Kindern müssen Sie sich bewusst sein, dass Sie immer etwas ganz Persönliches (wie bei jeder anderen Gestaltung auch) vom Kind erfahren dürfen. Ein vertraulicher Umgang mit dem inneren Erleben des Kindes ist daher selbstverständlich.

Unruhige Kinder sollten sich zuerst bewegen können, erst danach können sie sich auf so eine Fantasiereise einlassen. Sie können die Bewegung auch in die Fantasiereise selbst einbauen, indem das Kind z.B. erst ein kleiner Löwe ist, der übermütig herumspringt, dann langsam immer müder wird und sich einen gemütlichen Platz zum Ausruhen sucht. Das Kind kann in diesem Fall herumrennen, nicht nur in der Fantasie. Dann fahren Sie mit einer dazu passenden Fantasiereise fort.

Fantasiereisen für Kinder werden als ideale Methode zur Entspannung und auch zur persönlichen Entwicklung empfohlen. Geldard/Geldard (1998) geben jedoch auch warnende Hinweise. Die Autoren, die Fantasiereisen in erster Linie in der Arbeit mit Jugendlichen anwenden, betonen, dass nur in der Beratung mit Kindern und Jugendlichen erfahrene Fachleute mit Fantasiereisen arbeiten sollten und dass unbedingt Supervision dazugehört. Ihrer Meinung nach sollte diese Methode bei den Kindern und Jugendlichen nicht verwendet werden, die keinen gesicherten Realitätsbezug haben, die sehr wenig Ich-Stärke aufweisen und die in Folge eines Traumas eine dissoziative Störung entwickelt haben. Sie lehnen daher diese Methode für die Arbeit mit Kindergruppen ab, halten sie nur für den Einzelkontakt für sinnvoll (ebd., S. 135). Nach meiner Erfahrung sind diese Hinweise für die Arbeit mit Jugendlichen zutreffend. In der Arbeit mit Kindern bis 11/12 Jahren zeigt die Praxis, dass die Kinder, wie bei den Märchen und Geschichten, das hören, was für sie bedeutsam und verarbeitbar ist, während sie einfach „aussteigen“, wenn es für sie bedrohlich sein könnte. Da eine Fantasiereise auch eine Entspannungsmethode darstellt, sollten jedoch die Hinweise von Petermann (1999) beachtet werden. Die Autorin weist darauf hin, dass bei bestimmten körperlichen Erkrankungen (bei einer bestimmten Form von Asthma bronchiale (Small-Airway-Asthma), einer akuten Magen-Darm-Erkrankung, einer Herz-Kreislauf-Erkrankung und einer Epilepsie) keine Entspannungstechniken angewendet werden sollten und dass so genannte paradoxe Reaktionen als Nebenwirkungen auftreten können: Ängste, ein Anstieg der Muskelspannung und Herzfrequenz oder evtl. als unangenehm erlebte Taubheitsgefühle.

Weiterführende Literatur

Speziell für die Schule konzipiert sind die Bücher von:

Krowatschek/Hengst: Mit dem Zauberteppich unterwegs: Entspannung in Schule und Gruppe und Therapie für Kinder und Jugendliche.

8.8 Musik

Mit dem Kind über Musik in Kontakt zu kommen heißt, Einfühlung, unbedingte Wertschätzung, Kongruenz, Wachheit und Momentzentrierung ohne Worte umzusetzen. Mit der Musik entsteht ein ganz eigener wertfreier Spielraum, in dem Nähe und Vertrauen geschaffen werden können und Gefühle mitgeteilt und ausgetauscht werden. Mit Musik kommen Sie mit dem vorsprachlichen Selbst des Kindes in Berührung. In der psychosozialen Arbeit mit Kindern bietet sich Musik für die Kinder an, die am ehesten über den auditiven Kanal zu erreichen sind, und/oder für die Kinder, die sich bei Worten nur noch „die Ohren zuhalten". Das Kind kann mit ganz einfachen Musikinstrumenten in seinem Ausdruck „gehört" werden und dies Verstandene kann ihm über das Musikinstrument widergespiegelt werden. Das Kind kann Stimmungen, Gefühlszustände spielend ausprobieren. Wie Sie bei den anschließenden Übungen erfahren können, lassen sich mit einem Instrument z.B. sehr viele verschiedene Facetten der Angst darstellen. Viel mehr, als man mit Worten ausdrücken kann. Ebenso können Sie die Erfahrung machen, dass sich ein Gefühl verändert, wenn es „stimmig" begleitet wird.

Ausstattung

Eine Anzahl von Musikinstrumenten, die einfach zu spielen sind: z.B. Trommel, Xylofon, Harmonika, aber auch Instrumente, die das Kind noch nicht kennt (z.B. ein „Regenmacher"). Bewertungen wie: „Das kann ich nicht", finden dann nicht so schnell statt, die Neugierde des Kindes wird geweckt.

Alter

Die Arbeit mit Musik ist für alle Altersstufen geeignet, entscheidend ist, inwieweit sich ein Kind auf die Musik einlassen kann. Vorschulkinder können dies in der Regel alle, erst im Schulalter führt die damit einhergehende Bewertung dazu, dass sich oft nur noch so genannte „musikalische Kinder" damit ansprechen lassen.

Anwendung und Ziele

Die Arbeit mit Musikinstrumenten kann dem Kind helfen,

- mit seinen Gefühlen in Kontakt zu kommen,
- sich mit seinen Gefühlen ausdrücken zu können,
- sich verstanden zu fühlen,
- Gefühle und Stimmungen zu verändern,
- mit der Therapeutin auf nicht-verbale Weise in Kontakt zu kommen.

Weiterführende Literatur

Für den Kindergarten und Grundschulunterricht eignet sich das Musikmaterial von

Schneider, M./Schneider, R.P.: Bewegen und Entspannen nach Musik.

Übung 1 Nehmen Sie sich ein Instrument und probieren Sie es aus.
Reflexion: Was verbinden Sie damit? Wie ist die Klangfarbe? Welche Assoziationen haben Sie dazu?

Übung 2 In der Gruppe, jede Person hat ein Instrument bei sich.

- Summen Sie in der Gruppe und versuchen Sie, einen gemeinsamen Ton zu finden. Lassen Sie den Summton dann gemeinsam lauter und leiser werden.
- Drücken Sie nacheinander in der Gruppe Gefühle durch ein Instrument aus: Freude, Wut, lustig sein, traurig sein, verrückt sein, ängstlich sein etc.

Übung 3 Zweiergruppe: Person A und Person B, jede Person hat ein Instrument.

- A beginnt zu spielen, B begleitet sie. Rollenwechsel.
  Reflexion: Wie ist es, so begleitet zu werden? Wie ist es, jemanden so zu begleiten?

- A versucht ein bestimmtes Gefühl auszudrücken, B versucht mit dem Instrument einfühlend mitzuschwingen. Sobald das Gefühl richtig aufgegriffen wird, hört A auf zu spielen. Rollenwechsel.
- A drückt ein Gefühl mit einem Instrument aus, B spielt das Gegenteil.
- A drückt mit dem Instrument ein Gefühl aus, B muss es erraten.
- A drückt mit dem Körper und Bewegung ein Gefühl aus, B versucht, es auf dem Instrument zu begleiten.

Auswertung: Wie ist es, „stimmig" begleitet zu werden? Welche Erfahrungen machen Sie beim Begleiten?

Übung 4 Jede Teilnehmerin spielt mit einem Instrument ihrer Wahl eine kurze Geschichte.

Beispiel: Ein Mädchen soll aus dem Keller eine Limonadenflasche holen. Sie geht langsam die Kellertreppe hinunter, da sie nicht gerne in den Keller geht. Im Keller ist es dunkel, und sie fürchtet sich. Schnell läuft sie zur Limonadenkiste, holt eine Flasche heraus. In dem Moment …

Auswertung: Was habe ich gespielt, was wollte ich ausdrücken? Inwieweit konnte ich die verschiedenen Facetten eines Gefühls darstellen?

(nach Fritsch 1988)

8.9 Weitere Angebote

Die folgenden Angebote werden nur noch kurz erwähnt, jeweils mit Hinweisen auf weitere Literaturangaben.

Arbeiten mit Tonerde

Ton ist ein wunderbares Medium, das, wenn irgendwie möglich, den Kindern zur Verfügung stehen sollte. Kinder können es anfassen und eine Menge Spürinformationen erhalten. Mit geschlossenen Augen können sie die Temperatur und Konsistenz des Tons fühlen, ebenso, wie sich der Ton in ihrer Hand in seiner Qualität verändert. Neben diesen kinästhetischen Eindrücken, die besonders intensiv sind, wenn das Kind dabei die Augen schließt, kann das Kind mit Ton sowohl seine innere Welt gestalterisch umsetzen, als auch konkrete Gegenstände herstellen, die es selbst geschaffen hat und vielleicht verschenken möchte. Fehler lassen sich leicht korrigieren, mit Ton kann auch gefahrlos etwas zerstört werden. Themen wie Schmutz, Ekel, Sauberkeit werden mit dem Material „in die Hand genommen" und sichtbar verdeutlicht.

Befestigt man eine Plastikfolie an einer Wand – oder hat gar einen gekachelten Werkraum –, kann das Kind auch aufgefordert werden, den Ton an die Wand zu klatschen, eventuell auf ein vorher gezeichnetes Objekt. Das

Kind kann so seine Kraft spüren und aggressive Impulse gefahrlos ausagieren bzw. überhaupt erst einmal mit ihnen in Kontakt kommen. Bei Oaklander (1999) finden sich weitere Hinweise und Beispiele, wie mit Ton therapeutisch gearbeitet werden kann.

Ein Hinweis zur Aufbewahrung: Bewahrt man Ton in einer Plastiktüte auf, die zusätzlich mit einem immer feucht gehaltenen Tuch bedeckt ist, so hält sich der Ton ohne weiteres über ein halbes Jahr frisch und formbar.

Kochen

Mit Kindern zu kochen, kann für beide Seiten eine sehr intensive Erfahrung sein. Auch hier besteht eine enge Verbindung zwischen der sinnlichen und psychodynamischen Erfahrung des gemeinsamen Kochens als sich nähren und genährt werden und der Freude an dem Produkt, das man sich im wahrsten Sinne des Wortes einverleiben kann.

Pudding, Nudelsuppe sind einfache Gerichte, mit denen sich die Kinder „nähren" können. Ist es nicht möglich, eine Herdplatte im Spielzimmer zu haben, dann genügt auch ein mit Wasser anzurührender Schokoladenbrei. Zum Trinken kann Zitronentee oder Kakao bereitgestellt werden.

Ideal ist auch eine Popcornmaschine. Das Kind kann eine bereitgestellte Menge Mais einfüllen, schaltet ein und im Nu springen die Popcorns heraus. Das geht schnell, verbreitet einen sehr angenehmen, süßlichen Duft und es ist beeindruckend, wie aus so wenigen Maiskörnern eine große Menge Popcorn wird. Es ist eine zauberhafte Verwandlung, der die Kinder immer wieder fasziniert zuschauen. Entweder essen die Kinder das Popcorn dann auf oder es wird in einen bereitliegenden Beutel gefüllt und vom Kind mitgenommen. Es ist wie ein Übergangsobjekt, das ihnen hilft, von der Stunde Abschied zu nehmen.

Über dieses Medium können Sie spielerisch einen Zugang zu den Fähigkeiten und dem Erleben des Kindes bekommen. Im Einzelnen lassen sich beim Kochen folgende Vorgänge beobachten:

Ziele finden:

- Was soll gekocht werden?
- Planung und Zuverlässigkeit: Wer bringt was mit?
- Planung und Durchführung: Den Kochvorgang in einzelne Teilschritte gliedern.
- Sinnliche Erfahrungen machen: sehen, riechen, schmecken, tasten, sich spüren.
- Frustrationstoleranz erwerben: warten, bis das Essen fertig ist.
- Umgang mit Gefahren: heiße Herdplatte, kochendes Wasser, heißes Fett.

- Umgang mit Fehlern: Das Ei-Aufschlagen gelingt nicht; es wird zu viel Salz reingetan, etc.
- Gemeinsames Essen: Wer teilt auf und wie wird aufgeteilt? Wie weit kann sich das Kind auf das Essen einlassen: Wird das Essen genossen oder ist es eher Nebensache. Was für eine Atmosphäre entsteht beim gemeinsamen Essen? Wird schweigend gegessen oder erzählt das Kind dabei?
- Eigene Anstrengung positiv erleben: Was selbst gemacht wurde schmeckt besser, als von der Mutter gekocht.

Für Kinder, die in den ersten Jahren nicht ausreichend emotional versorgt wurden, spielt das Thema „Kochen und Essen“ häufig eine große Rolle.

Beispiel Melanie (9 Jahre), die im Alter von 4 Jahren adoptiert wurde und u. a. dadurch auffiel, dass sie anderen Kindern in der Schule und im Freizeitbereich heimlich Süßigkeiten klaute, kochte über Stunden Pudding. Mit größtem Eifer und großer Intensität wurden die Zutaten ausgesucht, gekocht und gegessen. Eines Tages kochte Melanie einen Pudding, den sie „den Pudding meines Lebens“ nannte. Er wurde von mir fotografiert. Melanie trug das Foto immer bei sich, gleichzeitig hörten ihre kleinen Diebstähle auf.

Bewegung

Der bei Kindern als angelegt geltende Bewegungsdrang fordert ein entsprechendes Angebot an Ausdrucksmöglichkeiten (in erster Linie Raum und Zeit). Angebote zur Bewegung können als freier, kreativer Selbstausdruck oder als strukturiert festgelegtes Bewegungstraining alleine oder in der Gruppe erfolgen.

Über die Bewegungserfahrung spürt sich das Kind, es kommt in Kontakt mit sich selbst, sodass das Körperbewusstsein und das Selbsterleben gefördert werden. Die Wahrnehmung von Körperregionen, Körperhaltungen, von Organtätigkeiten wie das Herzklopfen, von Muskelanspannungen oder -entspannungen ermöglicht die Auseinandersetzung mit eigenen Stärken und Schwächen. Die Erfahrung von körperlicher Gewandtheit und Kraft vermittelt Selbst-Sicherheit. Die frei gewählte und improvisierte Bewegungsform fördert die Erfahrung von Selbstbestimmung und individuellen Ausdrucksmöglichkeiten und die Verarbeitung von Gefühlen (Ängsten, Hemmungen, Wut, Enttäuschung, Neid, Eifersucht) (vgl. auch Zimmer 2004 u. 2012 a).

Darstellungen zur wechselseitigen Beziehung zwischen Bewegungs-Erfahrung und Selbst-Erfahrung finden sich auch in dem Ansatz von Elfriede Hengstenberg (Traxler 2006).

Da auf die für den pädagogisch-therapeutischen Bereich sehr wichtigen mototherapeutischen Angebote im Abschnitt 10 bei der Behandlung einzelner Störungsbilder näher eingegangen wird, sollen hier noch kurz die asiatischen Kampfkünste erwähnt werden.

Ein Training in asiatischer Kampfkunst kann erheblich dazu beitragen, dass die Kinder in ihrem Selbstwertgefühl gestärkt und an ihre Ressourcen herangeführt werden (Kakar-Oel 1999). Nach Wolters/Fußmann (2008) fördert das Training in asiatischen Kampfkünsten (wie Karate-Do, Tae-Kwon-Do, Judo oder Jiu-Jitsu):

- soziales Kontakt- und Kommunikationserleben (Training mit dem Partner),
- die Stärkung des Selbstwert- und Selbstsicherheitsgefühls,
- die Entwicklung von Selbstbehauptungs- und Selbstverteidigungsfähigkeiten und -techniken,
- eine Verbesserung der Koordination und Kondition,
- eine Schulung der Konzentration.

Diese Kampfkünste verfolgen einen Schulungs- und Lebensweg, in dem über die Ausübung bestimmter Bewegungsformen und -techniken – mit dem Ziel größtmöglicher Perfektion – ein seelisch-geistiger Zustand „innerer Zufriedenheit und Ausgeglichenheit" erreicht werden soll (Wolters/Fußmann 2008).

Fotos

Wie nimmt das Kind sich selbst wahr? Wie sieht es seine Lebensgeschichte? Diesen Fragen können Sie nachgehen, wenn Sie das Kind bitten, Fotos bzw. ein Fotoalbum von sich mitzubringen. Sie bekommen das Kind mit seiner Geschichte ganz eindrücklich vor Augen geführt, gleichzeitig öffnet sich eine Reise in die Vergangenheit. Was drückt das Kind von damals für eine Haltung aus? Wie steht es da im Vergleich zu ebenfalls abgebildeten Geschwistern und Freunden? Falls es ein Familienalbum ist: Wie häufig ist das Kind vertreten? Wie sieht das Kind von heute sich damals? Wie spricht es über die Zeit? Was klingt an? Was war an glücklichen, vielleicht längst in Vergessenheit geratenen Ereignissen und Beziehungen da? Was hätte es sich gewünscht?

Sehr negative Rückblicke lassen sich manchmal durch ein Fotoalbum relativieren, wenn auch positive Momente festgehalten sind. Gleichzeitig kann das Kind darauf aufmerksam gemacht werden: Das hat es schon alles erlebt und geschafft. Diese oder jene Hilfen gab es. So kann auch das gegenwärtige Erleben leichter als etwas Veränderbares gesehen werden.

Begleiten Sie das Kind mit den verschiedenen Aspekten des einfühlenden Verstehens. Achten Sie auf die innere Beteiligung des Kindes. Ein Fotoalbum ist etwas sehr Privates und das Kind bestimmt, was Sie zu sehen bekommen.

Wort-Spiele

Reime, Wortspiele, Unsinnsworte, magische Worte üben auf Kinder eine große Faszination aus. Kinder haben einen Sinn für Poesie, Lebendigkeit und Rhythmik der Sprache. Bei Ängsten lassen sich so Mutmachlieder und Reime erfinden (vgl. Abschnitt 8.4) Kinder können Worte erforschen, die wehtun, und Worte, mit denen man sich verteidigen kann. Es kann mit „Zauberworten" gespielt werden, die dem Kind helfen, mit schwierigen Situationen umzugehen.

Humor

Da Kinder sehr viel Sinn für Humor haben, bietet es sich an, dies in die Begegnung hineinzubringen. Kleine Kinder können sich mit größtem Vergnügen die abenteuerlichsten Sachen vorstellen und sich dabei vor Lachen „kugeln". Lewis (1999) weist auf die natürliche Gabe des Kindes hin, sich an anthromorphen Fantasien zu erfreuen, in denen schlechterdings alles Ohren und Augen hat, sprechen und fühlen kann: Er schreibt: „Es ist ein faszinierender Anschauungsunterricht in Sachen Humor, mit einer Gruppe von Vier- oder Fünfjährigen zu reden und ihnen von dem Tag zu erzählen, an dem man Hühner sah, die mit Schirmen die Straße hinuntergingen, natürlich, um sich vor der Sonne zu schützen – und jedes Mal, wenn es regnete, flatterten sie mit ihren Flügeln und wackelten die Straße hinunter und die Schirme klapperten hinter ihnen her." (Ebd., S. 38f.)

Ältere Kinder haben eine große Begeisterung für Witze und sind sehr beeindruckt, wenn Sie auch einige Witze parat haben.

Zaubern

Zaubern können übt auf Kinder eine magische Wirkung aus. Es bedeutet Macht über Dinge und ein erlaubtes Geheimnis zu haben (Neumeyer 1999, 2008, 2009, 2013). Lernt das Kind unter Anleitung einige Zauberkunststücke, erwirbt es Fertigkeiten, die es in seiner Umgebung aufwerten und die es ihm ermöglichen, neue Beziehungs- und Kommunikationserfahrungen zu machen. Die Kinder können beim Zaubern kleine Wunder kreieren, wobei ihnen in jedem Moment klar ist, dass es ihr eigenes selbst erschaffenes Wunder ist. „Sie erleben: Beim Zaubern kann ich etwas, was eigentlich nicht möglich ist.“ (1999, S. 218)

Arbeitsblätter

Arbeitsblätter sollen hier nur kurz erwähnt werden, da es um spielerische Zugänge zum Kind geht. Eine Möglichkeit, mit Kindern ins Gespräch zu kommen, ist der „Steckbrief“ (nach Vopel 2010) (s. S. 217).

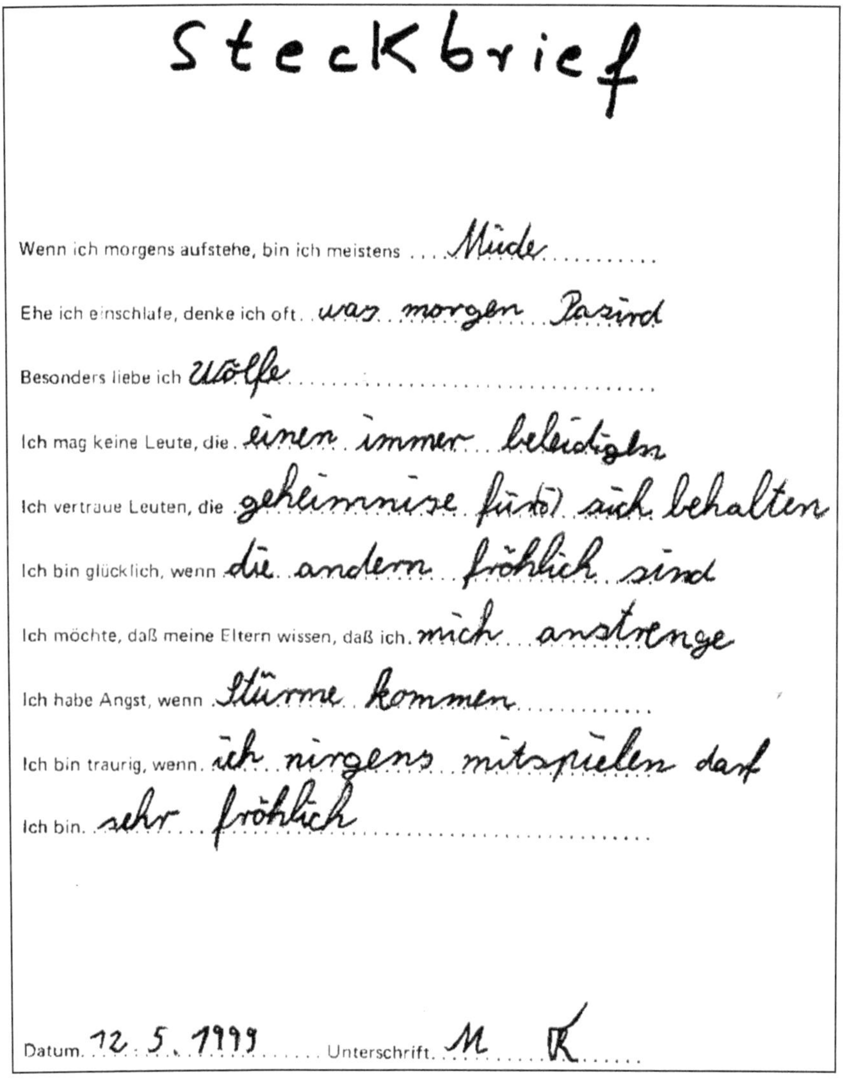

Steckbrief

Wenn ich morgens aufstehe, bin ich meistens ... Müde

Ehe ich einschlafe, denke ich oft ... was morgen Pasird

Besonders liebe ich Wölfe

Ich mag keine Leute, die ... einen immer beleidigen

Ich vertraue Leuten, die ... geheimnise für sich behalten

Ich bin glücklich, wenn ... die andern fröhlich sind

Ich möchte, daß meine Eltern wissen, daß ich ... mich anstrenge

Ich habe Angst, wenn ... Stürme kommen

Ich bin traurig, wenn ... ich nirgens mitspielen darf

Ich bin ... sehr fröhlich

Datum ... 12.5.1999 ... Unterschrift ... M K

Abbildung 9: Steckbrief (Michael, 8 Jahre).

9 Rituale und Biografiearbeit

9.1 Rituale

Unter einem Ritual (von lat. *ritus*) versteht man ein Vorgehen nach einer festgelegten Ordnung. Rituale finden sich in allen Gesellschaften, speziell die Übergangsphasen im menschlichen Leben sind durch religiöse und/oder gesellschaftliche Rituale markiert: Taufe, 1. Schultag, Kommunion/Konfirmation, Hochzeit, Beerdigung. Daneben gibt es Alltags- und Familienrituale, wie zum Beispiel eine bestimmte Art und Weise, sich morgens für den Tag fertig zu machen, das sonntägliche Mittagessen, die Gestaltung des Weihnachtsfestes etc.

Rituale schaffen Geborgenheit, definieren Zugehörigkeit, bieten eine Struktur für – schmerzhafte – Gefühle und schaffen Identität, Letzteres besonders sichtbar bei den Ritualen im Jugendalter (Klosinski 1991), aber auch bei den Ritualen in religiösen Gemeinschaften. In der Heilkunde und Psychotherapie haben Rituale eine lange Tradition als Wirkfaktoren von Veränderung (van der Hart 1999, Imber-Black/Roberts/Whiting 2006).

Für die kindliche Entwicklung sind Rituale sehr bedeutsam. Sie geben Halt und Orientierung, Sicherheit und strukturieren die Zeit. Kinder erfinden selber Rituale: Abzählverse, nach denen jemand ausscheidet, Hüpfspiele, in denen bestimmte Steine nicht berührt werden dürfen, die Art und Weise, wie eine Geschichte vorgelesen werden muss etc.. Eltern bieten Kindern Rituale an: Einschlafrituale wie das abendliche Geschichtenvorlesen; ein Gebet aufsagen und/oder einen Tagesrückblick gestalten; Essensrituale und die Art und Weise, wie Geburtstage gefeiert werden. In den letzten Jahren wurde die Bedeutung der Rituale wieder verstärkt wahrgenommen.

Anwendung

Rituale sind ein schöpferischer Prozess des Kindes. In der personzentrierten Arbeit unterstützt die Therapeutin das Kind im Finden von Ritualen, begleitet aufmerksam die Rituale, die das Kind entwickelt, und sieht in diesen die Bedeutung für die persönliche Entwicklung des Kindes. Darüber hinaus können von der Therapeutin auch direkt Rituale eingeführt werden.

Die Rituale in der therapeutischen Arbeit lassen sich in Anfangs- und Endrituale und in Rituale, die während der Arbeit eingefügt werden, unterteilen. Haben Sie pro Woche einen festen Termin für das Kind ausgemacht, dann ist dies bereits ein Ritual, das für das Kind eine Bedeutung hat. Aus diesem Grund ist es so wichtig, sorgsam damit umzugehen, wenn eine Stunde einmal abgesagt werden muss.

Anfangsrituale können durch die Art der Begrüßung und z.B. das Schuhe-Ausziehen vorgegeben sein. Oft schaffen sich Kinder zu Beginn der Stunde oder zu Beginn einer bestimmten Tätigkeit ein Ritual und strukturieren so für sich den Beginn (s. auch Abschnitt 7.4).

Beispiele Die 5-jährige Jana baut sich regelmäßig aus den Polsterelementen einen Schutzwall, den sie um den Tisch herum anordnet. Auf den Schutzwall kommen alle Malutensilien, gerade so, dass sie sie noch erreichen kann. Dann erst fängt sie an zu malen. Nachdem Jana das über mehrere Stunden wiederholt hat, kann sie den Schutzwall von einer Stunde zur anderen plötzlich weglassen und fängt gleich an zu malen.

Der 6-jährige Alexander setzt sich immer zuerst in die Hängeschaukel, verweilt dort nachdenkend einige Minuten, um dann herauszuspringen und sich ganz gezielt einer Tätigkeit zuzuwenden.

Rituale im Therapieprozess. Wie im Kinderspiel überhaupt, finden sich im freien Spiel viele vom Kind eingeführte Rituale. Auch Sie können Rituale in den Spiel- oder Arbeitsprozess einbauen.

Beispiele Der 8-jährige Stefan, der schwer körperlich misshandelt wurde und stolz darauf ist, keinen Schmerz zu spüren, spielt eine Zeit lang in jeder Stunde Fußball. Jeweils nach dem Fußballspiel wird er von der Therapeutin mit Keksen und Kakao versorgt. Dies Ritual wurde nach einem schweiß- und kräftezehrenden Fußballspiel eingeführt, damit Stefan wieder etwas zur Ruhe kommen kann, sich nicht verausgabt und ein Gespür dafür bekommt, wann er sich körperlich übernimmt. Er selbst würde noch zu keinem Ende finden und erst bei totaler Erschöpfung aufhören.

Mit der 10-jährigen übergewichtigen Maria, mit der ein Programm zur Gewichtsreduzierung durchgeführt wird, wird jeweils am Anfang der Stunde ein Spiel gespielt, das sie sich ausgesucht hat, und am Ende eines, das die Therapeutin ausgesucht hat. Dieses Ritual wird eingeführt, damit Maria, deren Lieblingssatz auf alle Fragen „Ich weiß nicht" lautet, angeregt wird zu lernen, sich für etwas zu entscheiden. Die Spiele, die die Therapeutin aussucht, stehen unter dem Aspekt der verbesserten Körperwahrnehmung und dem Aufbau von Selbstvertrauen, beides Aspekte, die Maria bisher nur in geringem Maße entwickelt hat.

Rituale zum Abschluss der Stunde: Auch hier erfinden die Kinder eigene Rituale, wie zum Beispiel das Popcornmachen (s. Abschnitt 8.9) oder ein kleines, schnelles Spiel, das am Ende immer noch gespielt werden muss. Sie können auch eine Fantasiegeschichte oder eine Massage am Ende der Stunde einführen.

Übung 1
- An welche Rituale aus der Kindheit erinnern Sie sich? Was waren positive, was waren negative Rituale?
- Welche für Sie bedeutsamen Rituale gibt es in Ihrem jetzigen Leben?

Übung 2
Tauschen Sie sich in einer Kleingruppe darüber aus, mit welchen Ritualen Sie in Ihrer Arbeit mit Kindern und Jugendlichen bisher gute Erfahrungen gemacht haben.

9.2 Biografiearbeit

Biografiearbeit, wie sie von Ryan/Walker (1997) vorgestellt wird, bietet dem Kind eine strukturierte und verständliche Möglichkeit, sich mitzuteilen. Kindern kann geholfen werden, ihre Gefühle, die sie mit verschiedenen Orts- und/oder Bezugspersonen in Zusammenhang bringen, auszudrücken und über Vergangenheit, Gegenwart und Zukunft zu sprechen. Darüber hinaus existiert nach Fertigstellung eine Aufzeichnung, auf die das Kind – und mit seiner Erlaubnis auch andere Personen – jederzeit zurückgreifen können, wenn es sich z.B. in einer Krise befindet. Verschiedene Erlebnisse können mithilfe der Biografiearbeit in einen Sinnzusammenhang gebracht werden, so entsteht für das Kind eine zusammenhängende Lebensgeschichte, die bei seiner Identitätsentwicklung strukturbildend hilft.

Anwendung

Die Biografiearbeit von Ryan/Walker ist in erster Linie aus der Arbeit mit Pflegekindern entstanden, sie kann aber mit allen Kindern, die im psychotherapeutischen, pädagogisch-therapeutischen oder psychosozialen Bereich Hilfe benötigen, angewandt werden. Sie kann in der Einzelarbeit und in der Arbeit mit Gruppen eingesetzt werden.

Voraussetzungen

Nach Ryan/Walker können pädagogische Fachkräfte diese Biografiearbeit mit einem Kind durchführen, vorausgesetzt, dass sie „Werkzeuge" kennen, mit denen sich Kinder ausdrücken, dass sie bereit sind, sich über einen längeren Zeitraum hinweg zuverlässig und vorhersehbar auf das Kind einzulassen, und dass sie wissen, dass es keine Gebrauchsanweisung für die Biografiearbeit gibt, das Kind jedoch immer der Schlüssel dafür ist (ebd., S. 19).

Ziele der Biografiearbeit

- Das Selbstwertgefühl des Kindes zu stärken.
- Dem Kind zu helfen, Gefühle ausdrücken zu können.
- Dem Kind die Möglichkeit zu geben, sich mit seinen Gefühlen verstanden und angenommen zu fühlen.
- Vergangenheit, Gegenwart und Zukunft des Kindes zur Sprache zu bringen.
- Das Kind von Schuldgefühlen zu entlasten.
- Kindern zu vermitteln, dass „Liebe nicht teilbar ist".
- Eine Lebensgeschichte zu entwickeln.
- Dem Kind zu helfen, ein gesundes Identitätsgefühl zu entwickeln.

Beispiele

Von Abschied und Neubeginn

Die 10-jährige Sabrina muss, nachdem sie 6 Jahre lang zuerst den Kindergarten, die Tagesstätte und die Grundschule einer Sprachheilschule besucht hat, in eine Schule für individuelle Lernförderung umgeschult werden, da sie den Anforderungen des Grundschullehrplanes nicht gewachsen ist. Sabrina fällt es sehr schwer, von dieser Einrichtung, die sie mehr als die Hälfte ihres Lebens besucht hat, Abschied zu nehmen. In einer Spieltherapiesitzung, die Sabrina begleitend besuchte, wird ihr vom Therapeuten der Vorschlag gemacht, zum Abschied ein Erinnerungsbuch über ihre Kindergarten- und Schulzeit in der Sprachheilschule zu machen. Sabrina ist begeistert. Die Mutter, die sehr unglücklich über den Schulwechsel war und ihn lange nicht akzeptieren konnte, wird eingeweiht und ist ebenfalls angetan.

Während die Mutter nach Fotos von Schule und Kindergarten sucht, macht der Therapeut mit Sabrina Aufnahmen von den einzelnen Gruppenleitern und der bisherigen Lehrerin. Anschließend wird eine Lebensgrafik erstellt, in der alle wichtigen Stationen und Ereignisse auf einer Zeittafel (s. Abb. 10) eingetragen werden.

Danach wird jedes Ereignis im Zusammenhang mit Schule und Kindergarten in das Buch eingetragen. Bei all diesen Arbeiten kommen immer wieder

kurze Bemerkungen und Gespräche zustande, z. B. über das Alter von Gegenständen im Spielzimmer, über die neue Schule und die Gefühle dazu.
Nachdem Sabrina, die erzählt, dass sie nachts von dem Buch geträumt habe, ihre schönsten Fotos von zu Hause mitgebracht hat, wählen der Therapeut und Sabrina gemeinsam aus, welche Bilder ins Buch kommen. Da kein Bild vom Regelkindergarten existiert, will Sabrina eines malen. Nach langen Überlegungen malt sie, wie sie zur Tür hereingekommen ist. Sie erinnert sich, dass sie schüchtern gewesen sei, das soll auch auf das Bild geschrieben werden.
Jedes Blatt im Buch wird oben mit der Jahreszahl versehen, das jeweilige Foto wird eingeklebt und darüber oder darunter beschriftet. Das schönste Bild wird für das Titelblatt reserviert, das in einer nachfolgenden Stunde gemeinsam gestaltet wird.

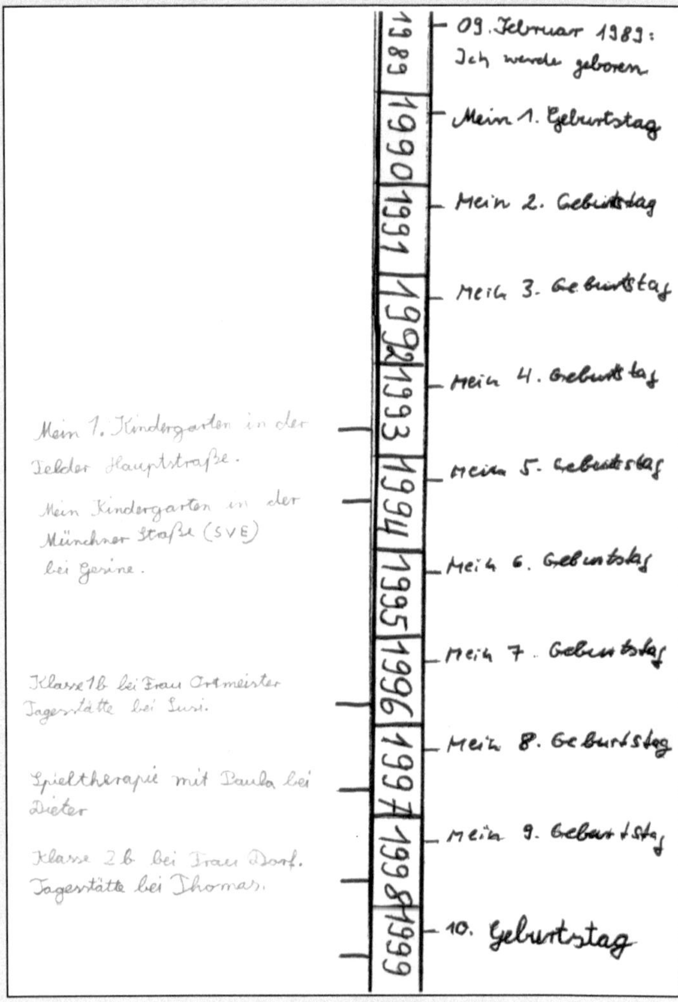

Abbildung 10: Grafik im Rahmen der Biografiearbeit (Sabrina, 10 Jahre)

Zuletzt wird das Schlussbild gestaltet. Sabrina malt sich in einer winkenden Haltung. Beschriftet wird es mit „Ende in der Sprachheilschule … Anfang in A." und „Auf Wiedersehen" und „Hallo". Sabrina bekommt die Aufgabe, später den Beginn in der neuen Schule in die Lebensgrafik einzutragen. Sabrina erzählt, dass sie sich das Buch jeden Tag anschaut und dass es einen besonderen Platz in ihrem Regal hat.

Ein Lebensbuch für Dominik

Dem 9-jährigen Dominik, der als Säugling adoptiert wurde und – aus Loyalität zu seiner leiblichen Mutter – seine Adoptivmutter emotional ablehnt (s. Abschnitt 8.5), wird im Rahmen einer psychotherapeutischen Behandlung der Vorschlag gemacht, ein „Lebensbuch" zu erstellen. Dominik ist ganz begeistert. Auf das erste Blatt malt er sich im Bauch seiner leiblichen Mutter. Auf das nachfolgende Blatt malt er sich als neugeborenes Baby im Krankenhaus.

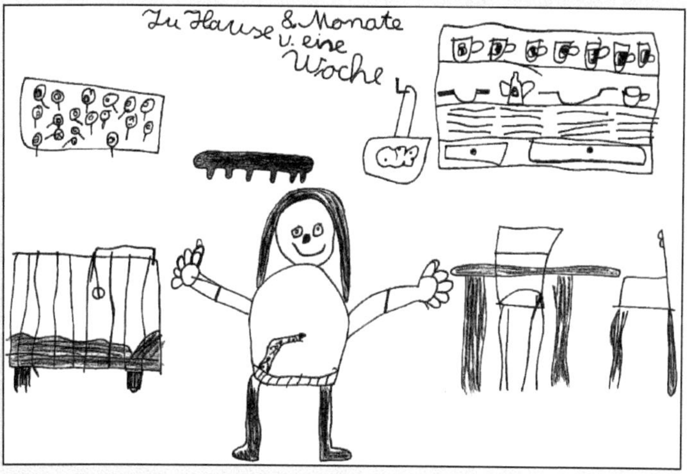

Abbildung 11: Lebensbuch im Rahmen der Biografiearbeit
(Dominik, 9 Jahre).

In den nächsten Wochen und Monaten werden Dokumente (Geburtsurkunde, Adoptionsurkunde, Zeugnisse) gesammelt und Dominik stellt Landkarten von den bisherigen Wohnorten der Familie zusammen. Aus seinem Fotoalbum werden die Fotos rausgesucht und kopiert, die nach seiner Meinung in das Lebensbuch gehören. Es sind Fotos von ihm, aber auch von seinen Adoptiveltern und seinen Geschwistern (Dominik hat drei Geschwister, die leibliche Kinder der Adoptiveltern sind). Alles, was für Dominik wichtig ist: selbst gemalte Bilder von seinem Lieblingsspielzeug und seinen Kuscheltieren, die Titel seiner Lieblingsbücher, ein Foto aus der Zeitung anlässlich einer Schulaufführung, kommen in chronologischer Reihenfolge in das Buch hinein. Ebenso Fotos aus den Spieltherapiestunden.

Während dieser Arbeit, die bewusst immer nur einen Teil der Stunde ausmacht, so dass Dominik immer auch noch zum freien Spielen kommt, wird Dominik mit all seinen Gefühlen, die diese Arbeit in ihm auslöst, einfühlend begleitet. Wut, Traurigkeit, aber auch Freude können zum Ausdruck kommen. Schrittweise kann Dominik mehr von seiner individuelle Lebensgeschichte akzeptieren und in sein Selbstbild integrieren. Er kann seine Verbundenheit mit seiner Adoptivfamilie ausdrücken, ohne das Gefühl zu haben, seiner leiblichen Mutter „untreu" zu werden. Zum – vorläufigen – Abschluss des Buches lädt er seine Adoptivmutter zu einem von ihm selbst gekochten und liebevoll verzierten Pudding ein.

Weiterführende Literatur

Lattschar, B./Wiemann, I.: Mädchen und Jungen entdecken ihre Geschichte: Grundlagen und Praxis der Biografiearbeit

Wiemann, I.: Wie viel Wahrheit braucht mein Kind?

In beiden Büchern, die auch aus der Arbeit mit Pflege- und Adoptivkindern entstanden sind, gibt es sehr viele praktische Hinweise, wie man mit Kindern, auch schwer traumatisierten Kindern, ihre Biografie bearbeitet.

Siehe auch die Kinderbücher und die ‚Weiterführende Literatur' unter 10.5.2. „Pflege- und Adoptivkinder

10 Ausgewählte Problembereiche

Kinder brauchen Liebe,
besonders wenn sie sie nicht verdienen.
Henry David Thoreau

Im Folgenden werden einzelne Problembereiche, auf die Sie in Ihrer Arbeit mit Kindern immer wieder stoßen werden, einführend vorgestellt. Es werden praktische Interventionen dargestellt und Hinweise für die weitere Arbeit in diesen Problemfeldern gegeben. Diese Interventionen und Anregungen für die Arbeit sind als erste Hinweisschilder zu sehen. Welchen Weg Sie im Einzelfall einschlagen, hängt ganz entscheidend von der jeweiligen Situation ab: von dem individuellen „Fall", Ihrem Arbeitskontext und Auftrag, Ihrer Ausbildung und Erfahrung.

Wichtig ist, die jeweilige Verhaltensauffälligkeit in einem systemischen Zusammenhang zu sehen. Damit ist gemeint, dass das Kind mit seinen Symptomen und Ressourcen immer auch im Zusammenhang mit den Systemen gesehen wird, in die es eingebettet ist. Dies ist in erster Linie das Familiensystem, aber auch die jeweilige Institution, die es besucht (Schule, Hort, Kindergarten). Textor (1996) betont, noch weiter gefasst, die Notwendigkeit einer integrativen Sichtweise, in der relevante physische, psychische, interaktionale und soziokulturelle Variablen berücksichtigt werden.

Die Problembereiche beginnen mit einer Erläuterung der Wahrnehmungsstörungen. Immer wieder werden Kinder als aggressiv oder extrem eigensinnig eingestuft, ohne dass die zugrunde liegende Wahrnehmungsstörung erkannt wird. Anschließend folgt die Darstellung des hyperkinetischen Syndroms, danach werden Ansätze zur Behandlung von Ängsten und Aggressionen bei Kindern vorgestellt. Das Kapitel schließt mit der Darstellung von pädagogisch-therapeutischen Interventionen zur Begleitung von Kindern, die eine Trennung der Eltern oder einen anderweitigen Verlust erlebt haben.

Um der Komplexität der Störungsbilder gerecht zu werden, werden bei den angeführten pädagogisch-therapeutischen Methoden wie auch bei der weiterführenden Literatur über den Personzentrierten Ansatz hinaus auch andere therapeutische Ansätze erwähnt.

10.1 Wahrnehmungsstörungen

10.1.1 Begriffsklärung

Die Sinne sind die Antennen, mit denen wir die Welt erfassen. Es gibt verschiedene Sinnessysteme, die sich in unterschiedlichem Tempo entwickeln. Unterschieden werden das auditive System (hören), das visuelle System (sehen), das vestibuläre System (Schwerkraft und Bewegung), das propriozeptive System (die Eigenwahrnehmung von Muskeln und Gelenken), das taktilkinästhetische System (berühren, tasten), das olfaktorische System (riechen) und das gustatorische System (schmecken). Die ankommenden Sinneseindrücke werden im Zentralnervensystem verarbeitet bzw. geordnet, dabei formen sich die betreffenden zerebralen Hirnstrukturen immer differenzierter aus. Ayres (2013) spricht in Anlehnung an Piaget von einem inneren Antrieb zur sich weiterentwickelnden Reizverarbeitung. Damit soll ausgedrückt werden, dass das Kind sich bewegt und Sinneseindrücke sammelt und ordnet, ohne dass es dazu aufgefordert werden muss. Dieses unermüdliche Üben (bei Piaget findet sich dafür der Ausdruck der „Zirkulärreaktionen") führt zu einer immer besseren Reizverarbeitung. Als Beispiel beschreibt Ayres (2013), wie sich das Baby vom ersten Tag an mit der Schwerkraft auseinander setzen muss. Gelingt dies, so hat es mit ca. 6 Monaten Freude daran, wenn man es herumschwingt und hochwirft. Das heißt, es genießt es, die verschiedenen Bewegungs- und Schwerkrafteinwirkungen zu integrieren. Mit jedem Tag nimmt es weitere Informationen über seinen Körper auf und ordnet diese. In diesem Prozess lernt das Kind, sich aufzurichten, zu gehen, zu schaukeln, zu rutschen, zu klettern, zu wippen, mit dem Dreirad und dem Karussell zu fahren. Ein sich normal entwickelndes Kind wird diese Tätigkeiten, die alle das Gleichgewichtssystem anregen, von sich heraus und mit Spaß daran in Angriff nehmen. Und es wird über alle diese Tätigkeiten, die es aus eigenem Antrieb heraus aufsucht, ganz wichtige Informationen über sich und seinen Körper in Beziehung zur Umwelt sammeln.

Diese Abläufe können aber auch gestört sein. Dies hat gravierende Folgen für die weitere Entwicklung des Kindes, denn geht der Erregungsablauf in den betroffenen funktionellen Hirnorganen nicht ungestört von sich – bedingt durch Übertragungsprobleme an den Synapsen oder anatomische Minderentwicklungen – entwickeln sich funktionale Hirnorgane, die in ihrem Aufbau und in ihrem Übertragungsmechanismus von der biologischen Norm abweichen (Ruf-Bächtiger 1995, S. 11). Im Folgenden werden sämtliche Prozesse, die ablaufen, wenn Sinnesreize im Gehirn verarbeitet werden, mit dem Begriff „Wahrnehmung" beschrieben (vgl. ebd., S. 21).

Für Wahrnehmungsstörungen gibt es eine Menge an unterschiedlichen Bezeichnungen, die jeweils einen speziellen Aspekt, entweder eher die Entstehung oder die Auswirkung, betonen. So spricht Ayres (2013) von einer Störung der sensorischen Integration, andere Begriffe sind der früher häufig verwandte Ausdruck der minimalen zerebralen Dysfunktion (MCD), der in der Schweiz verwendete Begriff des frühkindlichen psychoorganischen Syndroms (POS) oder der Begriff ADD: „attention deficit disorder". Ruf-Bächtiger verwendet den Begriff frühkindliches psychoorganisches Syndrom (POS) betont aber, dass sie in Elterngesprächen die Bezeichnung „partielle Hirnreifungsstörung" favorisiert. Sie schreibt weiterhin dazu: „Mit der Feststellung, dass das Kind eine ADD, eine MCD oder ein POS habe, ist noch gar nichts gewonnen. Denn dies ist keine Diagnose, sondern ein Sammelbegriff und vergleichbar mit der Feststellung, dass ein Kind Fieber hat." (1993, S. 7)

10.1.2 Ursachen und Auswirkungen

Ursachen

Als wichtigste Ursachen einer Hirnfunktionsstörung gelten genetische Einflüsse – wobei man von einer dominanten Vererbung ausgeht – und Komplikationen bzw. Schädigungen in der Schwangerschaft und bei der Geburt (Ruf-Bächtiger 1993). Inwieweit sich auch das Angebot und die Angemessenheit an Reizen und Stimulierung in der frühen Kindheit auf die Entwicklung der Sinne auswirken, wird kontrovers diskutiert. Angenommen wird, dass sich diese Faktoren auch wechselseitig beeinflussen (Karch 1989, S. 80). Jungen sind in etwa viermal häufiger betroffen als Mädchen.

Nach Ruf-Bächtiger leiden mindestens 10 Prozent aller Kinder an einem frühkindlichen psychoorganischen Syndrom, was per definitionem eine Beeinträchtigung der Wahrnehmung bei normal entwickelter Intelligenz ist.

Auswirkungen

Mehr als über die Ursachen weiß man darüber, wie sich diese Wahrnehmungsstörungen auswirken. Ist die Reizverarbeitung bei einer Sinnesmodalität gestört, fehlt dem Kind eine gewisse Quantität und Qualität an Reizen. Es nimmt die Welt um sich herum anders wahr als die Kinder mit einer ungestörten Reizverarbeitung. Ist eine Sinnesmodalität für sich alleine gestört, kann das Kind die eintreffenden Reize nicht richtig verarbeiten. Es entsteht dann eine isolierte Störung im Bereich der taktil-kinästhetischen, der visuellen oder akustischen Wahrnehmung. Dies nennt man eine *intramodale* Störung. Je nachdem, welches Sinnesorgan betroffen ist, führt das zum Beispiel dazu, dass das Kind visuell Schwierigkeiten hat, Unterschiede auf zwei ähnlichen Bildern wahrzunehmen oder akustisch einzelne Laute aus einer Äußerung herauszudifferenzieren. Ist diese intramodale Verarbeitung gestört, kann sich die *Verschaltung* der Sinne untereinander auch nicht richtig entwickeln. So entsteht nach Affolter (1977) eine Störung der *intermodalen* Wahrnehmung.

Beispiel An der Raumwahrnehmung sind das akustische und das vestibuläre Sinnessystem beteiligt. Eine mangelhafte Verknüpfung in diesem Bereichen führt dazu, dass das Kind zwar den Schall hört, aber es hört nicht, woher der Laut kommt. Solche Kinder stehen oft an der Wand, um die Orientierung nicht ganz zu verlieren. Man kann sich leicht vorstellen, wie überfordert so ein Kind ist, wenn es eingeschult wird und plötzlich mitten zwischen achtundzwanzig lärmenden Kindern sitzt.

Weitere Beispiele:

- visuell-auditiv: das Kind kann einen Laut nicht einem sichtbaren Zeichen zuordnen,
- visuell-taktil: die Augen-Hand-Koordination ist gestört,
- auditiv-taktil: ein Rhythmus kann nicht geklatscht oder gehüpft werden.

Aufbauend auf die *intermodale* Wahrnehmung entwickeln sich so genannte seriale Leistungen, das ist die Fähigkeit, Bewegungs- und Handlungsabfolgen in einen Sinnzusammenhang zu bringen, zum Beispiel: Wenn die Mutter den Tisch deckt, bedeutet dies, dass bald gegessen wird. Kinder mit einer Wahrnehmungsstörung im Bereich der serialen Leistung haben Schwierigkeiten, Handlungen in einen Ursache-Wirkungs-Zusammenhang zu bringen, was sich daran erkennen lässt, dass sie Bildergeschichten nicht ordnen und Handlungsabläufe nicht richtig nacherzählen können.

Ruf-Bächtiger (1993) zählt eine ganze Anzahl von Funktionsstörungen auf, die Kinder mit einem frühkindlichen psychoorganischen Syndrom haben können. Um nur einige zu nennen:

- **Eine verminderte Erfassungsspanne:** Dies betrifft die Menge an Information, die das Kind aufnehmen kann. Diese Kinder können in einem Sinnesbereich nicht so viele Informationen auf einmal aufnehmen wie andere Kinder. Zum Beispiel wird bei einer verminderten auditiven Erfassungsspanne vieles überhört. Kinder mit einer verminderten visuellen Erfassungsspanne können die Buchstaben nicht als Einheit wahrnehmen. Diese Kinder müssen sich viel mehr anstrengen als andere Kinder, um ihre geringe Erfassungsspanne voll auszunutzen oder um den Mangel mit anderen Sinnen zu kompensieren. Sie brauchen daher eine erhöhte Aufmerksamkeit. Diese erhöhte Aufmerksamkeit führt dazu, dass sie schneller ermüden als andere Kinder und dann „abschalten“ oder sich durch „Unsinn machen“ etwas zu entspannen versuchen. Oberflächlich betrachtet wird dann eventuell nur der „Klassenclown“ gesehen.

- **Eine verminderte Kanalkapazität:** Damit ist das Fassungsvermögen in Bezug auf gleichzeitig ankommende Sinnesreize in den verschiedenen Sinneskanälen gemeint. Diese ist bei den meisten Kindern mit einer Hirnfunktionsstörung deutlich reduziert. Die Kinder haben Schwierigkeiten, mehrere Aufgaben gleichzeitig zu bewältigen. Ist ihre Aufmerksamkeit bei einer Sache, z.B. beim Spielen (Inanspruchnahme des visuellen und taktil-kinästhetischen Sinnesbereiches), hört es das Rufen der Mutter nicht. Einzelne Aufgaben können die Kinder dagegen gut lösen, wenn sie ihre ganze Aufmerksamkeit darauf richten. Die Folge ist der Eindruck: Das Kind kann, wenn es will.

- **Verlangsamte Umstellungsfähigkeit:** Den Kindern gelingt die Umstellung von einer Tätigkeit zu einer anderen häufig nicht. Es fällt ihnen schwer, rasch auf neue Situationen umzuschalten, sie halten im Gegensatz dazu an eingeschliffenen Gewohnheiten und Vorstellungen fest. So entsteht leicht der Eindruck: Das Kind ist stur oder will immer seinen Willen durchsetzen.

Affolter (2006, S. 185) hebt hervor, dass besonders auch das problemlösende Verhalten bei wahrnehmungsgestörten Kindern andersartig ist, da sie zur Informationsgewinnung weniger Aktivitäten einsetzen.

Ruf-Bächtiger betont, dass jeder Mensch, *situativ bedingt, eine mangelhafte Wahrnehmung oder Programmsteuerung haben kann.* Wenn jemand gerade eine sehr schlechte Nachricht erhalten hat, wird er gegenüber vielen Reizen erst einmal „abschalten“, genauso, wenn jemand nach einer Anstrengung völlig erschöpft ist. Beim Kind mit einer Hirnfunktionsstörung zeigen sich diese Wahrnehmungsstörungen jedoch auch unter optimalen Bedingungen und guter Motivation.

Je nachdem, in welchem Bereich die Wahrnehmungsstörung angesiedelt ist und welche Fähigkeiten von dem Kind gefordert werden, ergeben sich sogenannte *Teilleistungsstörungen*. Nach Graichen (1979) versteht man darunter eine Leistungsminderung einzelner Faktoren oder Glieder innerhalb eines größeren funktionellen Systems, das zur Bewältigung einer bestimmten komplexen Aufgabe erforderlich ist. Als typische Teilleistungsstörungen nennt Karch (1989) die Lese-Rechtschreib-Schwäche (Legasthenie), die Rechenstörung (Dyskalkulie), einen umschriebenen Rückstand in der Sprachentwicklung und einen umschriebenen Rückstand in der motorischen Entwicklung. Dabei lässt der Begriff der Teilleistungsstörung offen, ob die Teilleistungsstörung reifungsbedingt ist, auf einem organisch endgültig fixierten Defekt beruht oder durch psychosoziale Bedingungen verursacht ist (ebd., S. 80).

Wahrnehmungsstörungen haben darüber hinaus gravierende Auswirkungen im zwischenmenschlichen Bereich, da unsere Wahrnehmung auch die Grundlage unserer sozialen Beziehungen ist. Kinder, die aufgrund einer Beeinträchtigung im visuellen Bereich Mimik und Gestik nicht gut differenzieren können, können verhaltensauffällig werden, da sie die von der Mutter ausgesandten Signale in seinen Feinabstufungen nicht erreichen.

Beispiele Eine *taktil-verstibuläre* Wahrnehmungsstörung führt dazu, dass das Kind Nähe und Distanz nicht regulieren kann.
Ein Kind mit einer *taktil-kinästhetischen* Wahrnehmungsstörung bekommt nicht die Spürinformation, die es braucht, um sich einen Eindruck von einer Sache zu machen. Es kann die vielen Abstimmungsstufen von Berührung (streicheln, drücken, festklammern) nicht differenzieren. Dieses Kind packt zu fest zu, weshalb sich andere Kinder schnell von so einem Kind, das in der Deutung anderer „keine Grenzen" kennt, zurückziehen. Für die betroffenen Kinder ist das völlig unverständlich, da sie ja nur ihre Wahrnehmungswirklichkeit kennen. Sie verstehen buchstäblich die Welt nicht mehr!
Beziehungsstörungen und gravierende Störungen im Aufbau des Selbstkonzeptes mit einhergehenden Verhaltensauffälligkeiten sind häufig die Folge.

Zusammenfassung

Ist eine Sinnesmodalität gestört, bewirkt dies automatisch, dass auch das Zusammenwirken, die Verbindung mit anderen Sinnen, nicht funktioniert. Je nachdem welche Sinnesorgane betroffen sind und in welchen Bereichen daraufhin eine gestörte „Verschaltung" stattfindet, ist das Ergebnis eine gestörte Entwicklung im Bereich der Motorik, der Sprache oder der so genannten Kulturtechniken wie Schreiben- und Lesenlernen (Legasthenie) und Rechnenlernen (Dyskalkulie). Diese Störungen in der Reizaufnahme und/oder Reizverarbeitung haben darüber hinaus Auswirkungen auf die sozialen Beziehungen, in die das Kind eingebettet ist und damit rückwirkend auf das Selbstkonzept des Kindes.

10.1.3 Therapeutische Ansätze

Je nachdem, welche Störungen der Wahrnehmung auftreten und welche Auswirkungen das hat, findet eine psychomotorische Therapie, eine Ergotherapie oder eine spezifische Legasthenie- oder Dyskalkulietherapie statt. Da sich eine Wahrnehmungsstörung unmittelbar auf das Selbstkonzept des Kindes auswirkt, haben sich häufig schon früh erhebliche sekundäre psychische Störungen entwickelt. Alle therapeutischen Ansätze müssen daher das Kind immer in seiner ganzen Persönlichkeit berücksichtigen. Dies können besonders die psychomotorischen Therapien leisten. Da jede motorische Äußerung auch eine Gefühlsäußerung ist, können hier Selbstwertgefühl, Eigenwahrnehmung, Selbstdarstellung und Durchsetzung von Bedürfnissen miteinander verknüpft werden (Kiphard 1994; Kesper/Hottinger 2007; Kormann/Saur 2002). Ähnlich geschieht dies in der – häufig von Ergotherapeuten durchgeführten – sensorischen Integrationstherapie nach Ayres (vgl. Kiesling 2013).

Da Wahrnehmungsstörungen Auswirkungen in so vielen Bereichen des kindlichen Erlebens und Verhaltens haben, sollte sich jeder im psychosozialen Bereich mit Kindern Arbeitende ein weiterführendes Wissen über Wahrnehmungsstörungen aneignen, ohne dabei gleich alle Auffälligkeiten dieser Ursache zuzuordnen. Deshalb abschließend noch einmal Ruf-Bächtiger, die gleich zu Beginn ihres Buches schreibt (1993, S. 6):

> „*Jedes* Verhalten und somit auch jede Verhaltensstörung, sei dies nun Hyperaktivität, Konzentrationsschwäche, Aggressivität, Mühe mit dem Lesen- und Schreibenlernen (Legasthenie) oder anderes, beruht auf drei Grundlagen: einer biologischen (d. h. hirnorganischen), einer psychodynamischen und einer gesellschaftlichen. Bei jedem verhaltensauffälligen Kind (und Erwachsenen) sollte versucht werden abzuklären oder zumindest abzuschätzen, wie viel jeder dieser drei Anteile zur beobachteten Auffälligkeit beiträgt. Ein Kind, das unter einem schweren Kummer leidet, kann dieselbe Konzentrationsstörung zeigen wie ein Kind, das als Folge einer biologischen Neurotransmitterstörung Probleme mit der Vigilanz hat. Ein Kind, das in einem Erziehungssystem lebt, das viel Eigenaktivität und Bewegungsfreude fördert, wird beim Schuleintritt von einem Ruhe und Ordnung liebenden Lehrer als hyperaktiv bezeichnet, ohne dass eine hirnorganische oder seelische Störung vorliegt."

Weiterführende Literatur

Sehr umfassende und anschaulich geschriebene Informationen über den Aufbau und die Funktion der Sinnessysteme für den Bereich Erziehung bietet das Buch von
Zimmer, R.: Handbuch der Sinneswahrnehmung: Grundlagen einer ganzheitlichen Bildung und Erziehung.

An Erzieherinnen und Lehrerinnen richtet sich das Buch von
Barth, K.: Lernschwächen früh erkennen: Im Vorschul- und Grundschulalter.
Dieses Buch ist auch allen im Frühförderbereich Tätigen zu empfehlen. Es enthält neben einer neuropsychologischen Darstellung der Lernstörungen auch vom Autor konzipierte Skalen zur Erfassung des Entwicklungsstandes und zur Schulfähigkeit, die auch separat als Test zu erhalten sind.

Das Buch von
Betz, D./Breuninger, H.: Teufelskreis Lernstörungen
informiert – am Beispiel der Legasthenie – über die Auswirkungen von Lernstörungen auf das Kind in seinem Beziehungsgefüge (Familie, Freunde). Daneben enthält es Materialien zur Arbeit mit Eltern und Schülergruppen.

10.2 Hyperaktivität

10.2.1 Begriffsklärung

In den USA ist eine Hyperaktivitätsstörung schon seit geraumer Zeit die häufigste Ursache für die Überweisung eines Kindes an einen Psychiater oder Psychologen (Holowenko 1999), auch in Deutschland zählt dieses Krankheitsbild mittlerweile zu den häufigsten kinder- und jugendpsychiatrischen Erkrankungen. Kennzeichnend für das hyperkinetische Syndrom sind in erster Linie eine mangelnde Aufmerksamkeit und Ausdauer, motorische Unruhe, eine mangelnde Impulskontrolle, weiterhin können eine geringe Frustrationstoleranz und Stimmungsschwankungen, Aggressivität und auch ein gestörtes Sozialverhalten dazukommen (Ladwig 2010, Schmid 2007). Jungen sind achtmal häufiger betroffen als Mädchen, die Untersuchungen gehen insgesamt von 3-10 Prozent betroffener Jungen im Schulalter aus (Trott 1993, Döpfner/Frölich/Lehmkuhl 2000a). International wird diese Störung mit Attention Deficit/Hyperactivity Disorder, abgekürzt AD/HD, bezeichnet, oder auch nur als „Attention Deficit Disorder“ (ADD). Damit wird betont, dass das zentrale Problem die Aufmerksamkeitsstörung ist und dass es auch eine Aufmerksamkeitsstörung ohne Hyperaktivität gibt. Im deutschen Sprachraum haben sich die Bezeichnungen Aufmerksamkeits-Defizit-Hyperaktivitäts-Störung (ADHS) und Aufmerksamkeits-Defizit-Störung (ADS), wenn es um eine Aufmerksamkeitsstörung ohne Hyperaktivität geht (vgl. Simchen 2010), durchgesetzt.

10.2.2 Ursachen und Auswirkungen

Medizinische Untersuchungen weisen auf eine neuronale Dysfunktion bei Kindern mit einer hyperaktiven Störung hin, die Ursachen sind vielfältig. In erster Linie werden genetische Faktoren als Ursachen gesehen, aber auch prä-, peri- und postnatale Komplikationen können eine Rolle spielen (Trott 1993). Nach Ladwig (2010) ist gut gesichert, dass in 75-90 Prozent eine genetische Neigung vererbt wird, was allerdings noch nicht sagt, wie stark sich eine ADHS-Symptomatik dann auch manifestiert (S. 19). So wird die Rolle der Umweltfaktoren sehr kontrovers diskutiert. Hüther/Bonney (2013) weisen daraufhin, dass neuronale Veränderungen im Gehirn nicht nur die Ursache der Verhaltensauffälligkeiten sein können, sondern auch die Folgen von Erfahrungen, denn das Gehirn entwickelt sich nicht nur aufgrund eines genetischen Plans, sondern erfahrungs- und nutzungsabhängig (vgl. auch Leuzinger-Bohleber 2008). Auch Schiffer/Schiffer (2002) sehen die Gründe von ADS und ADHS weniger in hirnorganischen Defiziten als vielmehr in der heutigen Kinderwelt, die durch eine explodierende Zunahme der optischen Reize, immer weniger Bewegungsspielraum und eine Unterdrückung der Phantasie und der „inneren Bilder" durch die Medien gekennzeichnet ist. Ähnlich machen Türcke (2012) und Hüther/Bonney (2013) die veränderten gesellschaftlichen Lebensumstände mit immer weniger gemeinsamen Erfahrungen in der Familie und immer mehr fehlenden positiven Bindungserfahrungen (Hüther/Bonney) bzw. die ständige „Beflimmerung" unseres Lebens durch Bildschirme (Türcke) für die immense Ausbreitung der Hyperaktivitätsstörung verantwortlich. Auch Fink (2004) sieht die Zunahme der Diagnosestellung in einem gesellschaftlichen Zusammenhang und stellt bei seiner „Spurensuche nach den Wirkzusammenhängen des unaufmerksamen, impulsiven und hyperaktiven Verhaltens" die These in Frage, psychosoziale Belastungen *nicht* als primäre Ursache für eine hyperaktive Störung in Betracht zu ziehen.

Seidler (2004) setzt sich in seinem Artikel „Von der Unart zur Krankheit" ebenfalls kritisch damit auseinander, ADHS auf eine genetisch regulierte Störung im Neurotransmitter-Stoffwechsel zu reduzieren, wie es die Vertreter der somatisch bedingten Grunderkrankung tun. Er stellt die Frage, ob es sinnvoll sei, bei den einzelnen Elementen des heutigen Syndroms: „die Hyperaktivität, die Konzentrationsschwäche, die Überreizung, die Überbürdung, die Familien- und Schulproblematik" (S. 243), die es zu allen Zeiten gegeben hat, nach einer einheitlichen Ursache zu suchen bzw. diese in einer Diagnose zusammen zu führen. Er verweist stattdessen auf die Handlungszwänge der heutigen Medizin, die Nöte heutiger Eltern und die gewachsenen Leistungsanforderungen der Gesellschaft.

Auch Heinemann/Hopf (2006) sehen in dem, was heute als ADHS diagnostiziert wird, eine „Sammeldiagnose zu Störungsbildern mit unterschiedlichen Ursachen. Diese reichen von prä- und perinatalen Schädigungen über Traumata, auch transgenerationalen, zu frühen Störungen von Objektbeziehungen sowie Bindungsstörungen bis hin zu Entwicklungsstörungen durch Erziehung." (S. 18). Brisch (2010) setzt sich speziell mit ADHS unter dem Gesichtspunkt einer frühen Bindungsstörung auseinander und weist darauf hin, dass Kinder mit Bindungsstörungen gehäuft traumatische Erfahrungen erlebt haben, sehr oft in Beziehungen desorganisierte Verhaltensweisen zeigen, „die in der Summe den Symptomen eines ausgeprägten ADHS-Syndrom vergleichbar sind." (S. 48).

Dies wird durch eine Studie bestärkt, die sich mit den Vorboten der hyperkinetischen Störung befasst hat und folgende Risikofaktoren für die Entwicklung einer Hyperaktivität fand: niedriges Geburtsgewicht, psychosoziale Probleme in der Familie, die Herkunft der Mutter aus zerrütteten Verhältnissen und die Delinquenz des Vaters. Darüber hinaus spielten auch elterliche Fürsorge und das Erziehungsverhalten eine Rolle. Insgesamt zeigten die Eltern der später auffälligen Kinder „häufiger bzw. ausgeprägter vernachlässigendes Verhalten im Säuglingsalter" (Esser et al. 2007) – was die Rolle der sicheren bzw. unsicheren Bindung bei der Entstehung des Störungsbildes unterstreicht.

Auch Fröhlich-Gildhoff/Jürgens-Jahnert (2010) betonen entwicklungspsychologische Aspekte, die zur Herausbildung von ADHS-Symptomen führen. Sie verstehen „ADHS als ‚Selbststrukturstörung', die sich besonders in den Bereichen Beziehungs(gestaltung) und Regulations(fähigkeit) zeigt" (ebd., S. 167). Sie beschreiben ein bio-psycho-soziales Modell, das aufzeigt, wie wichtig die frühen Bindungserfahrungen und eine feinfühlige Affektabstimmung, aus der heraus sich die Selbstregulation des Kindes entwickelt, für die Bildung einer stabilen Selbststruktur sind (vgl. auch Jürgens-Jahnert 2011). Kommt es diesbezüglich zu einer mangelnden Passung zwischen Mutter und Kind – bedingt auf Seiten der Mutter z.B. durch psychosoziale Belastungsfaktoren und auf Seiten des Kindes durch eine biologisch bedingte Vulnerabilität – so kann das Kind keine adäquaten, handlungsleitenden, innerpsychischen Strukturen des Selbst aufbauen. Dies hat Auswirkungen auf die Regulationsfähigkeit (z.B. Affekte werden nicht adäquat wahrgenommen und können nicht adäquat reguliert werden), auf die Mentalisierung (z.B. keine ausreichende Symbolisierungsfähigkeit der Affekte durch Sprache, Begriffe etc.) und auf die Selbst-Repräsentationen (z.B. ein negatives Selbstbild mit darauffolgendem negativem Selbstwert, vgl. auch Streeck-Fischer/Fricke 2007).

In den letzten Jahren haben auch die Stimmen zugenommen, die die beschriebenen Verhaltensweisen als Stärke sehen. Thom Hartmann (2009) war einer der ersten, der dem Aspekt nachging, dass das Symptom in einer veränderten Umgebung bzw. mit verändertem äußeren und inneren Anspruch auch zur Ressource werden kann (vgl. auch Knudsen 2010, Hüther/Bonney 2013).

10.2.3 Diagnose

Was unterscheidet ein psychomotorisch lebhaftes Kind von einem hyperaktiven Kind? Die „Internationale Klassifikation psychischer Störungen" (ICD-10) versucht eine genaue Definition der Hyperaktivitätsstörung, nach der die Störung u.a. vor dem 7. Lebensjahr begonnen haben muss und die Symptome jeweils in mehreren Lebensbereichen auftreten müssen. Trotzdem muss beachtet werden, dass die Grenzen fließend sind und immer auch von der Bewertung der Umgebung abhängen. Zu beachten ist auch, dass eine mangelhafte Aufmerksamkeit und Unruhe bei Kindern geradezu klassische Reaktionen auf belastende Lebensereignisse sind, sodass immer auch der Ausschluss einer primär emotionalen Störung erfolgen muss (vgl. Brisch 2010, Schmela 2010, Schmid 2010).

10.2.4 Therapeutische Ansätze

Bei den therapeutischen Maßnahmen muss zwischen einer medikamentösen Therapie, Übungsprogrammen zur Schulung der Aufmerksamkeit und Impulskontrolle, Elterntrainings und psychotherapeutischen Verfahren zur Behandlung der ursächlichen und/oder begleitenden emotionalen Störung unterschieden werden.

Medikamentöse Therapie

Eine medikamentöse Therapie erfolgt zumeist mit dem – dem Amphetamin sehr verwandten – Methylphenidat, das unter den Handelsnamen „Ritalin", „Medikinet" oder „Concerta" verkauft wird. Die Kinder zeigen durch die Medikation eine verminderte Ablenkbarkeit, eine Verringerung der Impulsivität, sie können Anweisungen befolgen und sich selbst besser kontrollieren. Als Nebenwirkungen können u.a. auftreten: Wachstumsstörungen, verringerter Appetit, verminderte Gewichtszunahme, Ticstörungen, und Schlaflosigkeit. Der Verbrauch dieser Medikamente nahm von 1993 bis 2006 um 3591 Prozent zu, von 34 Kilogramm auf 1221 Kilogramm (Werner et al. 2010). Vom Bundesministerium für Gesundheit wurde bereits 2002 ein Eckpunktepapier verfasst, indem eindeutig festgelegt wurde, dass die Therapie des ADHS als multimodales Behandlungsangebot zu definieren ist. „Nur ein Teil der Kinder bedarf der medikamentösen Therapie. Nach ausführlicher Diagnostik und erst wenn psychoedukative und psychosoziale Maßnahmen nach angemessener Zeit keine ausreichende Wirkung entfaltet haben, besteht die Indikation zu einer medikamentösen Therapie". In der Praxis sah es jedoch weiter so aus, dass sehr schnell eine medikamentöse Behandlung erfolgte – auch weil in Bezug auf psychosoziale, pädagogische und psychotherapeutische Maßnahmen eine deutliche Unterversorgung bestand und immer noch besteht. Daraufhin wurde 2010 vom Gemeinsamen Bundesausschuss (G-BA) noch einmal eine Änderung der Arzneimittel-Richtlinie beschlossen. Die Diagnose eines ADHS muss danach künftig noch umfassender als bisher gestellt werden und die Verordnung von methylphenidathaltigen Arzneimitteln darf nur noch von Kinder- und Jugendpsychiatern und Kinderärzten mit speziellen Fachkenntnissen erfolgen. Zudem muss die Therapie regelmäßig unterbrochen werden, um ihre Auswirkungen auf den Gesundheitszustand der behandelten Patienten beurteilen zu können.

Übungs- und Trainingsprogramme zur Schulung der Aufmerksamkeit und Impulskontrolle

- **Verhaltenstherapeutische Programme:** Um bei den Kindern Fähigkeiten und Strategien zur besseren Aufmerksamkeitsleistung und Impulskontrolle aufzubauen, wurden verhaltenstherapeutische Programme entwickelt (Lauth/Schlottke 2009; Döpfner/Schürmann/Frölich 2007), die Online-Materialien und Arbeitsblätter u. a. zu Selbstinstruktionen und Wahrnehmungsübungen enthalten.

- **Psychomotorische Therapie:** Die Bewegungsfreude der Kinder greifen die psychomotorischen und mototherapeutischen Ansätze auf, teilweise unter Einbeziehung von Musik- und Tanzelementen (Passolt 2003, Wohnhaus-Baggerd 2008). So entwickelte Kiphard z.B. psychomotorische Übungen in abgestuften Phasen, bei denen zuerst mit einfachen motorischen Aktivitäten ein koordinierender Aufbau der sensumotorisch-neurologischen Organisation stimuliert wird, nachfolgend die Entwicklung von Bremskräften und Bewegungssteuerung gefördert wird, um dann in weiteren Phasen zu einer Konzentrationsverbesserung, einer Schulung der Aufmerksamkeit und einer Selbststeuerung der Impulsivität zu gelangen. Darauf aufbauend, können dann sportliche und artistische Aktivitäten aufgebaut werden (Tram-

polinspringen, Jonglieren, Inlineskating, heilpädagogisches Reiten), die sich positiv auf das Selbstwertgefühl auswirken, zumal dann Bewegung nicht mehr Stein des Anstoßes, sondern Grundlage für Erfolgserlebnisse ist (Kiphard 1997).
Kormann/Saur (2002, 2003) entwickelten eine personzentrierte Mototherapie, in deren Zentrum nicht die Förderung von Bewegungsabläufen und -mustern, sondern das Selbsterleben des Kindes in seinen bewegungs- und körperbezogenen Ausdrucksformen steht. Die Aktualisierungstendenz wird in diesem Rahmen als die Fähigkeit des Körpers gesehen, sich die Reize zu holen, die es braucht. Da kindliche Körpererfahrungen untrennbar mit dem Selbst verbunden sind, lassen sich über Bewegungen und Körpererfahrungen Selbstwahrnehmung und Selbstbewertungsprozesse beeinflussen und damit Veränderungen in der Selbstkonzeptentwicklung erreichen.

- **Ergotherapie:** In einer Ergotherapie kann das Kind über den Umgang mit verschiedenen Materialien eine verbesserte Sinneswahrnehmung, Aufmerksamkeit und Impulskontrolle lernen (Winter 2010).

- **Materialien für die Schule:** Sehr viele ausgearbeitete und bewährte Übungen und Materialien zur Förderung z. B. von Selbstwahrnehmung, Strukturierung und Selbstakzeptanz unruhiger Kinder im Unterricht finden sich bei Krowatschek/Wingert 2013 a, Krowatschek et al. 2013 b , Krowatschek/Krowatschek 2011.

Alle diese Ansätze können mit Entspannungsverfahren kombiniert werden, so weit diese nicht schon in den Programmen enthalten sind. Da kein hyperkinetisches Kind dem anderen gleicht, ist es eine wichtige Aufgabe herauszufinden, welche der o.a. therapeutischen Maßnahmen für das jeweilige Kind am geeignetsten ist.

Elternarbeit

Für die immer obligatorisch begleitende Behandlung der Eltern wurden verhaltenstherapeutische Trainingsprogramme ausgearbeitet, in denen die Eltern u.a. zu einem konsequenten Erzieherverhalten, einer Strukturierung des Tagesablaufes und Verstärkung angemessenen Verhaltens angeleitet werden (vgl. Döpfner/Schürmann/Lehmkuhl 2011, Neuye-Bartmann 2010).

Hollerer (2011) stellt dar, wie eine Elternarbeit aus personzentrierter Sicht gestaltet werden kann. Hier liegt das Hauptaugenmerk in der Reflexion der Beziehungsgestaltung zwischen Mutter (und anderen Bezugspersonen) und Kind, die wiederum ihren Ausgangspunkt in der Beziehungsgestaltung zwischen Therapeutin und Eltern hat. Hollerer sieht die Stärke des Personzentrierten Ansatzes darin, dass zum einen jede Bezugsperson in ihrer spezifischen Eigenheit und ihrem spezifischem Beziehungsgeschehen zum Kind „angeleitet" werden kann und zum anderen darin, dass die Umsetzung von Kongruenz, Wertschätzung und Empathie im Beziehungsgeschehen dem Kind die notwendige „Klarheit, Eindeutigkeit, Nachvollziehbarkeit und Direktheit" gibt (ebd. S. 35).

Kinderpsychotherapie

Ausgehend davon, dass die Ursache einer ADHS nicht primär in einer Stoffwechselstörung, sondern in der frühkindlichen Lebensgeschichte zu sehen ist und die Symptome daher z.B. als Kompensation oder als Abwehr von Ängsten und Konflikten verstanden werden müssen, arbeiten psychoanalytisch bzw. tiefenpsychologisch orientierte Kinderpsychotherapeuten spieltherapeutisch mit den Kindern. Dem Kind wird so Gelegenheit gegeben, seine Sorgen, Ängste und Befürchtungen in Worten und Symbolen auszudrücken, verstanden zu werden und – ganz ähnlich wie im Personzentrierten Ansatz – neue innere Modelle von Beziehungsgestaltung zu erwerben (Bovensiepen et al. 2002, Heinemann/Hopf 2006). Dabei wird der Tatsache, dass die betroffenen Kinder und Jugendlichen in der Regel Schwierigkeiten mit der Affekt- und Selbstregulation haben, durch Strukturierungshilfen Rechnung getragen, ebenso wird viel Wert auf die begleitende Elternarbeit gelegt.

Nach Fröhlich-Gildhoff/Jürgens-Jahnert (2010), die, wie im Abschnitt 10.2.1. bereits angeführt, ADHS als Selbststrukturstörung verstehen, „die sich besonders in den Bereichen Beziehungs(gestaltung) und Regulations(fähigkeit) zeigt", muss es in der therapeutischen Begegnung in erster Linie darum gehen, dem Kind mit einer ADHS-Symptomatik zu helfen, eine tragfähige innerpsychische Struktur zu entwickeln: „Während es aus pädagogischer Sicht sicher sinnvoll ist, ihm eine Struktur von außen vorzugeben mit dem Ziel, dass diese internalisiert wird, liegt der psychotherapeutische Fokus darauf, ihm zu helfen, seine psychische Struktur zu entwickeln, durch eine enge Bezogenheit zur Therapeutin mit guter eigener Selbststruktur. Deshalb ist die konkrete Technik nicht das Entscheidende, sondern die Haltung, die Beziehung." (ebd.). Die Autoren stellen dazu ein störungsspezifisches personzentriertes Vorgehen vor, das neben den Therapeutenmerkmalen Einfühlendes Verstehen, Unbedingte Wertschätzung und Kongruenz/Authentizität durch eine hohe Präsenz der Therapeutin, Angebote zur Strukturierung und eine Ressourcenorientierung und -aktivierung gekennzeichnet ist. Dies wird durch eine passgenaue Unterstützung der Selbstregulation und eine Unterstützung bei Mentalisierungsprozessen ergänzt (S. 167 f.). Diese psychotherapeutische Interventionsebene wird durch intensive Elternarbeit und Einbeziehung des Umfelds (Lehrer, Erzieher) ergänzt.

In der Praxis werden Kinder mit ADHS oftmals einem reinen Verhaltenstraining unterzogen. Dabei ist zu berücksichtigen, dass sich hyperaktive Kinder häufig für böse oder schlecht halten und ein sehr negatives Selbstbild entwickeln, da ihr Verhalten auf sehr viel Ablehnung und Unverständnis in der Familie, bei Freunden, im Kindergarten und in der Schule stößt. In der therapeutischen Situation trifft man immer wieder auf Kinder, die nicht mehr leben wollen, „weil es den anderen dann besser geht" oder „weil Mama dann nicht mehr so viel Sorgen hat". Psychotherapeutische Interventionen sind daher oft auch als begleitende Maßnahme notwendig, um Hilfen bei der Bearbeitung der häufig erfolgten Ausgrenzung, sowie daraus resultierender depressiver Gestimmtheit, Aggression oder Ängsten und einem in der Regel einhergehenden negativen Selbstbild zu bieten.

Weiterführende Literatur

Eine gute Übersicht über verschiedene Behandlungsansätze bietet

Schmela, M.: „Vom Zappeln und vom Philipp...". Behandlungsansätze in der Arbeit mit von ADHS betroffenen Kindern.

An Kinder- und Jugendpsychiater und Psychotherapeuten richtet sich das Buch von

Döpfner, M./Frölich, J./Lehmkuhl, G.: Aufmerksamkeitsdefizit-/Hyperaktivitätsstörung (ADHS) und

Döpfner, M./Schürmann, S./Frölich, J.: Therapieprogramm für Kinder mit hyperkinetischem und oppositionellem Problemverhalten THOP: Mit CD-ROM: Materialien für die klinische Praxis..

Die Bücher beschreiben den aktuellen Stand der Forschung in Bezug auf Diagnostik und Therapie dieses Störungsbildes und stellen einen multimodalen Therapieansatz, mit Schwerpunkt kognitiv-behavioraler Vorgehensweisen, vor.

Psychodynamische Behandlungsansätze werden vorgestellt in

Praxis der Kinderpsychologie und Kinderpsychiatrie: ADHS aus psychodynamischer Perspektive.

Bovensiepen, G./Hopf, H./Molitor, G.: Unruhige Kinder: Psychoanalyse des hyperkinetischen Syndroms.

Heinemann, E./Hopf, H.: AD(H)S: Symptome, Psychodynamik, Fallbeispiele, Psychoanalytische Theorie und Therapie.

Personzentrierter Ansatz

Fröhlich-Gildhoff, K./Jürgens-Jahnert, S.: Kinder mit ADHS-Symptomen. Betrachtungen aus einer integrierenden entwicklungspsychologischen und personzentrierten Perspektive.

Informationen für Eltern, Lehrer und Erzieher finden sich bei

Neuye-Bartmann, A.: „Mein Kind hat ADHS“. Strategien von Eltern im Umgang mit ihren Kindern.

Felber, M./Knudsen, K. : Hyperaktive verhaltenskreative Kinder in Kindergarten und Schule.

Döpfner, M./Frölich, J./Wolff Metternich, T.: Ratgeber ADHS: Informationen für Betroffene, Eltern, Lehrer und Erzieher zu Aufmerksamkeitsdefizit-/ Hyperaktivitätsstörungen.

Für die betroffenen Kinder eignet sich

Stölting, E.: Hibbel. Ein Vorlesebuch für Eltern unruhiger Kinder.

Freudiger, A.: Mein großer Bruder Matti: Kindern ADHS erklären. Bonn: Balance Buch + Medien.

Internetadressen:

www.zentrales-adhs-netz.de

www.ads-zentrum.de (auch als App erhältlich)

www.adhs.info

Übung 1 Tauschen Sie sich darüber aus, wie unruhig Sie als Kind waren. In welchen Situationen war das bevorzugt? Wie hat Ihre Umgebung reagiert? Falls Sie sehr unruhig waren, was hat Ihnen geholfen, ruhiger zu werden?

Übung 2 Kennen Sie extrem aufmerksamkeitsgestörte und unruhige Kinder aus Ihrem Alltag und/oder Ihrer Arbeitssituation? Wie gehen Sie mit ihnen um? Wie schnell kommen Sie an Ihre Grenzen?

10.3 Aggression

10.3.1 Begriffsklärung

Für den Begriff der Aggression gibt es unterschiedliche Definitionen. Selg (1974) versteht Aggression als gerichtete Verhaltensweise, die zur Schädigung eines Organismus oder eines Organismussurrogats führt. Schulte-Markwort (1994, S. 16) weist auf den lateinischem Wortstamm *aggredere* hin. Dies bedeutet:

- herangehen, sich begeben, sich an jemanden wenden, ihn angehen,

- zu gewinnen suchen,
- zu bestechen suchen,
- angreifen,
- unternehmen, beginnen, versuchen, ans Werk gehen.

Aggression beinhaltet demnach auch den Aspekt des Zupackens, Herangehens an etwas. Dieser Aspekt ist für die Entwicklung des Kindes notwendig, um sich an Neues heranzuwagen, sich die Umwelt anzueignen oder sich von alten Sachen lösen zu können.

Aggressives Verhalten wird immer dann zum Problem, wenn die betreffende Person ihr aggressives Verhalten nicht steuern kann und/oder wenn sie keine Wahlmöglichkeiten hat, d. h., nur mit aggressiven Mitteln Kontakt aufnehmen und/oder sich behaupten kann. Dieses problematische Verhalten ist gemeint, wenn im Folgenden von Aggression gesprochen wird.

10.3.2 Ursachen

Die Ursachen von aggressiven Verhaltensweisen bei Kindern sind sehr komplex, denn alle Einflüsse, denen das Kind ausgesetzt ist, können in unterschiedlicher Gewichtung an der Entwicklung aggressiver Verhaltensweisen beteiligt sein und sich wechselseitig bedingen und verstärken. Diese sind im Wesentlichen:

- Frühe Kindheit: mangelhafte Unterstützung in der Emotionsregulation, dysfunktionale Affektabstimmung, unsichere Bindungsmuster (Fröhlich-Gildhoff/Rose 2012);
- die Familie: die Beziehungen der Eltern untereinander, die psychische Stabilität der Eltern, die Geschwister, Familienstruktur, Erziehungsstil;
- das Umfeld des Kindes: Medien, Kindergarten, Schule, Hort, Freundeskreis;
- einzelne traumatische Erlebnisse;
- das Kind mit seiner genetischen Ausstattung: Geschlecht, Temperament, hirnorganische Einflüsse (vgl. Textor 1996).

Bei jedem Kind sind diese Faktoren in unterschiedlicher Gewichtung an der Entstehung und Aufrechterhaltung von aggressivem Verhalten beteiligt. Es gibt daher verschiedene Bücher, Programme und Trainings zum Abbau der Aggression, die jeweils an verschiedenen Stellen dieses Bedingungsgefüges ansetzen.

Im Personzentrierten Ansatz wird aggressives Verhalten in erster Linie unter dem Aspekt defizitärer Beziehungserfahrungen in der frühen Kindheit gesehen, die zu einer Selbstkonzeptentwicklung geführt haben, in denen Erfahrungen verleugnet oder verzerrt wahrgenommen werden. Die Folgen sind, wie bereits in 2.4.2 aufgeführt: eine Ablehnung bzw. Abwehr entwicklungsfördernder Erfahrungen, eine negative, misserfolgsorientierte Selbstbewertung, ein mangelndes Selbstwirksamkeitserleben, eine misstrauische und feindselige Einstellung gegenüber anderen, eine unrealistische Wahrnehmung von Problemen im sozialen Bereich und eine gestörte Problemlösungs- und Handlungskompetenz.

Im Mittelpunkt des Personzentrierten Ansatzes steht daher nicht der Abbau konkreter Verhaltensweisen, sondern eine Veränderung im Selbstsystem, die dazu führt, dass das Kind eine andere Beziehung zu sich selbst und damit auch zu anderen aufnehmen kann. Ein Kind, das von einer anderen Person verstanden und angenommen wird, kann sich selbst immer besser verstehen und annehmen. Dies ist die Grundlage, auf der im nächsten Entwicklungsschritt die andere Person verstanden und angenommen werden kann. Um eine andere Beziehung zu sich selbst zu finden, bietet die Therapeutin dem Kind eine Beziehung an, die anhand der von Rogers formulierten Beziehungsgestaltung definiert ist. Gerade bei aggressiven Kindern stellt dies eine Herausforderung an die Person der Therapeutin dar.

10.3.3 Ziele in der Arbeit mit aggressiven Kindern

- Eigene Bedürfnisse spüren und äußern lernen.
- Sich in andere einfühlen lernen.
- Das Selbstkonzept des Kindes erweitern, sodass es abgewehrte Erfahrungen (ich bin verletzlich, schwach) in sein Selbstkonzept integrieren kann.
- Das Selbstwertgefühl des Kindes stärken, sodass eine aggressive Durchsetzung von Interessen (Allmachtsgehabe und aggressive Dominanz) überflüssig wird.
- Fähigkeiten zur besseren Selbststeuerung erlernen.
- Selbstwirksamkeit erleben, ohne gewalttätig sein zu müssen.
- Alternative Verhaltensweisen zum bisherigen aggressiven Verhalten finden: Selbstkontrolle und Selbstbehauptung, ohne den anderen zu schädigen.
- Wünsche, Gefühle, Bedürfnisse einerseits und Verhalten andererseits unterscheiden lernen.
- Für Gefühle wie Wut, Eifersucht, Neid adäquate Verhaltensweisen finden.

10.3.4 Therapeutische Ansätze

Spielpsychotherapie

Auf der Spielebene kann das Kind sich sehr gut mit seiner Aggression spüren. Bei allen aggressiven Handlungen ist neben einer genauen Beobachtung des Kindes auch eine genaue Wahrnehmung Ihrer eigenen Empfindungen von großer Bedeutung: Wie empfinden Sie die Situation? Haben Sie Angst? Welche Ebene ist da: die Spielebene oder die Realitätsebene? Die Aggression darf nur auf der Spielebene ausgelebt werden. Achten Sie daher darauf, ob die Spielebene vom Kind verlassen wird und setzen Sie Grenzen, wenn Gefahr droht, dass Sie ernstlich verletzt werden könnten. Passiert das trotzdem, dann müssen Sie sagen, dass es Ihnen wehgetan hat, sonst sind Sie nicht kongruent.

Im Folgenden werden einige wesentliche Punkte der Spielpsychotherapie noch näher erläutert.

Beobachten

Beobachten Sie genau: Wie ist die Aggression des Kindes: überflutend, kontrolliert, dosiert, zurückhaltend, offen oder verdeckt und versuchen Sie zu spüren, welche Gefühlsqualität mitschwingt: ängstlich, genussvoll, hämisch?

Sie müssen genau wahrnehmen, in welchem Stimmungszustand das Kind sich befindet, um rechtzeitig reagieren zu können. Dieses Reagieren kann ein Ansprechen der Stimmung sein: „Heute geht es dir aber gar nicht gut", sodass sich das Kind mit seiner Spannung gesehen fühlt. Dieses frühzeitige Wahrnehmen der emotionalen Befindlichkeit ist auch notwendig, um rechtzeitig eine Grenze zu setzen, sodass es nicht erst zu einer größeren Konfrontation kommt.

Wenn Sie die Stimmung, die Wut, oder das aggressive Verhalten des Kindes nicht gleich am Anfang aufgreifen, kann sich das Erregungsniveau des Kindes steigern, evtl. bis zu einem Kontrollverlust. Dann ist eine konstruktive Auseinandersetzung nicht mehr möglich. Möglich ist dann nur noch eine Schadensbegrenzung durch ein körperliches Eingreifen (Festhalten und verhindern, dass das Kind sich oder anderen Schaden zufügt). Es ist auch wichtig, darauf zu achten, in welcher Form sich die Aggression des Kindes zeigt:

	Sachen	Tiere	Personen	Sich selbst
Verbal	Den Tisch haue ich kurz und klein.	Der Affe wird abgemurkst.	Ich haue dir eine in die Fresse.	Ich bringe mich um.
Nicht-verbal	Den Stuhl an die Wand schmeißen.	Schlagen, stoßen.	Schlagen, kratzen, beißen.	Die Haut aufritzen.

Handelt es sich um eine direkte oder indirekte Aggression? Bei der direkten Aggression wird jemand offen angegriffen, indirekt wäre es, wenn man jemanden eine wichtige Information nicht zukommen lässt, ein Gerücht über jemanden verbreitet oder mit freundlicher Mimik und Gestik jemand anderem wie zufällig wehtut.

Wachheit und Momentzentriertheit

Dieses Merkmal ist bei aggressiven Kindern besonders gefordert. Ausagierende Kinder können blitzschnell reagieren. Darauf müssen Sie gefasst sein, wenn Sie sich auf ein spielerisches Handeln einlassen. Sie müssen auch damit rechnen, dass das Kind plötzlich in einen Kontrollverlust kommt und etwas zerstören will. Beispielsweise kann es passieren, dass das Kind im Rollenspiel mit dem Plastikschwert plötzlich auf den Kopf der Therapeutin schlägt, was vorher ausdrücklich ausgeschlossen wurde.

Einfühlendes Verstehen

Damit Sie sich in aggressives Verhalten von Kindern einfühlen können, müssen Sie einen guten Zugang zu Ihrem eigenen aggressiven Verhaltenspotenzial früher als Kind und jetzt als Erwachsene haben. Eine weitere Bedingung von Empathie ist, dass Sie versuchen herauszufinden, warum das jeweilige Kind sich so verhält: Was bringt ihm das aggressive Verhalten und welchen „Preis" (beschimpft und/oder geschlagen werden, Zurückweisung, Ausgrenzung) zahlt es dafür?

Verhält sich das Kind im direkten Kontakt mit Ihnen aggressiv, versuchen Sie herauszufinden, worum es dem Kind geht: Geht es darum

- herauszufinden, ob Sie es aushalten?
- herauszufinden, wo Ihre persönlichen Grenzen sind?
- keine alternativen Verhaltensweisen zu haben?

Unbedingte Wertschätzung

Aggressive Kinder sind häufig sehr misstrauisch und sehen Sie als Therapeutin leicht als „Erfüllungsgehilfin" der Eltern. Da sie viele Erfahrungen verzerrt wahrnehmen, sind sehr oft „die anderen" Schuld oder „die anderen" sind ihnen feindselig gesonnen. Es ist daher nicht leicht, ein Kind, das sich nicht als Verursacher seiner Handlungen erleben kann, bedingungslos anzunehmen. Gerade deswegen ist es so wichtig. Das Kind muss spüren, das Sie es als Person annehmen, auch wenn Sie sein Verhalten nicht billigen.

Um das Kind annehmen zu können, müssen Sie klare Grenzen setzen und eine Umgebung schaffen, die Sie nicht an Ihre Grenzen führt. Zum Beispiel ein reizärmeres Spielzimmer und ein Festsetzen der Regeln bzw. Grenzen gleich zu Beginn. Wichtig ist, dass Sie nicht in eine Hilflosigkeit hereinmanövriert werden. Nur aus einem Gefühl der Sicherheit und des „Darüberstehens" können Sie diese Bedingung der unbedingten Wertschätzung erfüllen.

Überlegen Sie sich daher im Vorfeld:

- Welche Regeln brauche ich?
- Welche Materialien stelle ich dem Kind zur Verfügung bzw. welche biete ich ihm an?
- Welche Struktur brauche ich? Zum Beispiel kann es notwendig sein, dass – entgegen dem üblichen Setting – gemeinsam nach der Stunde aufgeräumt wird.
- Welche Nähe-Distanz-Position nehme ich wann zum Kind ein?
- Welche Reaktionsmöglichkeiten habe ich, im Vorfeld aggressives Verhalten zu erkennen und rechtzeitig zu stoppen?

Kongruenz (Authentizität)

Gerade bei aggressiven Kindern müssen Sie ganz kongruent sein, d. h., in Übereinstimmung mit sich selbst. Das aggressive Kind braucht ein ganz klares Modell für den Umgang mit sich selbst und mit schwierigen Situationen. Je stimmiger und deutlicher Sie sind, desto eher kann das Kind sich auf Sie einlassen und sich auch selber mehr und mehr in Übereinstimmung mit seinen Gefühlen erleben. Wenn Sie nicht kongruent sind, können Sie das Kind auch nicht bedingungsfrei wertschätzen, denn Sie halten etwas zurück und das Kind spürt das.

Überlegen Sie vorher:

- Was halte ich aus?
- Wann setze ich eine Grenze?

Wenn Sie das für sich berücksichtigen, dann können Sie sich im Rahmen der Interaktionsresonanz „als präsente Person in die Waagschale werfen" (Behr 2009). Dabei ist, wie bereits beschrieben, darauf zu achten, dass sich die Interaktionsresonanz nach der Selbststruktur des Kindes richtet. Kinder mit einer eher brüchigen Selbststruktur brauchen einen gewissen Schutz, da gilt das von Wakolbinger (2009) formulierte Satz: „Ich zeige gezielt das, was hilfreich ist für das Kind, den Jugendlichen und den Therapieprozess.“ (S. 69).

Grenzen setzen

Wie bereits erwähnt, sind bei aggressiven Kindern Ihre persönlichen Grenzen sehr wichtig, um im Kontakt mit dem Kind zu bleiben und sein Verhalten einfühlend und wertschätzend begleiten zu können.

Bei der Grenzsetzung sind der Einsatz der Stimme und der Körperhaltung von großer Bedeutung, denn das Kind muss mit möglichst vielen Sinnen diese Grenze erfahren. Wie bereits in Abschnitt 7. 8 angeführt, ist es sehr hilfreich, mit zunehmender Erfahrung Grenzüberschreitungen schon im Voraus zu erahnen, sodass Sie bereits im Vorfeld das Verhalten des Kindes ansprechen können. Sie können dann eher mit dem Kind über die Konsequenzen des Verhaltens sprechen und es fällt der Charakter der Bestrafung weg (s. auch Hockel 2011 a,b).

Kampfspiele

Um sich in Kampfhandlungen sicher bewegen zu können, müssen Sie neben einer genauen Absprache in Bezug auf die Kampfregeln spüren, worum es dem Kind genau geht: Geht es um

- Gewinnen oder verlieren?
- Ein Austesten von Grenzen?
- Das Testen der Person: Was hält sie aus?
- Das Testen der Beziehung: Inwieweit hält sie mich aus?
- Das Ausloten und Messen der Stärke, Geschicklichkeit?
- Die Fähigkeit bzw. Unfähigkeit, sich mit dem Partner abzustimmen?
- Spielerisches Ausprobieren der Waffen und Techniken (Schwerter, Degen, Batakas)?
- Ausfeilen von Angriffs- und Verteidigungstechniken?

Werden Sie in einer Spielhandlung gefesselt, dürfen Sie nicht zulassen, dass Sie bewegungsunfähig werden. Die Kinder akzeptieren das auch und sagen dann schnell: „Im Spiel sollst du aber nicht auskönnen.“

Achten Sie beim Mitspielen darauf, dass Sie dem Kind auch wirklich ein Gegenüber sind. Das Kind will sich mit seiner Kraft spüren, das geht nicht, wenn Sie zu „weich“ sind, egal ob es sich um einen Ritterkampf handelt oder um Löwe und Tiger, die um die Vorherrschaft kämpfen. Achten Sie sehr genau auf die nicht-verbalen Signale, die Ihnen die emotionale Beteiligung des Kindes und auch einen möglichen Kontrollverlust – der eine rechtzeitige Grenzsetzung von Ihnen verlangt – anzeigen. Auf der Metaebene greifen Sie das Erleben des Kindes auf: „Du willst mich richtig fertig machen." – „Du hast so viel Kraft" – „Du wirst gar nicht müde" – „Du bist so geschickt, fast jeder Schlag ist ein Treffer" – „Du lässt dich nicht unterkriegen" – „Du bist noch nicht zufrieden".

Sie können dem Kind so sein Erleben, seine Selbstbewertungen und körperlichen Erfahrungen bewusst machen. Gleichzeitig können Sie in der Art und Weise des Mitspielens Verhaltensweisen variieren: Regeln ausmachen, das Tempo verlangsamen, Pausen einlegen und das „Fairplay" ins Spiel bringen.

Das Gleiche gilt für eine aggressive Auseinandersetzung zwischen zwei Spielfiguren. Wichtig ist auch hier, dass die eingebrachte Intensität der Figuren übereinstimmt.

Anhand von vielen Spielinszenierungen kann man verfolgen, wie durch das spielerische Ausgestalten neue Wege und Formen des Miteinanders gefunden werden. Häufig ist folgender Prozess festzustellen: Zuerst geht es darum, der Beste und Stärkste zu sein, dann darum, die realen Kräfte und Fähigkeiten zu spüren und sich auch mit seinen Schwächen auseinander zu setzen.

Ein sehr ausdifferenziertes Konzept zum Umgang mit aggressiven Kindern und Jugendlichen haben Fröhlich-Gildhoff/Rose (2012) in den *Handlungsleitlinien* zum störungsspezifischen Vorgehen der Personzentrierten Psychotherapie mit Kindern und Jugendlichen beschrieben.

Differenzielle Spielangebote

Bei diesen Spielangeboten geht es darum, dass sich das Kind mit seinem inneren Erleben darstellen kann oder sich über z.B. Geschichten verstanden fühlt und neue Erfahrungen mit sich selbst und in der Beziehung zu anderen machen kann. Dazu eignen sich all die im Kapitel 8 angeführten Materialien. Die Auswahl orientiert sich auch an den dort genannten Kriterien. Wichtig ist, dass Sie den Spannungszustand des Kindes von Anfang an richtig einschätzen. Kommt ein Kind „geladen" zu Ihnen, sollten Sie diese Stimmung entweder direkt ansprechen und/oder dem Kind ein entsprechendes Angebot machen, in welchem es diese Spannung ausagieren kann. So kann ein Kind sich z.B. auf einem kleinen Trampolin erst einmal motorisch abreagieren. Dann findet es vielleicht beim Malen oder im szenischen Spiel im Sandkasten oder auf einem Spielbrett einen überschaubarer Rahmen, in dem es sein Erleben darstellen kann.

Trainingsprogramme

Ist das Kind so weit, dass es sein aggressives Verhalten nicht mehr verleugnen muss, können Sie direkt mit ihm alternative Verhaltensweisen erarbeiten. Dazu können Sie ausgearbeitete und praxiserprobte Trainingsprogramme verwenden (Fröhlich-Gildhoff 2006 a, b; Görtz-Dorten /Döpfner 2010). Darüber hinaus gibt es speziell für den pädagogischen Bereich (Kindergarten, Schule, Beratungsstellen) entwickelte Manuale zur Förderung sozialer Kompetenzen und zur Prävention von aggressivem Verhalten (Cierpka 2002, Cierpka/Feßmann 2010) und für ältere Kinder und Jugendliche einschlägige Anti-Aggressions-Trainings (Weidner et al. 2009, Kilb et al. 2013).

Eltern- und Umfeldarbeit

Eltern aggressiver Kinder können oft nichts Positives mehr an ihren Kindern sehen. Eigene Erfahrungen von erlittener Aggression als Kind werden häufig abgewehrt, wenn Eltern sagen: „Schläge haben mir nicht geschadet." Mit ihren eigenen Aggressionen sind sie häufig ein negatives Modell für ihre Kinder. Die Elternarbeit ist daher ein ganz wichtiger Bestandteil jeder therapeutischen Einflussnahme. Ziel muss es sein, den Eltern Entstehung und Aufrechterhaltung des aggressiven Verhaltens ihres Kindes aufzuzeigen, sie für das innere Erleben des Kindes zu sensibilisieren und ihnen ganz konkrete Verhaltensanweisungen für den Umgang mit den Aggressionen ihres Kindes an die Hand zu geben.

Die Ziele der Elternarbeit:

- Die Eltern für ihre eigenen Erfahrungen als Kind zu sensibilisieren.
- Die Eltern für die innere Welt ihres Kindes zu sensibilisieren.
- Den Eltern konkrete Verhaltensweisen für den Umgang mit den aggressiven Verhaltensweisen des Kindes zu vermitteln.
- Ressourcen des Kindes aufzuzeigen.
- Entstehung und Aufrechterhaltung des aggressiven Verhaltens deutlich zu machen (auslösende Situationen etc.).

10.3.5 Fragen aus der Praxis

Wenn ein Kind sehr aggressiv ist und z. B. der Babypuppe den Kopf abreißt oder überhaupt Spielfiguren quält, misshandelt – ich weiß nicht, ob ich das aushalten kann.

Antwort: Sie sollten dabei Folgendes beachten:

- Es muss ganz klar sein, dass sich dies auf der Spielebene, der „So-tun-als-ob“-Ebene abspielt.
- Sie müssen sich mit Ihren aggressiven Impulsen auseinander gesetzt haben. Wenn Sie sich für jemanden halten, der einem anderen nie wehtun könnte, dann können Sie so ein Spiel nicht begleiten.
- Das Kind kann immer nur das spielen, was in ihm ist, seine innere Wirklichkeit. Das Kind hat diese Gefühle und musste sie aushalten, vielleicht über einen langen Zeitraum hinweg. Das hilft Ihnen vielleicht, es auch für einige Minuten auszuhalten.
- Während es auf der einen Seite notwendig ist, das Kind zu unterstützen, seine destruktiven Impulse im Spiel auszuleben, ist es gleichzeitig unabdingbar, dass Sie durch eine rechtzeitige Grenzsetzung das Kind davor bewahren, Spielmaterial so zu zerstören, dass es im Nachhinein ein schlechtes Gewissen bekommt (s. Abschnitt 7.8).

Was mache ich, wenn das Kind mich beschimpft, z. B. mit „blöde Sau“?

Antwort: Auch hier kommt es wieder auf den Kontext an:

- Sie sind gar nicht gemeint, sondern das Kind ist sauer und sagt das, um „Dampf abzulassen“.
- Sie sind gemeint und das Kind will wissen, wie Sie reagieren.

Im ersten Fall: Greifen Sie das Gefühl auf, das Sie wahrnehmen, und suchen Sie mit dem Kind nach einer Möglichkeit, die Spannung gezielt abzureagieren, durch Spiel oder Gespräch. Beispiel: „Du bist so sauer, hier hast du den Ton, schau mal, was du damit machen willst.“ „Dich hat's heute aber erwischt, magst du sagen, was los ist?“

Machen Sie entweder ein Wettbewerbsspiel daraus: „Wer hat die besten Schimpfwörter auf Lager“, und mischen richtig mit: „Zipfelschwinger“ etc. (ein handfestes Repertoire haben Sie, wenn Sie einige Zeit mit Kindern arbeiten, schnell zusammen), oder Sie ziehen eine Grenze: „Ich lass nicht zu, dass du mich beleidigst. Wenn du sauer auf mich bist, dann sag mir, was dir stinkt." Was die jeweils geeignete Intervention ist, hängt vom einzelnen Kind, dem jeweiligen Kontext und auch von Ihrer Person ab.

Was mache ich, wenn das Kind aus dem Spielzimmer herausrennen will?

Antwort: Geschieht dies aus dem Kontext der Stunde heraus, weil sich das Kind von Ihnen nicht verstanden fühlte, dann sprechen Sie an, was dem Kind nicht gepasst hat. Zeigen Sie, dass Sie seine Befindlichkeit annehmen, seien Sie als Person kongruent, sagen Sie dass es Ihnen leid tut, dass Sie es nicht richtig verstanden haben. Bringen Sie eventuell eine Wiedergutmachung ins Spiel. Beispiel: Das Kind darf sich einen Hindernislauf für Sie ausdenken. Wenn es um das Austesten von Grenzen geht, dann sagen Sie dem Kind, dass die Stunde dann für heute zu Ende ist. Dies geht jedoch nur, wenn die Mutter oder der Vater da ist, um das Kind in Empfang zu nehmen. Ist dies nicht der Fall, dann müssen Sie das Kind am Verlassen vor der Zeit hindern, indem Sie sich rechtzeitig vor die Tür stellen und auf diese Weise mit Ihrer ganzen Person die Grenze eindeutig markieren.

Beispiel „Am liebsten würdest du jetzt aus dem Spielzimmer rennen. Während unserer gemeinsamen Zeit bleiben wir hier in diesem Raum. Wenn die Zeit um ist, kannst du gehen."

Wie verhalte ich mich, wenn das Kind mich angreifen will?

Antwort: Aggressive Kinder brauchen ein starkes Gegenüber. Lassen Sie das daher auf keinen Fall zu. Versuchen Sie die Wut oder den Zorn des Kindes aufzugreifen und ihm Alternativen für das Ausagieren anzubieten. Dabei müssen Sie jedoch sehr schnell sein, da das Kind in seiner Erregung nicht warten kann, bis Sie z. B. eine große Puppe zum „Niedermachen" aus einem Schrank geholt haben.

Wie reagiere ich, wenn das Kind immer wieder sehr grausame Szenen spielt?

Antwort: Sie müssen unterscheiden:

- Hat das Kind zu wenig Normen internalisiert?
- Hat das Kind Lust an der Gewalt und verliert sich wie in Trance in der Gewalt?
- Geht es um einen Bewältigungsversuch, weil das Kind bisher verdrängte Empfindungen im Spiel in sein Selbstbild integrieren will?
- Geht es um einen Bewältigungsversuch, weil das Kind aggressive Handlungen erlebt oder gesehen hat und sie sich im Spiel verstehbar machen möchte?

In den ersten beiden Fällen ist es nicht hilfreich, wenn das Kind weiter seine Aggressionen auslebt. Sie sollten die aggressiven Handlungen unterbinden. Darauf kann jedoch nur in einer psychotherapeutischen Ausbildung näher eingegangen werden.

Handelt es sich um einen Bewältigungsversuch, können Sie an der Art und Weise, wie sich der Prozess entwickelt und verändert, spüren, dass es für das Kind wichtig ist, diese Szenen zu inszenieren. Mogel (1994) beschreibt eine von ihm durchgeführte Untersuchung mit Kindergartenkindern, in denen nachgeforscht wurde, wie die Kinder mit dargestellten antisozialen Handlungen in einem Videofilm umgehen. Es zeigte sich, dass die Kinder die erlebten antisozialen Handlungen eines als zuvor positiv eingeführten Filmakteurs dadurch bewältigten, indem sie diese Handlungen, die sie emotional ablehnten, im Spiel bis zum Gehtnichtmehr nachgestalteten. Mogel stellt dar, wie auf diese Weise verschiedene psychische Funktionen (Emotion, Kognition, Bewertung, Motivation) integriert werden konnten, und warnt daher Erwachsene vor vorschnellen, falschen Interpretationen spielerischen Handelns.

Abschließend ein *Beispiel:* Just (1982, S. 155) schreibt in einer Falldarstellung zur Spieltherapie des 5-jährigen Cornelius:

Beispiel „Die *Zentralthematik* ‚gefangen und erlöst' von der vierten bis zur dreiundzwanzigsten Stunde, dargestellt mittels Puppe, vorwiegend im großen Holzhaus, zentriert sich auf Gefängnis, Quälen bis zur Vernichtung stets derselben Puppe, durch einen übermäßig harten, unerbittlichen und alles zugleich genießenden Wärter; dieser kann dann zunächst die der Puppe zugesagte Freiheit nicht zulassen, bis ihm ein Miteinander über Zärtlichkeiten, Zusammenspielen, Beschützen, Freundschaft möglich wird und er als rettender Wärter die Puppe nach Hause ‚entlässt', der Wärter selbst freut sich auf dieses Zuhause, in das er einkehrt."
In der letzten, der 27. Stunde, sagt Cornelius: „Ich weiß, was wir gemacht haben; wir haben im Holzhaus gespielt, immer das Gleiche. Es musste sein, es war toll. Jetzt brauche ich das nicht mehr." (Just 1982, S. 159)

Weiterführende Literatur

Eine Übersicht über das Thema Aggression /Gewalt mit einer Darstellung unterschiedlicher Programme zur Prävention und Intervention

Fröhlich-Gildhoff, K.: Gewalt begegnen. Konzepte und Projekte zur Prävention und Intervention.

Hinweise zur Personzentrierten Arbeit mit aggressiven Kindern finden Sie bei

Fröhlich-Gildhoff, K.: Personzentrierte pädagogische und therapeutische Arbeit mit aggressiven/gewalttätigen Kindern und Jugendlichen.

Fröhlich-Gildhoff, K./Rose, H.U.: Störungen des Sozialverhaltens - Handlungsleitlinien zur Behandlung bei Personzentrierter Psychotherapie mit Kindern und Jugendlichen und Bezugspersonen.

Fröhlich-Gildhoff, K.: Gewalttätige Kinder und Jugendliche – Ein Forschungssurvey zu den Ursachen und ein personzentriertes Interventionskonzept.

Reisel, B.: Wenn die Erfahrung zum Feind wird. Zum Verständnis kindlicher Verhaltensauffälligkeit aus personzentrierter Sicht.

Schmidtchen, S.: Behandlung der Störung des Sozialverhaltens durch eine klientenzentrierte Psychotherapie für Kinder, Jugendliche und Familien.

Bücher, die die Motive von Gewalt sehr einfühlsam aus der Perspektive der Kinder und Jugendlichen beleuchten:

Schiffer, E.: Warum Hieronymus B. keine Hexe verbrannte.

Für die Elternarbeit

Krowatschek, D.: Wut – Wie Sie mit Aggressionen Ihres Kindes umgehen.

Rosenberg, M.: Kinder einfühlend ins Leben begleiten: Elternschaft im Licht der gewaltfreien Kommunikation

Für alle Menschen (Therapeutinnen, Beraterinnen, Eltern):

Rosenberg, M.: Gewaltfreie Kommunikation. Eine Sprache des Lebens.

Übung 1 Diskutieren Sie:

- Waren Sie als Kind aggressiv? In welcher Form? Was waren die Konsequenzen?
- Wie zeigen Sie heute Aggressionen, s. die umseitigen Formen?
- Was sind die auslösenden Situationen?
- Was sind die Folgen: Wie reagiert Ihre Umwelt? Wie geht es Ihnen danach? Wie bewerten Sie Ihr aggressives Verhalten?

Übung 2 Wie sieht Ihrer Meinung nach ein „gesundes“ aggressives Verhalten aus? Versuchen Sie ganz konkret zu beschreiben, wie das in Ihrem Fall aussehen könnte.

Übung 3 Schlüpfen Sie in die Rolle eines aggressiven Kindes und spüren Sie nach: Wie geht es mir damit? Was habe ich davon? Was gibt mir das?

10.4 Ängste

10.4.1 Ursache und Häufigkeit

Angst (lat. *angustiae*, Enge, Klemme, Schwierigkeiten) ist typisch für Kindheit und Jugend mit ihren zahlreichen Anpassungs- und Entwicklungsaufgaben. Diese Zeit verlangt vom Kind stets von neuem, Vertrautes und damit Sicherheit aufzugeben und sich unbekanntem Terrain zuzuwenden. Gleichzeitig hat das Kind noch nicht die Fähigkeit, zwischen inneren und äußeren, realen und fantasierten Gefahren zu unterscheiden.

Gerade weil Kinder vielem so wehrlos ausgeliefert sind, haben sie Schwierigkeiten, die Angst in ihr Selbstbild zu integrieren. Sie wird daher verleugnet: „macht mir nichts aus!", oder verzerrt symbolisiert, z. B. in Form von somatischen Beschwerden wie Bettnässen, Bauchschmerzen etc. Das Kind beschäftigt sich dann ganz mit seinem körperlichen Unwohlsein, die eigentliche Angst spürt es nicht mehr (du Bois 1995).

Die nachstehende Übersicht zeigt die häufigsten Ängste bei Kindern:

0-6 Monate	Verlust der Geborgenheit, laute Geräusche
7-12 Monate	Angst vor Fremden, Angst vor unerwartet auftauchenden Gegenständen
1 Jahr	Trennung von Eltern, Toilette, Verletzung, Fremde
2 Jahre	Eine Menge Ängste einschließlich lauter Geräusche, Tiere, Dunkelheit, Trennung von den Eltern, große Objekte, Maschinen, Veränderungen in der persönlichen Umgebung
3 Jahre	Masken, Dunkelheit, Tiere, Trennung von den Eltern
4 Jahre	Trennung von den Eltern, Tiere, Dunkelheit, Lärm
5 Jahre	Tiere, „böse" Menschen, Dunkelheit, Trennung von den Eltern, körperliche Verletzung
6 Jahre	Übernatürliche Dinge, körperliche Verletzung, Donner und Blitz, alleine zu sein oder alleine zu schlafen, Trennung von den Eltern
7-8 Jahre	Übernatürliche Dinge, Dunkelheit, Ängste, die aus Fernsehereignissen resultieren, alleine zu sein, körperliche Verletzung
9-12 Jahre	Tests und Prüfungen in der Schule, körperliche Verletzung, Aussehen, Donner und Blitz, Tod, Dunkelheit

Abbildung 12: Kinderängste, aus: Garber/Spizmann 1993; Übersetzung: S.W.

Neben diesen entwicklungsbedingten Ängsten, denen noch die Angst, von Gleichaltrigen nicht anerkannt zu werden, hinzugefügt werden müsste, gibt es weitere Arten der Angstentstehung:

- **Klassische Konditionierung:** Damit wird das zeitliche Zusammentreffen von einem negativem Gefühl und einem Objekt bezeichnet. Das kann ein Angst auslösendes Objekt sein, z.B. ein Hund (für ein Kind aufgrund seiner Größe per se eher ein Angst auslösendes Objekt) schnappt nach dem Kind (das Kind erschrickt = negatives Gefühl), daraus entwickelt sich eine Angst vor Hunden, genannt Hundephobie. Es kann sich aber auch um ein neutrales Objekt handeln, das mit einem negativen Gefühl verbunden wird und dann auch Angst auslöst.

- **Modelllernen:** Kinder lernen von den Eltern oder anderen für sie bedeutsamen Erwachsenen, Angst vor bestimmten Objekten oder Situationen zu haben.

- **Angst durch das Erleben von Inkongruenz:** Da das Kind emotional abhängig von den Eltern ist, kann es – im Erleben des Kindes – gefährlich sein, den Eltern gegenüber aggressive Gefühle zu haben und erst recht zu zeigen. Wenn das Kind diese Gefühle verleugnet, um kein „böses" Kind zu sein, entsteht eine Inkongruenz. Diese Inkongruenz wird vom Organismus als Angst erlebt, die sich in Form von Albträumen (Hexen und Gespenster) oder in Form von körperlichen Beschwerden (s. umseitig) äußern kann.

Bei den behandlungsbedürftigen Ängsten unterscheidet man folgende Ängste (vgl. ICD-10, 1999):

- *Trennungsangst:* Angst vor Trennung von wichtigen Bezugspersonen (F 93.0).
- *Phobische Störung:* Angst vor bestimmten Objekten oder Situationen, z.B. vor Tieren oder Gewittern (F 40.2).
- *Panikstörung:* wiederkehrende, kurzfristige und plötzlich auftretende, außerdem nicht vorhersehbare Angstattacken, unabhängig von spezifischen Umständen (F 41.0).
- *Generalisierte Angststörung:* anhaltende schwerwiegende Befürchtungen, die sich nicht auf bestimmte Objekte beziehen (F 41.1).
- *Agoraphobie:* Die Angst bezieht sich auf Plätze und Situationen, die man nicht rasch verlassen kann. Diese werden gemieden (F 40.0).
- *Soziale Phobie:* Furcht vor prüfender Betrachtung durch andere Menschen (F 40.1).

Eine wichtige Unterscheidung besteht zwischen *Schulangst* und *Schulphobie*. Eine *Schulangst* ist durch mit der Schule verbundene Auslöser verursacht, d.h., das Kind hat vor irgendetwas in der Schule Angst. Von einer *Schulphobie* spricht man, wenn hinter der Schulverweigerung des Kindes eine Trennungsangst steckt (Nissen 1989, Remschmidt 1997).

Bei jeder Schulverweigerung, sei es Schulangst oder Schulphobie, ist eine schnelle konstruktive Zusammenarbeit mit Schule und Kinder- und Jugendlichenpsychotherapeuten bzw. Kinder- und Jugendlichenpsychiater unabdingbar, denn je länger das Fernbleiben von der Schule dauert, umso mehr kommt das Kind in eine soziale Sonderstellung, die eine Wiedereingliederung erschwert.

Angst als notwendiges Signal vor Gefahren ist für die Entwicklung notwendig, nur über das Erleben von Angst lernt das Kind außerdem, mit dem Gefühl der Angst umzugehen. Zu starke Ängste führen allerdings zu einer Reduzierung der Selbstaktualisierung (vgl. Jaede 2002).

Die Ängste des Kindes sind dann behandlungsbedürftig, wenn das Kind durch sein Vermeidungsverhalten in seiner weiteren altersgemäßen Entwicklung gefährdet ist. Nach Schneider (2012) weisen 10 Prozent aller Kinder und Jugendlichen eine Angststörung auf, die ohne Behandlung einen chronischen Verlauf nimmt.

10.4.2 Ziele für die Arbeit mit ängstlichen Kindern

- Aufbau eines realistischen positiven Selbstbildes: eigene Stärken und Schwächen kennen lernen, damit umgehen und diese annehmen lernen.
- Förderung der Erfahrung individueller Fähigkeiten und Effizienz eigener Aktivität: Vermittlung der Erfahrung von Selbstsicherheit; Entdecken und Ausprobieren von selbstbehauptendem Verhalten.
- Angst als „nützliche“ Emotion kennen lernen.
- Die Wahrnehmung auf das Spektrum menschlicher Emotionen (Mut, Traurigkeit, Wut, Neid, Eifersucht, Angst, Freude) lenken, diese bewusst wahrnehmen, damit umgehen und akzeptieren lernen.
- Bewusstheit fördern von schon bewältigten Angst machenden Situationen.
- Die Überwindung von Angstgefühlen als positives Erfolgserlebnis kennen lernen.
- Angst auslösende Situationen oder Objekte mit „neuen“ Augen anschauen und umdeuten lernen.

- Mut machende Selbstinstruktionen entdecken und anwenden lernen.
- Konfrontation mit Angst auslösenden Situationen oder Objekten und erfolgreiche Bewältigung dieser.
- Verarbeitung von lebensgeschichtlich bedingten oder aktuellen Belastungen.
- Entspannungsübungen in Verbindung mit Mut machenden Geschichten.
- Klärung der Reaktionen der Bezugspersonen auf Angst machende Situationen, andere Modelle für erfolgreiche Bewältigung finden.

10.4.3 Therapeutische Ansätze

Spielpsychotherapie

In der Spielpsychotherapie wird dem Kind, das ein Selbstkonzept entwickelt hat, in dem es sich als schwach und wenig selbstwirksam erlebt, die Möglichkeit gegeben, sich abgewehrten Erfahrungen zuzuwenden und sie in sein Selbstbild zu integrieren, so dass sich Inkongruenzen auflösen können. Von sich aus inszeniert das Kind seine Angstthemen. Im symbolischen Spiel schlüpft es in die Rolle des Helden und erlebt sich als groß, stark und mächtig. Das Kind spielt einen Geist und kann durch diese Rollenumkehr aus der Opferrolle schlüpfen und den Geist „entzaubern". In Zweikämpfen und bei Kletterübungen am Seil erprobt es seine Körperkraft. In der Spielinszenierung bekommt das Kind so Kompetenzen, die nicht nur kognitiv: wie gehe ich als Held mit der Situation um, sondern mit allen Sinnen erfahrbar werden.

Füßner et al. (2012) haben von einem personzentrierten Störungsverständnis heraus für Kinder mit Angststörungen *Leitlinien* entwickelt, die auf der Ebene der Begegnungshaltung, der Ebene der Handlungsstrategien und der Interventionsebene (vgl. Abschnitt 5.1.) genaue Beschreibungen für ein störungsspezifisches Vorgehen in der Personzentrierten Kinder-und Jugendlichenpsychotherapie geben. Fröhlich-Gildhoff/Rönnau-Böse (2012) konnten in einer breit angelegten Studie die positiven Effekte der Personzentrierten Kinderpsychotherapie bei Kindern mit Angststörungen nachweisen.

Weitere therapeutische Verfahren

Je nachdem wie bewusstseinsnah die Angst ist, kann mit direkten oder eher indirekten Methoden gearbeitet werden. Hat das Kind Angst, weil es in einer bestimmten Situation eine schlechte Erfahrung gemacht hat, und diese Angst kann gespürt und benannt werden, so können verhaltenstherapeutische Interventionen (Döpfner 1999, Remschmidt 1997) zur Anwendung kommen, tiefenpsychologisch fundierte Therapien (Poser 2010, Burchartz 2012) oder hypnotherapeutische Interventionen (Vogt-Hillmann 1999; Signer-Fischer 1999) sind bei Angststörungen erfolgreich. Letztere können auch sehr gut in eine Spielpsychotherapie integriert werden. Hat das Kind Angst aufgrund einer konkreten traumatischen Erfahrung (Autounfall, Hundebiss etc.) ist – je nach Ausbildung – auch an eine strukturierte Trauma-Intervention zu denken (Weinberg 2013a).

Differenzielle Spielangebote

Malen und Gestalten: Durch die Aufforderung, ein Angstbild zu malen oder eine Angstfigur zu formen, kann die Angst symbolisiert werden. Dadurch entsteht eine Distanz zwischen dem Kind und der Angst: Das Kind kann jetzt etwas mit ihr machen.

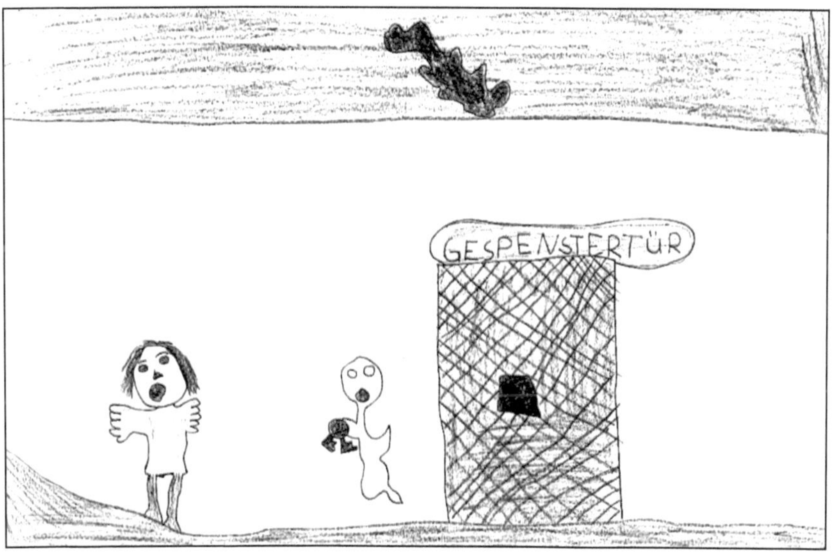

Abbildung 13: Angstbild (Carla, 7 Jahre)

Beispiel Die 7-jährige Carla, die nachts immer wieder von Gespenstern träumt, malt folgendes Angstbild (s. Abb. 13). Auf die Frage, was sie machen kann, antwortet sie: „Ich nehme dem Gespenst den Schlüssel weg und dann sperre ich es ein.“ Ich schlage vor, dies einmal zu spielen. Im Rollenspiel – ich spiele das Gespenst – versucht sie, mir die Schlüssel wegzunehmen. Nachdem ich mich anfangs heftig wehre und Carla sich daraufhin immer mehr anstrengt und immer stärker wird, gelingt es ihr, mir die Schlüssel abzunehmen. Ohne Schlüssel fühle ich mich ganz kraftlos und für Carla ist es ein Leichtes, mich in das Gespensterhaus einzusperren. Carla triumphiert und kostet ihren Sieg aus. Dann bekommt sie plötzlich Mitleid mit dem Gespenst und bietet mir Popcorn an. Ich sollte plötzlich ein liebes Gespenst geworden sein, Carla holt mich großzügig wieder aus dem Gespensterhaus raus und wir essen gemeinsam Popcorn. Wir sind Freunde geworden. Die Angstträume traten nach dieser Stunde nicht mehr auf.

Gerade intelligente Kinder glauben oft, sie könnten ihre Angst nur mit der Vernunft in den Griff bekommen. Sie fühlen sich dann enttäuscht und hilflos, wenn sie die überflutenden Angstreaktionen nicht kontrollieren können. Hier ist es hilfreich, mit dem Kind ein Körperumriss-Bild zu gestalten, in das alle wahrgenommenen körperlichen Reaktionen eingetragen werden und die Angst in den verschiedenen Körperregionen *sichtbar* gemacht wird. So erfährt das Kind, dass es ganz eigene „Angstbotschaften“ in seinem Körper wahrnehmen und eigene Strategien zur Bewältigung entwickeln kann.

Beispiel[2]

Der 10-jährige Marco leidet an panischen Ängsten, wenn er einer Gruppe von älteren Jugendlichen, z. B. auf dem Schulhof, gegenüber steht. Er wisse nicht, warum er dann wie „gelähmt“ sei und was er dann tun könne. Ich frage ihn, ob er Lust habe, als „Angstdetektiv“ auf die Suche nach seiner Angst zu gehen. Mit einem imaginären Angstsuchgerät „lasert“ er seinen Körper von oben bis unten ab und ist überrascht, wo und wie sich die Angst in seinem Körper versteckt hält: Als Luftschlangen schwirrt sie in seinem Bauch umher, das Herz und die Schultern hat sie fest eingeschnürt, Gummischläuche und funkelnde Sterne lassen die Beine zusammen sacken … Gleichzeitig erlebt Marco, dass sich zu der Angst auch Gefühle wie Wut und Hilflosigkeit im Körper breit machen und ihn gleichzeitige Flucht- bzw. Angriffsgedanken außer Gefecht setzen. In den folgenden Stunden spielen wir verschiedene Begegnungen aus der Tierwelt nach, greifen uns gegenseitig an oder fliehen, z. B. vor dem mächtigen Löwen. Marco lernt so seine Kraft einzusetzen und entwickelt mehr Mut im körperlichen Kontakt. Anschließend gestalten wir ein Detektivset, bestehend aus Lederhandschuhen, einer Lupe, einem inneren „Lageplan“ und einem kleinen Löwenanhänger. Diesen trägt er in der Hosentasche bei sich, er soll ihn in der konkreten Angstsituation an seine Kraft und seinen Mut erinnern. In Gedanken zieht er seine „starken“ Lederhandschuhe an und sucht mit der Lupe nach dem akut vorherrschenden Gefühl. Das gibt ihm die nötige Sicherheit, die ersten panischen Minuten zu überstehen und wieder handlungsfähig zu werden.

2 Zur Verfügung gestellt von Dipl.-Soz.Päd. Helga Lindner, Kinder- und Jugendlichenpsychotherapeutin.

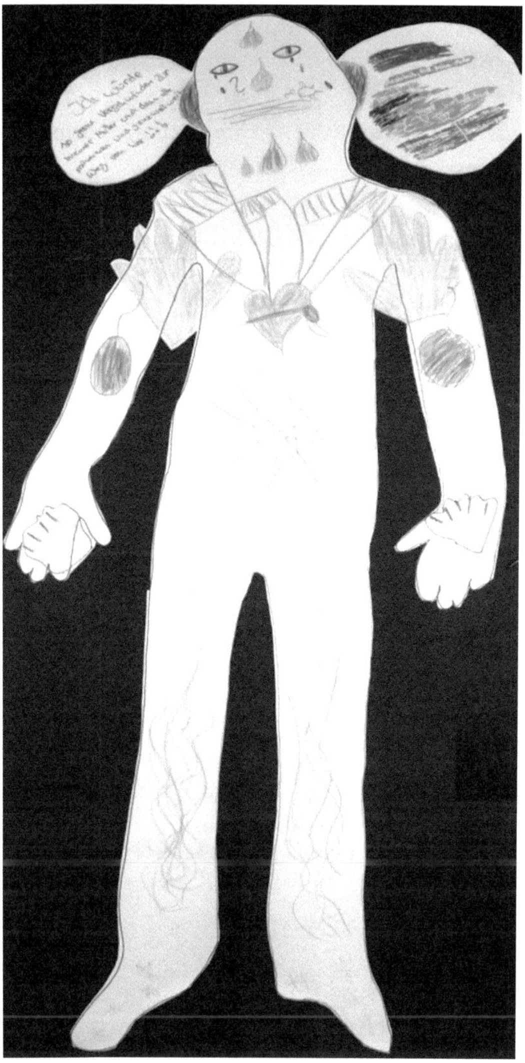

Abbildung 14: Der Angstdetektiv (Marco, 10 Jahre)

„Talkshow" mit Handpuppen. Das Kind kann aufgefordert werden, eine Handpuppe für seinen Mut und eine für seine Angst auszusuchen. Dann können die Tiere in einer Talkshow erzählen, wann sie gut für das Kind sind. Das Kind kann so erfahren, dass beides wichtig ist: Mut und Angst.

Therapeutische Geschichten. Dem Kind kann eine Geschichte erzählt werden, in der Angst in Stärke umgewandelt wird, in der ein Kind modellhaft seine Angst besiegen lernt und/oder in der es zu seinen Ressourcen geführt wird (vgl. Bauer 2003; Brett 2007, 2008; v. Keyserlingk 2006; Petermann 2001,

Spangenberg 2002, Wirl 1997). Als Erinnerung an seine neuen Stärken kann dem Kind ein Symbol mitgegeben werden. Genauso kann das Kind selbst eine Geschichte erfinden, in dem die Hauptfigur lernt, mutiger zu werden. Gemeinsam mit dem Kind kann so ein Bilder- oder Geschichtenbuch entstehen.

Fantasiereisen. Es gibt eine Menge Fantasiereisen, in denen dem Kind geholfen wird, mit seiner Angst fertig zu werden. Dies geschieht entweder, indem die Angst direkt angeschaut und dann verkleinert wird, ein Angst auslösendes Tier gefüttert oder das Kind als Held gefeiert wird (vgl. Müller 2010).

Bilderbücher, Bücher. Beispielsweise: Lorenz Pauli/Kathrin Schäfer: mutig, mutig, Moni Port: Das mutige Buch oder als Arbeitsbuch: Schneider, S./ Borer, S.: Nur keine Panik! Was Kids über Angst wissen sollten.

Mutmachlieder und Sprüche. Mutmachlieder finden Sie in Liedersammlungen (z. B. von Rolf Zuckowski und Frederick Vahle), Mutmachsprüche können mit dem Kind gesammelt werden, z. B. „1,2,3, Mut komm herbei!".

„Mein Freund Harvey". Wie bereits im Abschnitt 8.3 dargestellt, eignen sich Fantasiegestalten sehr gut, um dem Kind als beschützender Begleiter zur Seite zu stehen. Dieser Beschützer kann natürlich auch der „Schutzengel" sein, an den sich das Kind wendet, oder die im Handel käuflichen Traumfänger und Sorgenpüppchen.

Rituale. Kinder erfinden von alleine Rituale gegen die Angst, z. B. in Form von Liedern oder Spielen (s. Abschnitt 9.1). Gemeinsam wird nach Ritualen gesucht, die dem Kind helfen, in der einen oder anderen Situation mit seiner Angst umgehen zu lernen. Dabei muss jedoch darauf geachtet werden, dass sich aus den hilfreichen Ritualen kein einschränkendes Zwangsverhalten entwickelt.

Weiterführende Literatur

Personzentrierte Psychotheapie

Fröhlich-Gildhoff, K./Rönnau-Böse, M. : Die Wirksamkeit personzentrierter Kinderpsychotherapie bei Kindern mit einer Angststörung.

Füßner, M. et al.: Angststörungen – Handlungsleitlinien zur Behandlung bei Personzentrierter Psychotherapie mit Kindern, Jugendlichen und Bezugspersonen.

Hockel, C. M.: Angstbewältigung und ein Fall von Zwangserkrankung im Jugendalter.

Für die Elternarbeit bieten folgende Bücher eine Menge Informationen und praktische Hinweise

Schmidt-Traun, S.: Selbsthilfe bei Angst im Kindes- und Jugendalter: Ein Ratgeber für Kinder, Jugendliche, Eltern und Erzieher.

Krowatschek/Domsch: Stressfrei in die Schule: Ängste überwinden.

Muth-Seidel/Seidel: Cool mit Nic Panda: Training für Kinder mit Schul- und Prüfungsangst

Übung 1 Wovor hatten Sie als Kind Angst?
Wie ist mit Ihrer Angst umgegangen worden?
Was war hilfreich?
Was hat Sie beschämt?

Übung 2 Was für einen Zugang haben Sie zu ängstlichen Kindern?
Wie geduldig/ungeduldig sind Sie?

10.5 Trennung/Verlust

Trennungs- und Verlusterlebnisse können Kinder in ihrem Selbstverständnis nachhaltig erschüttern. Das Bild, das sie sich von sich und der Welt gemacht haben, stimmt nicht mehr. Sie müssen eine neue Ordnung für sich finden. Die wichtigsten Verlusterlebnisse bei Kindern sind:

- die Trennung von einem Elternteil, wenn Eltern auseinander gehen,
- der Verlust eines geliebten Menschen durch Tod und
- das Thema „Verlust“, das bei Pflege- und Adoptivkindern auftaucht.

10.5.1 Trennung der Eltern

Die Trennung der Eltern stellt für die Kinder ein traumatisches Ereignis dar. Gründe dafür sind:

- In der größten Krise ihres Lebens, wenn die geordnete Struktur der Familie zusammenbricht, sind die Erwachsenen in der Regel nicht in der Lage, ihnen einfühlend zur Seite zu stehen (Figdor 2000, 2012). Im Gegenteil, häufig geraten die Kinder in eine Helferposition, in der sie die Eltern trösten müssen (Bauers/Reich/ Adam 1986).

- Der Wunsch, dass die Eltern wieder zusammenfinden mögen, ist tief verwurzelt und auch nach 10 Jahren sind solche Versöhnungsfantasien noch sehr präsent. (Wallerstein/Blaskeslee 1989; Bauers/Reich/Adam 1986)
- In einem Alter, in dem Kinder gut und böse noch als ein „Entweder-oder“ erleben, sollen sie verstehen, dass jemand „lieb“ ist, obwohl er jemand anderem „Böses“ angetan hat. Das überfordert die Kinder und führt zu großen Loyalitätskonflikten bei der Frage, zu wem sich das Kind mehr zugehörig fühlt.
- Die Scheidung der Eltern ist für die Kinder kein abgeschlossenes Ereignis oder gar ein Neuanfang wie dies für die Erwachsenen sein kann, sondern ein folgenschwerer Prozess, der nach 10 Jahren noch unmittelbar gefühlsmäßig präsent ist und bis ins Erwachsenenalter hineingreift (Wallerstein/Blaskeslee 1989).

Figdor (2012) betont, dass – wie bei allen traumatischen Erlebnissen – die Neigung besteht, die schmerzhaften Gefühle zu verleugnen. Die Eltern sind dem Kind dabei in der Regel keine Hilfe, denn statt die Gefühle von Wut, Schmerz und Trauer aushalten zu können und die Schuld für die Trennung eindeutig zu übernehmen, haben Eltern nach Figdor die Tendenz, die Auswirkungen der Scheidung auf das Kind hinunterzuspielen. Die Verleugnungsneigung des Kindes trifft somit auf die Verleugnungsneigung der Eltern. Nach Figdor machen Eltern das Kind „sprachlos“, wenn sie seine Verhaltensauffälligkeiten nicht verstehen.

Die häufigsten Verhaltensauffälligkeiten nach einer Trennung der Eltern sind nach Bauers/Reich/Adam (1986, S. 91), aufgelistet nach der Häufigkeit des Auftretens: dissoziale Verhaltensweisen (aggressive Durchbrüche, Schulschwänzen, Stören im Unterricht, Diebstahl, Sachbeschädigungen, Lügen, sexuelle Auffälligkeiten), Störungen im Sozialkontakt bis hin zur sozialen Isolation, Schulstörungen, depressive Verstimmungen, psychosomatische Symptome, Bettnässen, Überangepasstheit, Suizidalität, Schlafstörungen, Drogenmissbrauch. Jungen sind im Allgemeinen stärker betroffen als Mädchen.

Wie das Kind im Einzelnen die Trennung bzw. Scheidung der Eltern erlebt und verarbeitet, hängt von vielen Faktoren ab: vom Alter und Geschlecht des Kindes, den Entwicklungsbedingungen und der Qualität der Elternschaft vor der Trennung, dem Verhalten der Eltern während und nach der Trennung und nicht zuletzt von der Bewertung der sozialen Umgebung (vgl. auch Largo/Czernin 2014; Marquardt 2007).

Jaede (1993) beschreibt demzufolge auch ein Modell einer Trennungs- und Scheidungsberatung, welches Scheidung und Trennung nicht nur als ein kritisches Lebensereignis sieht, sondern als einen sehr komplexen und langfristigen Veränderungs- und Verarbeitungsprozess, der verschiedene Lebensbereiche des Kindes durchdringt und speziell auch auf die Coping-Strategien des Kindes eingeht. Ähnlich richten Largo/Czernin (2014) ihr Augenmerk darauf, Bedingungen zu schaffen, die den Kindern helfen, die Trennung der Eltern gut zu bewältigen.

Ziele für die Arbeit mit Kindern aus Trennungs- und Scheidungsfamilien

- Gefühle von Wut, Trauer, Schmerz auszudrücken und in das Selbstbild zu integrieren.
- Belastende Ereignisse (Kämpfe zwischen den Eltern) zu symbolisieren.
- Sich seiner Bedürfnisse bewusst zu werden und diese den Eltern kommunizieren zu können.
- Sehnsucht nach Wiedervereinigung der Eltern ausdrücken zu können.
- Schuldgefühle auszudrücken und Schuld und Verantwortung für die Trennung der Eltern abgeben zu können.
- Die Erfahrung machen zu können, nicht als Einziger davon betroffen zu sein.
- Sich gegenüber anderen als Scheidungskind zu „outen".
- Konstruktive Bewältigungsformen zu finden.
- Eine eigene positive Geschichte zu finden.

Psychotherapeutische Ansätze und Trainingsmanuale

Neben dem Tod der Eltern ist für Kinder der Gedanke an Trennung oder Scheidung das Schlimmste, was sie sich vorstellen können (Hollritt 2003, Hyams 2002), oft benötigen die Kinder daher eine psychotherapeutische Behandlung. Je nach Störung kann dies in einer Einzelpsychotherapie (Hollritt 2003) oder in einer Gruppenpsychotherapie (Grützner/Kulisch/Langenmayr 2002) erfolgen.

Nach Wallerstein/Blaskeslee (1989) ist die Scheidung der Eltern eine zentrale Lebenserfahrung, die eine eigene Identität schafft. Für diese Erfahrung, „Scheidungskind" zu sein, bietet sich daher auch an, in einer Gruppe von Betroffenen die o.a. Ziele mithilfe themenzentrierter Angebote zu erreichen. Ausgearbeitete Programme, die dem Kind helfen, aus einer Opferrolle herauszukommen, und die auch Ergebnisse der Stressbewältigung und Traumaforschung mit einbeziehen, bieten das auf dem Personzentrierten Ansatz aufbauende Training von Jaede/Wolf/Zeller-König (1996) und das Programm von Fthenakis u.a. (1995). Frey (2000) entwickelte ein Kurskonzept, in dem speziell über Spiele und Metaphern versucht wird, das Kind zu unterstützen, aus der Rolle desjenigen, dem etwas passiv widerfahren ist, herauszukommen und stattdessen aktiv eigene Lösungsansätze zu gestalten (vgl. auch Grützner/Kulisch/Langenmayr 2002).

Differenzielle Spielangebote

Alle im Kapitel 8 angeführten differenziellen Spielangebote können Sie verwenden. Grützner et al. (2002) beschreiben, wie die Kinder in der Gruppe durch Malen, Rollenspiele und szenische Spiele an ihre verleugneten Gefühle herangeführt werden. Dies ist natürlich auch in der Einzelarbeit möglich. Im Folgenden Anmerkungen zu einzelnen Angeboten:

Malen. Die Abbildung 15 zeigt exemplarisch das Bild des 7-jährigen Maximilian, das dieser in der ersten Stunde malte. Die Aufforderung war: „Maximilian, magst du ein Bild malen?"

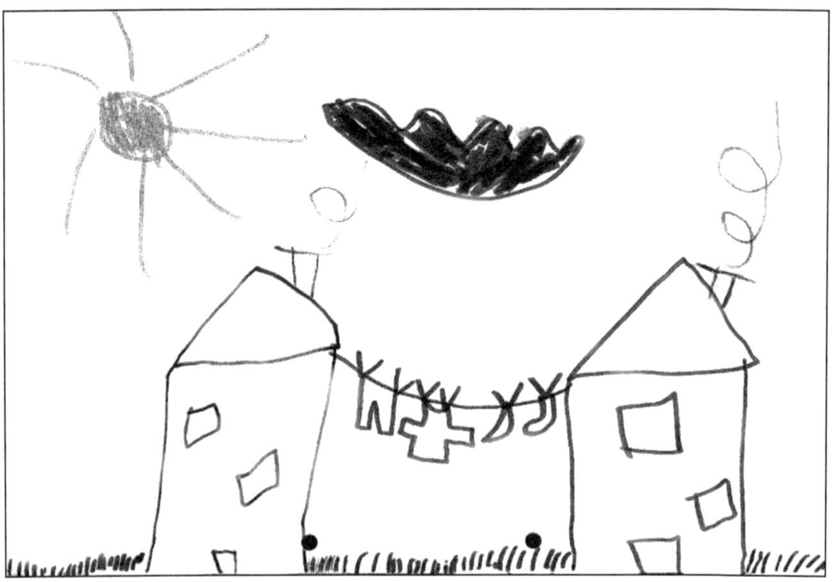

Abbildung 15: Drohende Trennung der Eltern (Maximilian, 7 Jahre)

Nach Main u.a. (zit. in Schildbach u.a. 1991) stellt das Malen der Familie für das Kind eine bindungsrelevante Situation dar, in der sichtbar wird, welches innere Arbeitsmodell (s. Abschnitt 3.2.1) das Kind von den Beziehungen in der Familie hat.

Schildbach u.a. (1991) untersuchten, inwieweit sich die Familienzeichnungen von Kindern aus Scheidungsfamilien von gleichaltrigen Kindern aus vollständigen Familien unterscheiden. Sie fanden heraus, dass die Kinder aus Scheidungsfamilien mehr Schwierigkeiten haben, sich oder ihnen nahe stehende Personen zu zeichnen. Sie malen teilweise gar keine Personen, lassen Familienmitglieder weg oder übermalen sie teilweise. Stattdessen fanden die Autorinnen häufiger Häuser in den gezeichneten Bildern. Dies wird als Versuch gesehen, „das darzustellen, was konstanter und verfügbarer ist: das Haus, das ihnen in ihrer belasteten Familiensituation Geborgenheit vermittelt" (ebd., 1991, S. 6).

Therapeutische Geschichten. Spezielle Geschichten für Kinder aus Scheidungsfamilien finden Sie bei Meyer-Glitza (2008), Spangenberg (2002).

Kinderbücher zum Thema. Beispielsweise: Grundmann, H.: Wir sind immer für Dich da; Maar, N./Ballhaus, V.: Papa wohnt jetzt in der Heinrichstraße; Randerat, J.: Fips versteht die Welt nicht mehr.

Ein sehr gutes *Kinderfachbuch* ist das von Homeier/Siegmann-Schroth (2011). Es zeigt den Trennungsprozess der Eltern einfühlsam auf, begleitet die Kinder auch noch im ersten Jahr der Trennung und enthält für Eltern wertvolle Hinweise und Hilfen.

Biografiearbeit. Da die individuelle Biografie einen Riss erhält, kann dem Kind mit der Biografiearbeit geholfen werden, s. Abschnitt 9.2.

Elternarbeit. Häufig brauchen die Eltern erst einmal jemanden, der sie in ihrer Not versteht. Erst wenn die Eltern sich verstanden fühlen und ihre Gefühle besser wahrnehmen können, sind sie auch in der Lage, das Kind in seiner Situation zu verstehen. Zur Elternarbeit gehören bei diesem Thema ganz konkrete entwicklungspsychologische Informationen, die der Mutter verstehen helfen, wie das Kind in Abhängigkeit von seinem Alter und seinen bisherigen und jetzigen Erfahrungen die Trennungssituation erlebnismäßig wahrnimmt. Oft ist es zum Beispiel für die Mutter unverständlich, warum ihr Kind so an dem gewalttätigen Vater hängt, obwohl der „doch noch nie Interesse an dem Kind hatte", oder warum das Kind zu ihr so aggressiv ist (vgl. auch Jaede 1993).

Weiterführende Literatur

Neben einer theoretischen Einführung zum Thema „Trennung und Scheidung" finden Sie viele erprobte Geschichten, Spiele und Übungen zur Stärkung und Stabilisierung von Kindern im Alter von 5–10 Jahren bei

Strobach, S.: Scheidungskindern helfen.

Ratgeber für Eltern

Koch, C./Strecker, C.: Kindern bei Trennung und Scheidung helfen: Psychologischer und juristischer Rat für Eltern.

Jaede, W.: Was Scheidungskindern Schutz gibt.

Largo, R./Czernin, M.: Glückliche Scheidungskinder.

Richter, V.: Rückenwind für Scheidungskinder: Ein Ratgeber für verantwortungsbewusste Eltern.

Für betroffene Kinder (neben der bereits angeführten Literatur):

Stölting, E.: Lisa-Marie. Ein Vorlesebuch für Kinder, deren Eltern sich getrennt haben.

10.5.2 Pflege- und Adoptivkinder

Adoptivkinder werden im Vergleich zu ihrem Anteil in der Gesamtbevölkerung in etwa doppelt so häufig in Institutionen der psychosozialen Versorgung vorgestellt (Schleiffer 1997). Dabei ist die Häufigkeit der rein externalisierten Störungsmuster wie auch die erhöhte Prävalenz dissozialer Störungen bei Mädchen auffällig (ebd.).

Nach Steck (1998) haben Kinder – je nach Alter – eine bewusste oder unbewusste Erinnerung an ihre biologische Familie, an die Trennung von ihr und den Beziehungsabbruch. Neben diesem Verlusterlebnis gibt es weitere Parallelen zu den Scheidungskindern: das Gefühl, für das Verlassen-worden-Sein verantwortlich zu sein. In ihrer Vorstellung haben die Eltern sie weggegeben, weil sie nicht liebenswert gewesen sind. Loyalitätskonflikte hindern die Kinder, sich emotional auf die Pflege-oder Adoptiveltern einzulassen (Steck 1998).

Erschwerend kommt bei Pflege- und Adoptivkindern hinzu, dass ihr Leben, noch deutlicher als bei Scheidungskindern, mehr oder weniger unvermittelt an einem ganz anderen Ort und mit anderen Personen weitergeht. Schleiffer (1997) betont daher die Bedeutung, mit dem Kind eine emotional zusammenhängende Darstellung seines Lebens unter anderen Menschen zu entwickeln. Erzählungen und Geschichten sind daher sowohl für die Entwicklung einer persönlichen Identität als auch für die Organisation des neuen Familiensystems von großer Bedeutung.

Mehr und mehr rückt auch in den Vordergrund, dass es sich bei Pflege – und Adoptivkindern häufig um traumatisierte Kinder handelt. Sie werden von der Jugendhilfe aus ihren Familien genommen, da sie vernachlässigt wurden und innerfamiliärer Gewalt (seelisch und/oder körperlich) ausgesetzt waren. Sich wiederholende, anhaltend negative und bedrohliche Lebensumstände (körperliche und emotionale Vernachlässigung, physische und sexuelle Gewalterfahrungen) haben zur Folge, dass die betroffenen Kinder die ihnen zur Verfügung stehenden angeborenen archaischen Überlebensreaktionen: Übererregung, Bindungssuche, Kampf-, Flucht- und Erstarrungsreaktionen und Unterwerfungsverhalten (Dissoziation, Abschalten, Wahrnehmungsveränderungen) häufig gebrauchen. Dadurch werden ihre Gehirne in ihrer biologischen Struktur nachweislich so verändert, dass dadurch massive Auffälligkeiten und Störungen entstehen (Besser 2009, S. 42). Vorhandene synaptische Verbindungen werden aufgelöst, neue Vernetzungen können nicht gebildet werden (ebd.). „In allen Stresssituationen wird auf diese starr ablaufenden Überlebensreaktionen zurückgegriffen, sie bestimmen die Wahrnehmung, das Denken, Gefühle, Körperreaktionen und das Lern-, Leistungs- und Beziehungsverhalten" (ebd. S. 48). Als ein weiterer gelernter Schutzmechanismus bei früh traumatisierten Kindern wird die Täuschungsreaktion gesehen. Darunter versteht man das in Stresssituationen spontan auftretende freundliche Lächeln oder auch starre Grinsen, hinter dem das Kind die eigentliche Betroffenheit verbirgt (vgl. Heinerth 2000, Weinberg 2013a). Wie wichtig dieses Wissen für eine psychotherapeutische Behandlung der betroffenen Kinder wie auch für die Arbeit mit den Eltern ist, braucht nicht betont zu werden.

Ziele für die Arbeit mit Pflege- und Adoptivkindern

- Eine sichere, emotional korrigierende Beziehungserfahrung zu vermitteln
- Das Selbstwertgefühl des Kindes zu stärken
- Dem Kind zu helfen, Gefühle von Trauer, Wut und Angst ausdrücken zu können
- Vergangenheit, Gegenwart und Zukunft des Kindes zur Sprache zu bringen
- Das Kind von Schuldgefühlen zu entlasten
- Kindern zu vermitteln, dass Liebe nicht begrenzt ist
- Die individuelle Lebensgeschichte dem Kind verstehbar zu machen
- Dem Kind zu helfen, ein gesundes Identitätsgefühl zu entwickeln
- Traumatische Erfahrungen aufzuarbeiten

Therapeutische Ansätze

Spielpsychotherapie. In der Personzentrierten Spielpsychotherapie inszenieren die Kinder nicht verarbeitete Erlebnisse wie auch vergangene und jetzige Beziehungsmuster und stellen, wie bereits im Abschnitt 2.4.2 erwähnt, entscheidende Bestimmungsstücke der traumatherapeutischen Arbeit von sich aus her (Weinberger 2011). Je nach Fall kann die Spielpsychotherapie aber auch durch spezielle Techniken wie EMDR (Greenwald 2001, Tinker/Wilson 2000, Hensel/Meusers 2006) ergänzt werden bzw. diese auch erfolgreich in die Spielpsychotherapie integriert werden.

Traumabezogene Spieltherapie. Ausgehend von der Spielpsychotherapie entwickelte Weinberg (2013a, b) spezielle Konzepte für die Behandlung traumatisierter Kinder. Sie arbeitete bezüglich der psychischen Entwicklung von früh und anhaltend traumatisierten Kindern fünf Themenbereiche heraus, auf die die therapeutische Begleitung abgestimmt werden muss. Nach Weinberg (2013a, S. 200) leiden traumatisierte Kinder unter

- dem „misslungenen Aufbau guter innerer Instanzen und der „Entstehung böser Introjekte“,
- der „Identifizierung mit einer totalen, gelernten Hilflosigkeit“,
- einer „in Spaltungen verlaufenden Wahrnehmung und Wahrnehmungsverarbeitung“,
- dem „ungenauen Fühlen und schlechten Verteidigen von leiblichen und seelischen Grenzen“ und
- der „gestörten Bindungsentwicklung und Beziehungsstörung“

Im Wissen um diese Themen fordert sie in der Konsequenz von der Therapeutin traumabezogene Interventionen, die die zunächst freie Spielentwicklung des Kindes im Verlauf aktiv mit gestalten. Dabei unterscheidet sie zwischen Interventionen zur impliziten (ohne Konfrontation mit den traumatischen Erfahrungen) und expliziten (konfrontatives Arbeiten an der Traumabiografie) Traumaverarbeitung (Weinberg 2013b, S. 159f.).

Trauma-orientierte Pädagogik und Traumaarbeit im sozialtherapeutischen Bereich. Auch im pädagogischen und psychosozialen Bereich ist der Fokus mehr und mehr darauf gerichtet, wie man traumatisierten Kindern unter Berücksichtigung entwicklungspsychologischer und neurobiologischer Erkenntnisse gezielt helfen kann (Korittko 2011). Dies wird bei Bausum et al. (2013), Weiß (2013) und Gahleitner et al. (2014) ausführlich dargestellt. Speziell auf den Personzentrierten Ansatz und den Aspekt der Beziehungsgestaltung in der sozialtherapeutischen Arbeit geht Gahleitner (2005, 2011) ein. Ganz konkrete, erprobte Workshops für traumatisierte Kinder im sozialtherapeutischen Rahmen bietet Ognjenovic (2004) an.

Biografiearbeit. Ryan/Walker (1997, S. 25) gehen davon aus, dass jedes fremd untergebrachte Kind einige verborgene Anteile hat, die niemals zuvor adäquat verstanden oder bearbeitet wurden. In der Biografiearbeit können die genannten Ziele umgesetzt werden (vgl. auch Lattschar/Wiemann 2013).

Beispiel Der 6-jährige Kevin musste sehr plötzlich seine Pflegefamilie, in der er seit seinem zweiten Lebensjahr wohnte, verlassen, als sich die Pflegeeltern trennten und keiner Kevin mehr haben wollte. Da die leibliche Mutter Kevin auch nicht mehr aufnehmen konnte, wurde für ihn eine neue Pflegefamilie gesucht. Die zuständige Sozialpädagogin des Jugendamtes, die sich bereits in der Trennungsphase der Pflegeeltern intensiv um Kevin gekümmert hatte, gestaltete mit Kevin ein „Kennenlernbuch". Mit der neuen Pflegefamilie wurde vereinbart, dass diese parallel dazu ebenfalls ein Kennenlernbuch gestalten sollten, in der die verschiedenen Familienmitglieder sich vorstellen und mitteilen (diese Familie hatte einen Sohn, der ebenso alt war wie Kevin). Mit sehr viel Sorgfalt sammelte die Sozialpädagogin Urkunden, Fotos und sonstige Merkmale von Kevins bisherigen Lebensstationen. Daneben wurden seine Hobbys, seine Vorlieben und Abneigungen und alles, was Kevin sonst noch wichtig fand, eingetragen. Die Pflegefamilie gestaltete ihr Buch mit gleichem Engagement. Jede Woche fand ein Termin statt, in der die Sozialpädagogin Kevin in seiner neuen Familie besuchte, mit ihm an seinem Buch weiterarbeitete, um daran anschließend das sich ebenfalls weiterentwickelnde Buch der neuen Familie anzuschauen. Diese Begleitung unterstützte Kevin in ganz entscheidendem Maße, sich nach den erlebten Beziehungsabbrüchen noch einmal auf eine Beziehung einzulassen. Auch in eine Spielpsychotherapie lässt sich eine Biografiearbeit gut integrieren (vgl. Abschnitt 9.2).

Geschichten erzählen. Geschichten helfen den Kindern, ihre häufig unbewussten Loyalitätskonflikte und Gefühle zu ordnen und zu verstehen (s. die Geschichte unter Abschnitt 8.5).

Weitere Geschichten für Kinder in Pflege- oder Adoptivfamilien finden Sie bei Mills/Crowley (1996).

Kinderbücher. Es gibt im Kinderbuchhandel eine Menge sehr einfühlsamer Bilder- bzw. Kinderbücher zu diesem Thema, mit denen dann gearbeitet werden kann (s. 8.6). Darüber hinaus wurde im Jahr 2014 eine Bedarfsbuchhandlung ins Leben gerufen, die Bücher zu den Themen: Adoption, Trauma, Pflegschaft und Verlust vertreibt bzw. im hauseigenen Verlag publiziert: *www.roftasns.de.*

Weiterführende Literatur

Zum Thema *Pflege- und Adoptivkinder:*

Wiemann, I.: Adoptiv- und Pflegekindern ein Zuhause geben: Informationen und Hilfen für Familien.

Zum Thema *Adoption:*

Breitinger, E.: Vertraute Fremdheit: Adoptierte erzählen.

Rech-Simon, C./Simon, F. B.: Survival-Tipps für Adoptiveltern.

Weyer, M.: Adoption - und danach? Erfahrungen, Orientierungen und Berichte über die Adoption fremdländischer Kinder.

Zum Thema *Traumatisierung bei Pflege- und Adoptivkindern und Traumapädagogik*:

Nienstedt, M./Westermann, A.: Pflegekinder und ihre Entwicklungschancen nach frühen traumatischen Erfahrungen.

Oswald, S.H./Goldbeck, L.: Traumatisierung und psychische Auffälligkeiten bei Pflegekindern.

Stiftung zum Wohl des Pflegekindes: Traumatische Erfahrungen in der Kindheit – langfristige Folgen und Chancen der Verarbeitung in der Pflegefamilie. Tagungsdokumentation.

Stiftung zum Wohl des Pflegekindes: Bindung und Trauma – Konsequenzen in der Arbeit für Pflegekinder. Tagungsdokumentation.

Bundesarbeitsgemeinschaft der Kinderschutz-Zentren: Zwischen Traumkind und Trauma. Vorraussetzungen für gelingende Beziehungen in Pflege- und Adoptionsfamilien.

Weiß, W./Friedrich, E.K./Picard, E./Ding, U: »Als wär ich ein Geist, der auf mich runter schaut«: Dissoziation und Traumapädagogik.

10.5.3 Tod und Trauer

Der Tod eines nahen Angehörigen macht Eltern hilflos. Wie sollen sie mit dem Kind darüber reden, sollen sie Fragen stellen, wenn ja, welche? Braucht das Kind dann eine Therapie? Zur letzten Frage: Ob das Kind eine Therapie braucht, kann nur im Einzelfall entschieden werden. Was es jedoch immer braucht ist die Möglichkeit, sich mit all seinem Erleben ausdrücken zu können. Dazu gehören Eltern oder Fachkräfte, die dementsprechende Signale beim Kind wahrnehmen und das Kind in seiner Verarbeitung hilfreich begleiten. Wie das im Einzelnen aussehen kann und wie Sie als Fachkraft Kinder und Eltern dabei unterstürzen können, finden Sie in dem sehr umfassenden Handbuch von Cramer (2012). Die Autorin informiert darüber, wie sich beim Kind die Todesvorstellung entwickelt, gibt viele praktische Hinweise zum Umgang mit betroffenen Kindern und Jugendlichen und stellt eine Liste der wichtigsten Bilder-, Kinder- und Jugendbücher zusammen, nebst genauen Angaben, wie und wann einem Kind z. B. ein Bilderbuch zu dem Thema vorgelesen werden sollte.

Für alle Fachkräfte ist auch die religionspädagogische Arbeitshilfe von Pisarski/Pisarski (2008) zu empfehlen. Die Autoren geben eine Fülle von konkreten Anregungen (Lieder, Geschichten, praktische Beispiele) wie Kinder beim Trauern einfühlsam begleitet werden können, so dass sie den Weg finden können, den Tod nicht hinzunehmen, sondern anzunehmen.

Wie man für bzw. mit Kindern ein Erinnerungsbuch gestalten kann, stellen Eckhardt (2004) und Wiegel (2013) vor.

Weiterführende Literatur

Biesinger, A./Gaus, A./Gaus, E.: Warum müssen wir sterben?: Wenn Kinder mehr wissen wollen.

Franz, M.: Tabuthema Trauerarbeit: Kinder begleiten bei Abschied, Verlust und Tod.

Hinderer, P./Kroth, M.: Kinder bei Tod und Trauer begleiten: Konkrete Hilfestellungen in Trauersituationen für Kindergarten, Grundschule und zu Hause.

10.6 Literatur zum personzentrierten Vorgehen in unterschiedlichen Problembereichen

Im Folgenden eine Auswahl neuerer deutschsprachiger Publikationen zur personzentrierten Arbeit mit unterschiedlichen Störungsbildern.

Anpassungsstörungen

Hollritt, D.: Am liebsten würde ich alles wieder gut machen“: Personzentrierte Spieltherapie mit einem fünfjährigen Mädchen mit Anpassungsstörung nach Trennung der Eltern.

Angststörungen, s. Kap. 10.4

Autismus-Spektrum-Störung

Jenny, B.: KOMPASS – Personzentriertes Kompetenztraining in der Gruppe für Jugendliche mit Autismus-Spektrum-Störungen am Beispiel der Module „Nonverbale Kommunikation“ und „Small Talk“.

Zülow v. C.: Das Asperger-Syndrom – Personzentrierte Spieltherapie als sozial-emotionale Entwicklungsförderung.

Depression

Hockel, C-M.: Das Spielerleben als Entwicklungsraum – mit einem Fall von Depression im Kindesalter.

Jürgens- Jahnert, S./Boeck-Singelmann, C./Monden-Engelhardt, C./Zebiri, K. (2012): Depressive Störungen – Handlungsleitlinien für die Personzentrierter Psychotherapie mit Kindern, Jugendlichen und Bezugspersonen.

Enuresis

Jürgens-Jahnert, S. : Ätiologie und Behandlung der kindlichen Enuresis aus personzentrierter Sicht.

Essstörungen

Petersen, H.: Psychogener Appetitverlust

Hyperkinetische Störung, s. Kap. 10.2

Mutismus

Ehlers, B.: Störungskonzept und personzentrierte Behandlung des elektiven Mutismus

Sexueller Missbrauch

Hüsson, D.: Sexuell missbrauchte Kinder und Jugendliche – Differenzielles Vorgehen in der Personzentrierten Psychotherapie

Gahleitner, S.B.: Neue Bindungen wagen. Beziehungsorientierte Therapie bei sexueller Traumatisierung.

Riedel, K.: Personzentrierte Kindertherapie bei sexueller Misshandlung

Wittmann, A. J.: Personzentrierte Spieltherapie nach sexuellem Missbrauch – eine Kasuistik zur Verdeutlichung zentraler Spiel- und Symbolisierungsprozesse.

Wittmann, A. J.: Die Kraft des Spiels – therapeutische Hilfen für Kinder mit sexuellen Mißbrauchserfahrungen.

Störung des Sozialverhaltens, s. Kap. 10.3

Störungungen sozialer Funktionen mit Beginn in der Kindheit und Jugend

Fröhlich-Gildhoff, K./Hanne, K.: Frühe Beziehungsstörungen bei Kindern und Jugendlichen.

Stottern

Ems. A.: Gefangen in der eigenen „Sprachlosigkeit". Personzentrierte Psychotherapie bei der „Sprechstörung" Stottern.

Goetze, H.: Sprachbehinderungen (s. Goetze: Handbuch der personenzentrierten Spieltherapie).

Traumatisierte Kinder und Jugendliche, s. Kap. 2.4.2

11 Supervision

Es sind nicht die Siege, an denen wir reifen.
Das Beste lernen wir aus unseren Niederlagen.
Rudolf Hagelstange

11.1 Super- und Intervision

In Kapitel 1 wurden die spezifischen Anforderungen an die Arbeit mit Kindern formuliert. Diese Anforderungen verlangen eine regelmäßige Super- oder Intervision. Vision (lat. *visio*, das Sehen) kommt von sehen, schauen. Der/die Supervisor(in) schaut auf das, wozu Sie Fragen haben.

In der personzentrierten Supervision geht es darum, die Supervisandin in ihrer persönlichen Entwicklung zu unterstützen. Ihr wird geholfen, sich selbst in ihrer Beziehung zur Klientin und in ihrem beruflichen Kontext besser zu verstehen und aus dem eigenen Potenzial heraus Handlungsalternativen zu erarbeiten (Auckenthaler 1992).

Beispiel — Wenn es um ein aggressives Verhalten des Kindes geht, kann in der Supervision erarbeitet werden:

- Kann ich als Therapeutin auch die Bedürftigkeit des Kindes sehen? Um diese spüren zu können, müssen Sie Ihre eigenen Schwachstellen gut kennen.
- Wie bekomme ich die richtige emotionale Distanz zu Kindern, um deutlich Grenzen setzen zu können? Wenn Sie psychisch von der Zuneigung des Kindes abhängig sind, haben Sie aus Ihrer eigenen Bedürftigkeit heraus („Das Kind muss mich doch mögen!") genau diese Distanz nicht.
- Was hilft mir, mich nicht provozieren zu lassen?
- Was hilft mir, aus einem Machtkampf auszusteigen, bzw. gar nicht erst einzusteigen? Zum Beispiel auf einer Metaebene den hinter der Aggression stehenden Wunsch, das dahinter liegende Bedürfnis oder Gefühl herauszuarbeiten (vgl. Abschnitt 10.3).

Häufige Themen in der Supervision sind die bereits in den „Fragen aus der Praxis" aufgeführten Themen zum Mitspielen und „Grenzen setzen" in der

Spielpsychotherapie. Weitere Themen aus der Arbeit mit Kindern sind z. B.: Wie gehe ich damit um, wenn mir die Situation mancher Kinder zu nahe geht? Was mache ich, wenn ich mich emotional nicht gut auf ein Kind einlassen kann? Wie gehe ich mit Schwierigkeiten um, die durch die Struktur der Institution, in der ich arbeite, bedingt sind?

Entscheidend ist auch in diesem Kontext die Beziehung zwischen Supervisorin und Supervisandin, die eine persönliche Entwicklung ermöglicht und auch die Beziehung der Supervisionsmitgliederinnen untereinander. Nur in einer angstfreien und vertrauensvollen Gruppenatmosphäre werden sich die Teilnehmerinnen mit ihrem inneren Erleben einbringen können. In so einem Gruppenklima, in dem das Bemühen um ein einfühlendes Verstehen, unbedingte Wertschätzung und Kongruenz unter allen Teilnehmerinnen bestimmend ist, können verschiedene Techniken eingesetzt werden. So sind in der Supervision mit Kindern vor allem Rollenspiele ein wertvolles Gestaltungsmittel, anhand dessen die betreffende Supervisandin sowohl die momentane Situation darstellen als auch Handlungsalternativen spielend erproben kann.

Neben der Supervision gibt es auch die Intervision (Hendriksen 2011). Dies ist kollegiale „Supervision“ ohne eine Supervisorin, die übergeordnet ist. Für diese Intervision gelten die o.a. Hinweise gleichermaßen.

11.2 Widerstand

Ein häufiges Thema in der Supervision ist die Frage, was zu tun ist, wenn das Kind sich abwehrend verhält. Wird das Spiel-, Material-, Methodenangebot vom Kind nicht aufgegriffen, dann ist es eine Frage des zugrunde liegenden Standpunktes, ob dies als „das Kind will nicht“ oder „das Kind kann nicht“ gesehen wird. Im Personzentrierten Konzept wird dieser aus dem tiefenpychologischen Sprachgebrauch stammende „Widerstand“ als Schutz des Kindes respektiert und ein Weg gesucht, das Kind zu unterstützen, sich auf das psychotherapeutische Angebot einzulassen.

Wichtig ist auch hier als Erstes eine genaue Beobachtung. Wie drückt sich die abwehrende Haltung des Kindes genau aus? Klar und deutlich in einem „Nein“ oder eher subtil in dem mangelnden Engagement, mit dem das Kind etwas macht, oder in dem „Vergessen“ der Stunde.

Der Widerstand des Kindes kann sich gegen das Hilfsangebot als solches richten, gegen das Angebot, das Sie ihm in dem jeweiligen Moment machen, es kann aber auch eine abwehrende Haltung gegenüber dem psychotherapeutischen Prozess sein.

Das Hilfsangebot

Das Hilfsangebot als solches betrifft die bereits in der Diagnostik angesprochene Frage des Problembewusstseins. Wichtig ist, dass Sie das Kind da abholen, wo es steht, d.h. in diesem Fall genau das ansprechen: „Du meinst, du brauchst das nicht." – „Du denkst, was soll das." Das Kind kann auch einfach Angst haben in der Form: Was kommt hier auf mich zu? Muss ich mich ändern? Es kann auch eine Machtfrage sein.

Versuchen Sie herauszufinden, was das Kind in der momentanen Situation braucht, um sich hier und jetzt in der Situation auf den Kontakt einzulassen. Häufig ist allein durch das Ansprechen bereits ein Kontakt entstanden, weil das Kind spürt, dass Sie ihm nichts überstülpen wollen. Das Kind hat seine Erfahrungen mit Erwachsenen, mit Hilfsangeboten und mit Leuten, die es gut meinen, gemacht. Sein Verhalten ist ein Ausdruck dieser Erfahrungen und Sie können dem Kind nur helfen, wenn Sie dies so annehmen und eine Situation schaffen, in dem es in seinem Tempo andere Erfahrungen machen kann.

Das Spiel- oder Gesprächsangebot

Geht das Kind in der Stunde nicht oder unlustig auf das ein, was Sie ihm anbieten, kann auch das Angebot nicht das Richtige sein. Greifen Sie das auf: „Dazu hast du keine Lust." – „Das macht dir nicht so viel Spaß." Das Kind erfährt so, dass Sie sein Erleben genau wahrnehmen und dass es in Ordnung ist.

Respektieren Sie das Kind in dem, was es mag und was es nicht mag. Gehen Sie nicht gegen das „Nein" des Kindes an – das kennt es zur Genüge –, sondern suchen Sie immer ein „Ja", an das Sie anknüpfen können.

Beispiel Das Kind will Ihnen etwas nicht erzählen.
Dies wird akzeptiert: „Du möchtest jetzt nicht darüber reden", gleichzeitig versuchen Sie zu verstehen, warum das Kind sich in dieser Situation so verhält. Manchmal ist es nur der Druck der Mutter: „Nun erzähl schon der Frau X, was du gemacht hast", der erst einmal weggenommen werden muss. Der Mutter kann dann gesagt werden, dass das Kind das erzählen kann, wenn es möchte, es wird den richtigen Zeitpunkt dafür finden. Im Personzentrierten Ansatz wird dies dem Kind überlassen.
Anders verhält es sich, wenn das Kind ambivalent ist: Einerseits möchte es etwas „loswerden", andererseits hat es auch Angst vor den Folgen. Dieses Sich-nicht-Trauen gilt auch für schüchterne Kinder. In diesem Fall ist es Ihre Aufgabe, keine „Tricks" anzuwenden, sondern eine „Brücke" zu bauen, die es dem Kind ermöglicht, aus seinem momentanen Schneckenhaus herauszukommen. Wie Sie das machen, hängt sehr vom Alter des Kindes ab.

Bei jüngeren Kindern können Sie das Kind fragen, ob es ein Bild malen möchte oder Sie nehmen mit einer Handpuppe Kontakt auf (vgl. 8.3).
Bei älteren Kindern können Sie Geheimsprachen oder Ratespiele ins Spiel bringen, z. B. „Du magst es mir nicht einfach so erzählen, vielleicht magst du es in einer Geheimsprache sagen?", oder: „Du magst es mir nicht einfach so erzählen, vielleicht soll ich es erraten?" Dies hat für Kinder im Alter von 8-12 Jahren einen hohen Aufforderungscharakter.

Der Veränderungsprozess

Der Widerstand kann sich auch allein auf den Veränderungsprozess beziehen. Kinder wie Erwachsene versuchen negative Gefühle, wenn sie nicht in das Selbstbild integriert sind, zu verleugnen oder zu verdrängen. In der psychotherapeutischen Arbeit ist es sehr wichtig, diesen Verleugnungsprozess zu respektieren und gleichzeitig Bedingungen zu schaffen, dass das Kind offener für seine organismischen Erfahrungen wird. Dies geschieht in erster Linie, in dem Sie sehr genau auf jeden Ausdruck der Aktualisierungstendenz achten: Wo geht das Kind über seine bisher festgesetzten Grenzen hinaus und wie zeigt sich dies? Das kann eine Verhaltensweise oder eine Bemerkung sein, aber auch „nur" eine Veränderung in der Mimik oder Gestik. Indem Sie das wahrnehmen und aufgreifen, helfen Sie dem Kind, aus seinem „inneren Gefängnis" herauszukommen.

Ähnlich ist es mit traumatischen Erlebnissen. Kinder versuchen, das Geschehen und den Verlust auszublenden, um nicht all die Trauer und Schmerzen spüren zu müssen. Auch hier gilt, was braucht das Kind, um sich gut und sicher zu fühlen, und dann erst, inwieweit können Sie, darauf aufbauend, dem verdrängten Erleben die Tür einen Spaltbreit öffnen (vgl. Weiß 2013, Wintsch 2000).

Es kann auch sein, dass das Kind in seinem Veränderungsprozess stagniert, weil z. B. die Eltern gegen die Therapie sind und/oder das Familiensystem eine weitere Veränderung nicht zulässt. Dann ist es angesagt, sich diesen Bedingungen, in die das Kind ja eingebunden ist, zuzuwenden.

11.3 Eigensupervision

Unabhängig davon, ob Sie eine gute Super- oder Intervisionsgruppe haben oder nicht, Sie können sich auch immer selber „anschauen". Nehmen Sie sich die Zeit, am Ende des Arbeitstages oder auch einfach zu einer bestimmten Zeit in der Woche nach „Resten" zu suchen. Diese „melden" sich manchmal sofort nach einer Stunde, oft aber auch erst am nächsten Tag. Sie können dann folgende Übung machen:

Setzen Sie sich ruhig hin, schließen Sie wenn möglich die Augen und lassen Sie alles zu, was an Bildern, Gefühlen, Stimmungen zu den einzelnen Kindern und Stunden aufsteigt. Sie werden spüren, was nicht „stimmig" ist.

Richten Sie Ihre Aufmerksamkeit darauf, steigen Sie „bildlich" und auch „akustisch" bzw. kinästhetisch – je nach bevorzugtem Sinnessystem – noch einmal in die Szene ein. Mit dem Abstand, den Sie jetzt haben, werden Sie selber herausfinden können, was nicht gepasst hat. Versuchen Sie eine eigene Antwort zu finden:

- Welches Verhalten wäre besser gewesen?
- Was würde ich machen, wenn die Situation noch einmal käme?
- Was hätten das Kind/die Eltern gebraucht?

Spielen Sie das vor Ihrem inneren Auge durch. Spüren Sie nach, ob es jetzt „stimmt".

Öffnen Sie die Augen wieder und machen Sie sich gegebenenfalls einige Notizen dazu.

Versuchen Sie, diese Verhaltensweisen in der nächsten Stunde zu verwirklichen.

Finden Sie selbst keine gute Alternative, besprechen Sie die Stunde in der Super- oder Intervision oder mit einer Kollegin.

Auch Videoaufnahmen sind eine sehr hilfreiche Möglichkeit, das eigene Verhalten mit Abstand anzuschauen und zu verbessern. An den verbalen und nicht-verbalen Reaktionen des Kindes können Sie ablesen, ob Ihre jeweilige Verhaltensweise dem Kind weitergeholfen hat oder nicht.

Weiterführende Literatur

Auckenthaler, A.: Supervision.

Speziell auf eine personzentrierte Supervision in der psychosozialen Praxis geht ein

Auckenthaler, A./Kleiber, D.: Supervision in Handlungsfeldern der psychosozialen Versorgung.

Ganz konkrete Handlungsanweisungen und Übungen zur Planung und Durchführung von lösungsorientierter kollegialer Supervision finden sich bei

Hendriksen, J.: Intervision. Kollegiale Beratung in Sozialer Arbeit und Schule.

Ein wichtiges Buch für die eigene Psychohygiene:

Gahleitner, S. B./Reichel, R./Schigl, B./Leitner, A. (Hrsg.): Wann sind wir gut genug? Selbstreflexion, Selbsterfahrung und Selbstsorge in Psychotherapie, Beratung und Supervision.

Imaginative Übungen zum Verstehen des Kindes im Rahmen von Erziehung, Pädagogik und Therapie enthält die Broschüre:

Fritsch, H./Klingshirn, E.: Kinder verstehen. Hilfen zur Reflexion des pädagogischen und therapeutischen Alltags.

12 Falldarstellungen aus der psychosozialen Praxis

Sein ist
gesehen werden.
George Berkeley

Die nachfolgenden Darstellungen zeigen, wie der Personzentrierte Ansatz in psychosozialen Praxisfeldern mit dem weiten Spektrum an beratenden, pädagogischen und psychotherapeutischen Tätigkeiten umgesetzt werden kann.

12.1 Personzentrierte Spielpsychotherapie in der Frühförderung (Edmund Klingshirn[1])

In der Frühförderung werden entwicklungsgefährdete Kinder und ihre Familien im Alter von der Geburt bis zur Einschulung betreut. Schwerpunkte der Frühförderung sind: Diagnostik, Beratung und Förderung/Therapie. Der präventive Leitgedanke „Frühe Hilfen sind wirksame Hilfen!“ ist dabei von großer Bedeutung.

Die Frühförderung hat sich in Bayern seit 1974 als ein regionales System entwickelt, das in Form von Frühförderstellen jeweils auf Landkreisebene tätig ist. Die Kinder werden mobil, d. h. in der Familie und im Kindergarten oder auch ambulant, d. h. in der Frühförderstelle gefördert. Die Entwicklungsprobleme der Kinder bewegen sich in einer großen Bandbreite, sie reichen von leichten Entwicklungsverzögerungen bis hin zu schweren und schwersten Behinderungen.

In einem interdisziplinären Team werden die Probleme der Kinder und die pädagogisch-therapeutischen Hilfsmöglichkeiten besprochen. Ein Förder-/Therapieplan wird erstellt, die notwendige Förderung/Therapie wird durchgeführt.

---

1 Edmund Klingshirn (Dipl.-Psychologe), Psychologischer Psychotherapeut, hat als Leiter der Frühförderstelle in Abensberg/Bayern und Dozent an der Akademie für Heilpädagogik in Regensburg gearbeitet.

Eine Frühförderstelle verfügt (abhängig von der Entwicklung der Einrichtung) über Personal aus dem pädagogischen, medizinischen, psychologischen und sozialen Bereich. Als wichtige Berufsgruppen sind zu nennen: Heilpädagogin, Sonderpädagogin, Erzieherin, Ergotherapeutin, Logopädin, Physiotherapeuten, Diplom-Psychologin, Diplom-Sozialpädagogin (FH).

Die Zusammenarbeit mit den Eltern ist ein wichtiges Standbein der Frühförderung. Die Eltern werden in die Förderung/Therapie intensiv mit einbezogen. Ein partnerschaftliches Verhältnis, das die Sichtweisen, Kompetenzen und Möglichkeiten der Familie sowie der gesamten Umwelt des Kindes ernst nimmt und als Entwicklungsressourcen nutzt, wird angestrebt.

Die Frühförderstelle kooperiert mit den Kinderärzten und Hausärzten der Familien und mit Institutionen wie Sozialpädiatrischen Zentren, Fachkliniken, Kinder- und Jugendpsychiatrien etc. im Sinne einer Vernetzung und Optimierung der Hilfen.

Personzentrierte Spielpsychotherapie im Rahmen einer Frühförderstelle

Die unterschiedlichen Bedürfnisse der Kinder machen ein differenziertes Angebot von Hilfsmaßnahmen notwendig: Heilpädagogische Förderung, Krankengymnastik, Sprachtherapie, Sensorische Integrationstherapie, Psychomotorische Förderung sind Beispiele für wichtige Angebote von Frühförderstellen.

Die Personzentrierte Spielpsychotherapie ist ein therapeutischer Ansatz der Frühförderung, der für bestimmte Kinder die geeignete Maßnahme darstellt.

Eine Personzentrierte Spielpsychotherapie in der Frühförderung: Fallbeispiel Thomas

Thomas wurde von der Kinder- und Jugendpsychiatrie an die Frühförderstelle überwiesen. Er lebt mit der Mutter und der Großmutter (mütterlicherseits) in einer Wohnung. Sein Kontakt mit dem Vater wurde nach einem Gerichtsbeschluss vorerst eingeschränkt. Nach der Scheidung der Eltern war ein heftiger Kampf um das Kind entbrannt. Der Streit zwischen Mutter und Vater war für Thomas ein sehr belastender Hintergrund, der zu einer problematischen Selbst-Entwicklung führte.

Die Konfrontation mit dem Vater erlebte Thomas als bedrohlich, er entwickelte eine generelle Überängstlichkeit und eine Identitätskrise. Eine Abspaltung der väterlichen/männlichen Entwicklungsdimension war zu befürchten.

Die emotionale Störung äußerte sich auch in einem auffälligen Schlafverhalten, durch Einnässen (nachts, zum Teil auch tagsüber) und durch Verzögerungen in der Entwicklung von Sprache und Feinmotorik.

Thomas wurde als ein „von Behinderung bedrohtes Kind" eingeschätzt. Die Entwicklung des Kindes erschien auch im Hinblick auf die Einschulung in eine Regelschule gefährdet.

Bei der Aufnahme in die Frühförderung war Thomas 4;6 Jahre alt. Im Rahmen der Frühförderung erhielt Thomas schwerpunktmäßig eine Personzentrierte Spielpsychotherapie. Insgesamt wurden 38 Behandlungseinheiten, davon 30 Stunden Spieltherapie und 8 Stunden Beratung/Diagnostik durchgeführt. Die Therapie erfolgte auch in Zusammenarbeit mit dem behandelnden Kinderarzt und einer Sprachheilpädagogin (Sonderschullehrerin). Wie immer in der Frühförderung war auch die Zusammenarbeit mit den Eltern (hier Mutter und Großmutter) ein bedeutsames Element des Förder- und Therapieprozesses. Die Behandlung dauerte 18 Monate. Die Personzentrierte Spielpsychotherapie wurde in zumeist wöchentlichen Abständen im Spieltherapieraum der Frühförderstelle durchgeführt.

Ausstattung des Spieltherapiezimmers mit Spielbereichen

Zur Gestaltung des Spieltherapiezimmers als „kleines Spieluniversum" sei auf Abschnitt 7.3 des Buches verwiesen. Ergänzend ist zu vermerken, dass die Ausstattung des Spieltherapieraumes einer Frühförderstelle auf die Entwicklungs- und Spielmöglichkeiten von Kindern im Altersbereich der „frühen Kindheit" abgestimmt ist.

Verlauf der Personzentrierten Spielpsychotherapie mit Thomas

In den ersten Spieltherapiestunden ist Thomas auffällig weiblich orientiert. Im Spielhaus spielt er häufig „das Mädchen Thomas". Er kocht, deckt den Tisch und räumt auf. Thomas tut dies auch in der Rolle der „Mama" und der „Oma". Den „Papa" dagegen spielt er nur kurz. Schnell gibt er diese Rolle wieder auf. Ich (der Therapeut) bekomme von dem Jungen zumeist die Rolle des „Thomas" zugesprochen.

Wie unsicher, unklar, bedrohlich (?) bei Thomas die väterliche/männliche Seite ist, zeigt sich auch beim Spiel im Puppenhaus. Thomas nimmt den „Papa". Der Papa hat ein Kleid an und lange Haare. Ich weise Thomas darauf hin, dass er eine weibliche Figur als „Papa" genommen hat und zeige ihm so seine eigene Widersprüchlichkeit, um ihm zu ermöglichen, diese auszuloten.

Im ersten Drittel der Therapie bringt Thomas auch viele Ängste zum Ausdruck: Wir sitzen (Thomas hat mich dazu eingeladen) im Spielhaus. Thomas macht Fenster und Türen zu, draußen schleicht der „Fuchs" herum – eine kribblige Situation. Oder: „Gespenster im Keller". Thomas spielt die „Mama", ich bin (auf Anweisung des Kindes) der „Thomas" und muss die Mama suchen. Ich finde sie aber nicht (so die weitere Regieanweisung des Kindes) und muss deshalb weinen. Variation: Die Mama kommt und tröstet das Kind.

Im Verlauf von mehreren Stunden werden die Rollen vielfältiger, Thomas spielt jetzt auch den „Papa". In einer Stunde gestaltet er ein aus seiner Sicht geradezu ideales Familienbild: „Papa" (Thomas) und „Mama" (Therapeut) legen Platten zusammen (große Puzzleteile). Der „Papa" gibt den Ton an, die „Mama" hilft dem „Papa" bei der Arbeit. Die „Mama" muss den tollen „Papa" loben und bewundern. Am Schluss der Spielszene bohrt der „Papa" mit dem „Presslufthammer" aus der vorher zusammengebauten Fläche Stücke heraus, es entsteht ein „Bach" und „Wasser zum Trinken". Thomas ist ganz offensichtlich in der Rolle des Versorgers der Familie.

In einer der folgenden Stunden heißt das Thema „Hausboot und Insel". Thomas baut aus den großen Puzzle-Teilen ein Boot und eine Insel. Auf das Boot kommen der Laster, die Kaffeemaschine, Geschirr und Spielzeug. In langen, ausführlichen Spielpassagen werden gemütliche und sichere Fahrten von Insel zu Insel gemacht, das Boot wird zwischendrin angebunden und vor Gefahren geschützt. Das Erleben des Kindes während der Spielstunden zentriert sich auf folgende Themen: Sicherheit, Geborgenheit, Nahrung, Schlaraffenland, spielerische Freude, Lust an Entdeckung und Abenteuer. Thomas erlebe ich als aktiv genießend. Er ist ganz begeistert von seiner Spielstunde und redet wie ein Wasserfall.

Im weiteren Verlauf der Therapie kann Thomas durch seine Wahl der Spiele und durch die Unterstützung des Therapeuten, der Begleiter und Verbündeter für alle Formen des Selbstausdrucks und der Selbstgestaltung des Kindes ist, viele heilsame Schritte tun.

Thomas kommt immer sehr gerne (nach der anfänglichen Unsicherheit in den ersten Stunden) in die Therapiestunden. Neben den Rollenspielen, die immer wieder einen großen Raum einnehmen, sind auch das Bauen („Weltspielbereich"), das Werken und die Bewegung für ihn wichtige Spielbereiche.

Thomas spielt mit viel Fantasie, er ist konzentriert, ausdauernd und auch kooperativ (er bezieht mich häufig ins Spiel mit ein).

Im Verlauf der 30 Spieltherapiestunden beinhaltet das Spielerleben von Thomas folgende Entwicklungsthemen: Sich trauen/Selbstvertrauen finden („ich kann was")/Erfinderisch sein (Ideen, Einfälle haben und realisieren)/ Sich selbst als Verursacher erleben. Beispiele aus den Spieltherapiestunden: „Wilde Pferde" spielen, auf Stelzen gehen, Schaukeln, frech sein mit einem anderen Kind, Turm bauen, Haus bauen, Nashorn transportieren, Thomas als Feuerwehrmann, Kranführer, Baggerführer, Tunnelbauer und „toller

Papa". Thomas als Erfinder, Veränderer und Macher, dem immer wieder eine Lösung einfällt.

Aggressionen ausleben dürfen

Beispiele aus den Spieltherapiestunden: durch ständige Fragen nerven; Saurier tut der Hexe weh; Tiere bekommen von der Bäuerin einen Schlag; Angriffe mit Drache, Nashorn, Hexe, Bobbycar. In einer großen Anzahl von unterschiedlichen Rollenspielen kann Thomas aufgestaute Gefühle in Handlungen umsetzen. Thomas erlebt, dass diese Aktionen sein dürfen und im Spiel akzeptiert werden. Gleichzeitig erlebt er auch Sicherheit und Geborgenheit, dort wo der Therapeut bei Ausuferungen und Grenzüberschreitungen Halt gebietet.

Ausdruck von Gefühlen

Beispiele aus den Spieltherapiestunden: Thomas zeigt im Verlauf der Stunden viele Gefühle oder drückt Gefühle durch das Spiel aus, z. B. Wut, Ärger, Spaß, Stolz, Stärke, Angst, Langeweile, Schadenfreude, Hoffnung. Die vielfältigen Gefühlsäußerungen können Thomas mithilfe des „einfühlenden Verstehens" immer wieder rückgemeldet werden. So bekommt er viel Klarheit über seine persönliche Situation.

Stark sein/Kraft spüren (körperlich sich selbst spüren)

Beispiele aus den Spieltherapiestunden: Thomas hebt das schwere Nashorn hoch, zieht den schweren Wagen, baggert mit viel Kraft, bearbeitet den Boxsack, reitet auf dem Esel, dem Nashorn, schaukelt voller Kraft. Immer wieder stellt er sich Aufgaben, die er mit seinem körperlichen Einsatz bewältigt. Das körperliche Spüren, das Experimentieren mit seiner Körperkraft ist für seine Entwicklung ganz offensichtlich von sehr großer Bedeutung.

Selbstständigkeit lernen/Eigenverantwortung entdecken

Beispiele aus den Spieltherapiestunden: Thomas muss selber Entscheidungen treffen (was wird gemacht in der Stunde?), er muss Langeweile aushalten können, er wird mit der Forderung nach Selbstständigkeit beim Toilettengang konfrontiert.

Genießen und Entspannen

Beispiele aus den Spieltherapiestunden: Thomas genießt und entspannt sich aktiv beim Rollenspiel „Hausboot und Insel“ und bei mehreren anderen Spielen, die Sicherheit, Geborgenheit, genährt und verwöhnt werden (Schlaraffenland) zum Inhalt haben. Auch die Lust an Entdeckung und Abenteuer kann er in vielen Sequenzen auskosten. Thomas genießt voller Stolz seine Bauwerke und Erfindungen und freut sich bei den Abschiedsfotos. Er kann nach eher wilden Spielanteilen auch wieder gut zur Ruhe kommen.

Zusätzliche therapeutische Angebote als wichtige Ergänzung zur Spielpsychotherapie

Parallel zur Personzentrierten Spielpsychotherapie wurden Gespräche mit der Mutter des Kindes (und auch mit der Großmutter) geführt. Wichtige Themen in der Elternarbeit waren:

- entwicklungspsychologische Basisinformationen, um die Situation von Thomas besser verstehen zu können,
- Informationen über den Entwicklungsstand des Kindes und die Ziele der Frühförderung,
- Kurzberichte über den allgemeinen Verlauf der Spieltherapie,
- Austausch über die Entwicklung des Kindes in der Familie und im Kindergarten,
- Besprechung von Erziehungsproblemen wie Umgang mit Grenzen und Überbehütung,
- Gestaltung der Kontakte zum Vater und die Bedeutung des Vaters für Thomas allgemein.

Zu einem Zeitpunkt, als ich eine sichere Beziehung Kind-Therapeut spürte und die Zusammenarbeit mit der Mutter eine vertrauliche und verlässliche Größe darstellte, wurde das Thema Selbständigkeitsentwicklung des Kindes (v.a. im lebens-praktischen Bereich) zu einem Schwerpunkt der Elternarbeit.

Die Selbstsicherheit und Selbstständigkeit, die Thomas durch die Spieltherapiestunden für sich gewinnen konnte, sollten eine Unterstützung im häuslichen Umfeld erfahren. Thomas sollte dazu angeregt werden, diese Fortschritte auf Alltagssituationen zu übertragen.

In mehreren Elterngesprächen wurde die Situation des Kindes bzgl. Zubettgehen, Schlafen, Toilettengang etc. besprochen. Geeignete Hilfestellungen für Thomas wurden mit den Bezugspersonen erarbeitet und von diesen in der Familie umgesetzt.

Die Zusammenarbeit mit dem Kinderarzt war an dieser Stelle besonders wichtig, da Thomas auch zeitweise mit Harnwegsinfektionen belastet war.

Wegen kleinerer Probleme in der Sprachentwicklung wurde Thomas außerdem bei einer Sprachheilpädagogin vorgestellt. Eine anschließende Stammlerbehandlung erfolgte über mehrere Wochen im Kindergarten.

Die Ergebnisse der Frühförderung: Thomas macht Entwicklungsfortschritte

Durch die pädagogisch-therapeutischen Maßnahmen kann Thomas viele wachstumsfördernde oder persönlichkeitsfördernde Ziele erreichen, die sich in der Entwicklung seines Selbst-Konzeptes niederschlagen. Die gewonnene Sicherheit und das Selbstvertrauen des Kindes zeigen sich auch ganz konkret auf der Ebene der vorher zum Teil problematischen Verhaltensweisen. So konnte die Enuresis überwunden werden, Thomas ist Tag und Nacht trocken und schläft auch ruhiger.

Die Mutter berichtet von einer zunehmenden Sicherheit im Sozialverhalten. Thomas ist jetzt kontaktfreudiger, er zeigt auch zu Hause und im Kindergarten viele Spielideen und Interesse an Aufgabenstellungen. Das ängstlich-gehemmte Verhalten konnte abgebaut werden, Thomas kann seine Bedürfnisse offener äußern. Er wird insgesamt als „stabiler" eingeschätzt.

Die Probleme in der Feinmotorik und in der Konzentration, die auch Gründe für die Aufnahme in die Frühförderung waren, werden zum Zeitpunkt der Therapiebeendigung weder in den Spieltherapiestunden noch im Kindergarten registriert.

Thomas freut sich auf die Schule, einer Einschulung in die Grundschule steht nichts im Wege.

12.2 Personzentriertes Begleiten in der Heilpädagogik (Eduard Kumberger[2])

Heilpädagoginnen arbeiten vor allem in Einrichtungen der Behinderten- und Jugendhilfe. Sie begleiten Kinder, Jugendliche und Erwachsene einzeln oder in Gruppen in Förderstunden (z.B. in Frühförderung, Erziehungsberatungs-

---

2 Eduard Kumberger (Dipl.-Psychologe, Dipl.-Pädagoge), Psychologischer Psychotherapeut, Kinder- und Jugendlichenpsychotherapeut, arbeitet in einer Psychologischen Beratungsstelle. Er war viele Jahre als Dozent an der Akademie für Heilpädagogik in Regensburg tätig

stellen, integrativen Kindergärten, schulvorbereitenden Einrichtungen, Alteneinrichtungen) oder übernehmen als Gruppenleiter die Förderung und heilpädagogische Begleitung im Erziehungsalltag in Heimen, Tagesstätten oder Internaten.

Letzteres, nämlich heilpädagogisches Handeln in Alltagssituationen ist Thema dieses Beitrags. Dabei hebe ich die Aspekte des personzentrierten Begleitens in der Heilpädagogik hervor. Andere heilpädagogische Aufgaben, wie z.B. Rahmen vorgeben, differenzielle Förderangebote planen und durchführen oder Arbeit mit Bezugspersonen, klammere ich aus.

In einem heilpädagogischen Heim, in einem Körperbehinderteninternat oder in einer Tagesstätte ist die Heilpädagogin mit den Kindern den ganzen Tag zusammen. Sie lebt mit ihnen den Alltag: Essen, Hausaufgaben, Pflichten im Haushalt, Körperpflege, Freizeit. Die heilpädagogische Aufgabe besteht darin, diese Alltagssituationen so zu gestalten und zu nutzen, dass die Kinder wichtige Lernerfahrungen machen können. Dabei legt die Heilpädagogin ihr Augenmerk unter anderem auf die Förderung von Wahrnehmung und Selbstwert, da viele Kinder gerade in diesen Bereichen behindert sind.

Die Begleitung von Wahrnehmung hat für den Heilpädagogen eine über die pädagogische Zielsetzung hinausgehende Bedeutung: Intensive Wahrnehmung – eingebunden in Beziehung – ist mit tiefem Lebensgefühl verbunden. Auch wenn das Erleben intensiver Wahrnehmungen keine weitere Anpassungskompetenz des Kindes oder Behinderten für die Zukunft bringt, weil der Betroffene sehr schwer behindert ist, ist es eine wesentliche heilpädagogische – da Sinn stiftende – Aufgabe, Beziehung und vertiefte Wahrnehmungserfahrungen zu ermöglichen.

Kinder begleiten: Aktualisierungstendenz erkennen

Die Grundeinstellung des Personzentrierten Ansatzes ist das Konzept der Aktualisierungstendenz. Eine allgemeine Einstellung im Sinne von „das Kind wird sich schon positiv entwickeln“, wenn ich einfühlsam, kongruent und wertschätzend bin, ist die Grundvoraussetzung, erfordert jedoch eine Differenzierung und Konkretisierung: Wenn der Heilpädagoge gut ausgebildet ist, ist er in der Lage, in der konkreten Situation die Aktualisierungstendenz auf der Handlungsebene zu erkennen: Während er das Kind begleitet, beobachtet er es und sieht, wie es von sich aus Erfahrungen aufsucht und Handlungen vollzieht, die in Richtung auf Weiterentwicklung und Aktualisierung zielen.

Unterschiedliche Aspekte einer Erfahrung treten für ein Kind je nach Befindlichkeit in den Vordergrund. Mit einem Beispiel kann dies verdeutlicht werden: Ein Kind spielt mit Begeisterung im Sand. Es versucht sich so weit wie möglich in den Sand einzugraben. Dabei erlebt es Folgendes:

- *Körper und Motorik:* die Empfindung, die eingegrabenen Beine kaum mehr bewegen zu können; Koordination der Bewegungen beim Sandschütten.
- *Wahrnehmung:* Spüren, wie kühl der Sand ist, wie schwer er auf den Beinen lastet, wie er zwischen den Zehen reibt.
- *Gefühl:* der Spaß, den das Kind gerade hat, oder die Spannung, wenn der Körper allmählich im Sand verschwindet.
- *Selbstkonzept:* Zweifel, ob es nicht zu alt ist für „so ein Babyspiel".
- *Motiv:* die Lust, intensiv zu spielen.
- *Kognition:* das Nachdenken, wie es gerade versucht Probleme zu lösen: Wie kann ich meine Arme und Hände verschwinden lassen?
- *Leistungsverhalten und Konzentration:* die Ausdauer, mit der es versucht, über sich einen Hügel aufzuschütten.
- *Soziales Verhalten:* Beziehung, die es gerade inszeniert (z.B. den Heilpädagogen auszutesten: Wie dreckig darf die Kleidung werden? Wann greift er ein? Was macht er, wenn ich ihn mit Sand bewerfe?).

Welche Aspekte des kindlichen Handelns nimmt der Heilpädagoge vor allem wahr?

- Wenn das spielende Kind Probleme in seiner *Körperwahrnehmung* hat, wird der Heilpädagoge in erster Linie sehen, dass es während des Spieles im Sand intensive taktile Wahrnehmungen erlebt, und diese Erfahrungen begleiten und vertiefen.
- Wenn es ein Kind ist, das in seiner Familie als Partnerersatz fungieren soll und immer den Vernünftigen spielen muss, wird die Frage nach dem *Selbstkonzept* „Darf ich Kind sein" („Babyspiel?") von entscheidender Bedeutung sein.
- Sollte das Kind Schwierigkeiten im *kognitiven* Bereich haben, wird der Heilpädagoge die Auseinandersetzung mit der Problemlösung („Was könntest du denn da machen?") in den Vordergrund rücken.
- Hat er ein Kind vor sich, das die meisten Situationen unter dem Gesichtspunkt von *Leistung* („schau, was ich kann;" „ich bin besser als ...") versteht, wird er den Spaß des Kindes und die Ansprüche an sich aufgreifen.

- Hat er ein Kind mit Problemen im *Sozialverhalten* vor sich, das sich sehr schwer tut, Grenzen zu akzeptieren, wird das Thema „bis hierher und nicht weiter“ wichtig.
- Gedanken, die den Heilpädagogen leiten, könnten sein: Welche Bedeutung hat das jetzige Erleben gerade für das Kind mit seinen individuellen Lebenserfahrungen, Schwächen und Stärken? Was nimmt es gerade Interessantes wahr? Was entdeckt es gerade für sich? Was lernt es gerade für sich oder über sich? Wie wird es dieses Problem lösen?

Beratendes Handeln in der Heilpädagogik

Begleiten von Wahrnehmungsprozessen. Anhand eines Beispiels aus dem Alltag möchte ich das heilpädagogische Begleiten von Wahrnehmungsprozessen beschreiben.

> **Beispiel** Michael, ein 8-jähriger Junge mit Problemen im Bereich der Wahrnehmung (in der Körperwahrnehmung; in der auditiven Reizdiskriminierung und Figur-Grund-Wahrnehmung), damit verbundenen Konzentrationsschwierigkeiten und einer Lese- und Rechtschreibschwäche spült in der Küche gemeinsam mit der Heilpädagogin Geschirr. Dabei klopft er auf ein Glas und hört den Ton. Er macht dies nur mit geringer Aufmerksamkeit. Er klopft noch auf ein anderes Glas und vergleicht die beiden Töne.

Die Heilpädagogin erkennt, dass das Kind gerade eine wichtige Erfahrung macht, und hat jetzt verschiedene Möglichkeiten, darauf zu reagieren:

Einfühlendes Mitschwingen (verbal). „Du horchst genau, wie das Glas klingt; klingen interessant, die Gläser.“ Sie lenkt damit die Aufmerksamkeit Michaels auf das, was er wahrnimmt, macht es ihm bewusst und intensiviert den Prozess. Das Handeln des Kindes wird angenommen, seine Initiative als etwas Positives gesehen und dem Kind zurückgemeldet. Die Erfahrung zeigt, dass durch diese Vorgehensweise auf viele Ermahnungen und Korrekturen verzichtet werden kann – vorausgesetzt man hat etwas Zeit und man „verbeißt“ sich in unserem Beispiel die Reaktion: „Klopf nicht rum, sonst geht's wieder kaputt!“ Oder: „Mach weiter, sonst werden wir nie fertig mit dem Abspülen!“

Gerade Kinder mit Aufmerksamkeitsstörungen brauchen es, dass die Erwachsenen mit ihnen mitgehen, auf sie eingehen und sie nicht durch ständige Korrekturen und Ermahnungen ablenken.

Einfühlendes Mitschwingen (nonverbal). Die Heilpädagogin kann die Töne der Gläser nachsummen oder auch einfach selbst gegen ein Glas klopfen und so die Idee des Kindes aufgreifen und mitschwingen. Dadurch intensiviert sie das Handeln des Kindes und zeigt ihr Interesse. Mitschwingen bezieht meist die Gefühlslage des Kindes mit ein. Es bedeutet, seinen Gefühlsausdruck mit der Gefühlslage des Kindes abzustimmen. Indem die Heilpädagogin z.B. beim Bau eines hohen Turms, der jederzeit umfallen kann, mit der Spannung des Kindes mitgeht, selbst die Spannung spürt und mimisch, gestisch oder durch Lautmalereien ausdrückt oder indem sie sich von einem Kind, das traurig und enttäuscht von der Schule heimkommt, anrühren lässt und einen Teil des Schmerzes teilt, hilft sie, Gefühle vertieft wahrzunehmen und anzunehmen.

Spielideen erkennen, aufgreifen und vertiefen. Mag sein, dass das Kind kurz die Augen schließt, während es auf die Gläser klopft. Die Heilpädagogin kann dies aufgreifen und gemeinsam mit dem Kind ein Ratespiel entwickeln: „Auf welches Glas klopfe ich? Wer erkennt die meisten?" Eventuell wird daraus das Spiel: „Heute spülen wir blind ab." Dann kann gemeinsam entdeckt werden, dass der Spülschaum kühler ist als das Wasser, welche Geräusche der Schaum macht, wie glatt Gläser sind, wie sich schmieriges Wasser anfühlt – viele Wahrnehmungs„übungen", die sich spontan ergeben und die der Heilpädagoge kaum besser planen könnte. Dadurch kann der lästige Abwasch auch für den Heilpädagogen eine neue Bedeutung bekommen und aus der unangenehmen „Hausfrauenarbeit" wird eine neugierig machende Förderung des Kindes.

Wenn über erzieherischen Alltag und Wahrnehmung gesprochen wird, darf ein Hinweis auf das Essen nicht fehlen. Die Bedeutung des Essens als Wahrnehmungssituation wird nicht immer erkannt. Zu oft steht der reibungslose Ablauf der Essenssituation im Vordergrund. Und doch reizt gerade das Essen die verschiedenen Sinne. Begleitend lenkt die Heilpädagogin die Aufmerksamkeit auf die vom Kind gerade wahrgenommenen Reize („Du lässt dein Eis ganz langsam auf der Zunge zergehen.") oder nimmt Ideen von Kindern auf und vertieft diese („Der Michael isst ganz langsam seine Gummibärchen. Will es jemand noch langsamer versuchen?"). Selbst Speisen wie Rosenkohl eignen sich für interessante Erfahrungen, allerdings meist unter dem Aspekt „Was hilft dir, ihn zu essen?" und „Wie schmeckt Rosenkohl, wenn man sich die Nase zuhält?".

Begleiten von Stärken und Ressourcen. Wenn – wie oben beschrieben wurde – die Heilpädagogin Stärken und Ressourcen eines Kindes entdeckt hat, wie soll sie dann damit umgehen? Reicht es aus, das Kind zu loben? Gibt es andere Handlungsmöglichkeiten?

Beispiel Ein 11-jähriger körperbehinderter Junge, der nach Ansicht aller (auch seiner eigenen) sich nie selbst beherrschen kann, wird von der Heilpädagogin beobachtet, wie er aus Wut im Streit mit einem jüngeren Rollstuhlfahrer zwar diesen kratzt und zwickt, ihn aber nicht schlägt oder aus dem Rollstuhl kippt. Auf die Beobachtung angesprochen, erwidert er, dass dies für den Kleinen ja gefährlich wäre. Er ist sehr erstaunt, als die Heilpädagogin ihm seine Selbstkontrolle aufzeigt. Er muss sich gedanklich neu orientieren.

Der meist gewählte Umgang mit Fähigkeiten eines Kindes ist es, das Kind zu loben. „Das hast du gut gemacht." Sicher eine wichtige erzieherische Hilfe. Kinder brauchen Lob. Die Erfahrung zeigt freilich, dass Lob oft Skepsis und Misstrauen auslöst: „Der will wohl was von mir; der tut ja nur so!" sind oft Gedanken, die die Annahme von Lob verhindern. Des Weiteren besteht die Gefahr, dass Kinder nicht ihre eigenen Wertmaßstäbe finden.

Empfehlenswerter ist da das *Reflektieren der Gefühle und des Selbstbewertungsprozesses.* „Du bist stolz darauf?" Oder: „Da bist du jetzt zufrieden?" Oder: „Du freust dich, dass du es geschafft hast?" Es ermöglicht einem Kind, sich mit seiner Leistung auseinander zu setzen und unabhängig von anderen ein Selbstbewertungssystem zu entwickeln, das aus seinen eigenen Erfahrungen kommt.

Es gilt auch hier wieder: *einfühlend mitschwingen* und beschreiben, was das Kind gemacht hat: „Hey, du bist ja 20 Minuten sitzen geblieben!" „Du hast gar nicht zugeschlagen!" Dies kann das Kind annehmen. Es ist ja eine Beschreibung seines Verhaltens – mit etwas Überraschung gewürzt.

Eine oft verblüffende Vorgehensweise der Heilpädagogin gegenüber Kindern mit negativer Selbstsicht ist das *Erfragen und Reflektieren von Lösungsstrategien.* „Wie hast du das gemacht? Wie hast du geschafft (z. B. dich zu kontrollieren)?" oder: „Was ist dabei in deinem Kopf vorgegangen?" Durch die Reflexion dieser Frage kann sich das Kind selbst als Verursacher „positiven" Handelns erleben, vielleicht sogar eigene Lösungsstrategien entdecken und diese bewusst einsetzen. Vor allem wird es sich als kompetent erleben.

Solidarisieren – sich auf die Seite des Kindes stellen: Kinder, die Probleme in der Schule, mit Freunden oder Erwachsenen haben, leiden meist unter der Situation. Sie würden sich gern anders verhalten. Aufgrund vieler Vorwürfe und „Verhöre" geben sie sich aber desinteressiert: „Ist ja mir egal!"

Der Heilpädagoge sucht Kontakt zu dem Teil des Kindes, der eine Änderung wünscht, und strebt ein Klima an, in dem das Kind unzufrieden mit sich sein darf und Änderungswünsche äußern kann, ohne dass seine Aussagen als Munition gegen es verwendet werden („Du hast doch selber gesagt, dass du dich ändern willst, also mach jetzt!").

Stattdessen kann er die *Ziele des Kindes* erfragen: „Was möchtest du?" „Was ist dir wichtig?" „Was stört dich denn?" Die meisten Kinder wollen ihre Hausaufgaben zügig und schnell erledigen, wollen in der Schule besser werden, leiden darunter, wenn sie zu häufig die Selbstbeherrschung verlieren, wollen nicht mehr Bettnässen. Wenn es gelingt, darüber mit dem Kind zu reden, ist der Weg nicht mehr weit, gemeinsam Ziele zu formulieren: „Wie möchtest du es denn haben? Wie viel glaubst du, kannst du erreichen? Bis wann möchtest du das können?"

Anstatt das Kind zu motivieren, muss der Heilpädagoge oftmals bremsen, da die Ansprüche des Kindes an sich zu groß sind. („Ab morgen schlage ich nie mehr zu" mag für ein Kind mit geringer Selbstkontrolle illusorisch sein und führt zu neuem Versagen.) Dann ist es möglich, sich auf die Seite des Kindes zu stellen und Hilfe anzubieten und bei zu erwartenden Misserfolgen und Rückschlägen zur Seite zu stehen. Wenn dies außerdem in einem experimentellen Milieu („Wenn du es willst, probier's und schau!") geschieht, in dem das Kind nicht immer alles richtig machen muss und nicht großem Druck ausgesetzt wird, hat das Kind die Chance, erfolgreich zu sein. Und nichts motiviert mehr als der Erfolg.

Um vom Schwarz-Weiß-Denken wegzukommen, sind die aus dem lösungsorientierten Ansatz bekannten *Skalierungsfragen* sinnvoll. Das Kind lernt zu differenzieren. „Was meinst du? Wie gut kannst du dich beherrschen. Wenn du dir eine Skala vorstellst und 1 bedeutet ‚Ich kann mich nie – in keiner Situation – beherrschen' und 10 heißt ‚Ich kann mich immer in allen Situationen voll kontrollieren' – wo bist dann du, wo stufst du dich ein? Und wo möchtest du sein?"

Die Frage „Was glaubst du, kannst du schaffen" *übergibt die Verantwortung dem Kind*, überträgt ihm Entscheidungskompetenz und regt es an zur Selbstreflexion. Etwas zu schaffen ist einfach motivierender, als etwas tun zu müssen. Wenn ich in einer Heimgruppe frage: „Wer schafft es, auf die Nachspeise zu verzichten, da eine zu wenig vorhanden ist?", gibt es meist mehrere Kinder, die verzichten wollen – oft sogar die „Lautesten und Gierigsten", weil sie so in den Genuss von Beachtung und Anerkennung kommen.

Heilpädagogisch begleiten heißt, das Kind *die Konsequenzen seines Handelns selbst erleben zu lassen* – soweit es ihm nicht schadet. Es wird ernst genommen, kann aus den Konsequenzen lernen: Wenn es sich nicht warm anziehen will, wird es frieren; wenn es in der Früh zu lange trödelt, wird es zu spät in die Schule kommen; wenn es beim Essen nichts essen will, wird es später Hunger haben. Statt vieler unnötiger Konflikte lernt es, für sich Verantwortung zu übernehmen, Entscheidungen zu fällen und sich als Verursacher zu erleben. Unterstützt wird der dabei stattfindende Lernprozess durch Akzeptanz und die Anregung von Wahrnehmungs- und Reflexionsprozessen vonseiten des Heilpädagogen.

Zusammenfassung

Der Lebensalltag eines Kindes mit Beeinträchtigung kann gemeinsam mit ihm genutzt werden, um Entwicklungsschritte anzuregen und zu begleiten. Voraussetzung dafür ist, dass der Heilpädagoge ein Auge für die Möglichkeiten einer Situation und eines Kindes hat und dass sein Handeln auf der Basis einer Beziehung, die von Echtheit, Verstehen und Akzeptanz geprägt ist, erfolgt.

Schlusswort

Eine Köchin, die das wunderbarste Haschee der Welt zubereitete, wurde von Ihrer Herrschaft gefragt: „Wie um alles in der Welt bereiten Sie es zu? Sie müssen mir das Rezept geben."

Die Köchin strahlte vor Stolz und sagte: „Also, Madam, ich will es Ihnen sagen: Das Fleisch ist's nicht, der Pfeffer ist's nicht, die Zwiebeln sind's nicht, aber wenn ich mich selbst in das Haschee hineingebe – das ist's, was es zu dem macht, was es ist."

(nach Anthony de Mello)

Erläuterung der Fachausdrücke

Auch wenn die meisten Fachausdrücke im Text zumindest einmal erklärt wurden, werden sie hier noch einmal zusammenfassend aufgeführt und erklärt, sodass während des Lesens auch schnell einmal nachgeschlagen werden kann.

Abwehr: die Antwort des Organismus auf Bedrohung. Es wird damit das Ziel verfolgt, die gegenwärtige Struktur aufrechtzuerhalten (Rogers 1959/1991).

Auditiv: das Hören betreffend.

Aktualisierungstendenz: Die Aktualisierungstendenz ist das grundlegende Axiom des personzentrierten Ansatzes. Rogers bezeichnet sie als die dem Organismus innewohnende Tendenz zur Entwicklung all seiner Möglichkeiten; und zwar so, dass sie der Erhaltung oder Förderung des Organismus dienen (Rogers 1959/1991, S. 21). Mit Organismus ist dabei die psychische und physische Ganzheit/Einheit des Menschen gemeint.

Analoge Kommunikation (analog, griech.: ähnlich, entsprechend, gleichartig): Nach Paul Watzlawick u. a. (1969) gibt es zwei grundsätzlich verschiedene Arten, nach denen Objekte dargestellt und damit zum Gegenstand von Kommunikation werden können: entweder durch einen Namen (= digitale Kommunikation) oder durch eine Analogie (z. B. eine Zeichnung). Auch Ausdrucksgebärden stellen eine analoge Kommunikation dar. Die analoge Kommunikation stellt Entsprechungen dar. Watzlawick schreibt: Sie hat ihre Wurzeln offensichtlich in viel archaischeren Entwicklungsperioden und besitzt daher eine weitaus allgemeinere Gültigkeit als die viel jüngere und abstraktere digitale Kommunikation. (Ebd., S. 63)

Anamnese: Krankheits- und Lebensgeschichte.

Atemarbeit: Die Beobachtung und Hinwendung zum Atem sind wichtiger Bestandteil vieler meditativer Übungsmethoden (vgl. Zen, T'ai Chi Ch'uan, Eutonie). Es gibt darüber hinaus auch eigene Atemschulen. Eine Methode ist es, den Atem durch eine erhöhte Wahrnehmungs- und Empfindungsfähigkeit erfahrbar zu machen.

Axiom: Grundannahme, die keines Beweises bedarf.

Batakas: Schaumstoffschläger, mit denen man gefahrlos kämpfen kann.

Bewertungsprozess, organismischer: Bewertung der Aktualisierungstendenz, ob Erfahrungen für den Organismus als Ganzem erhaltend oder fördernd sind oder ob sie die Erhaltung oder Förderung hemmen.

Bindungsrepräsentation: die Form der Bindung, die eine Person zeigt. Unterschieden wird eine sichere, unsicher-vermeidende, unsicher-ambivalente und unsicher-desorganisierte Bindung.

BSHG: Bundessozialhilfegesetz. Es regelt z. B. die Hilfsmaßnahmen, wenn ein Kind von seelischer Behinderung bedroht ist.

Coping-Strategien: Bewältigungsstrategien.

Dissozial (lat.): nicht sozial eingestellt, sozial auffällig.

Dissoziative Störung: Die Erinnerung an die Vergangenheit, das Identitätsbewusstsein oder die Kontrolle von Körperbewegungen kann nicht mehr in die Gesamtpersönlichkeit integriert werden.

Dyskalkulie: Rechenstörung.

EMDR: Abkürzung von „Eye Movement Desensitization and Reprocessing". Es handelt sich dabei um eine von Francine Shapiro in den USA entwickelte Behandlungsmethode für traumatisierte Personen.

Entwicklungsaufgabe: Nach Havighurst (zitiert in Mönks/Knoers) gibt es in jeder Gesellschaft/Kultur bestimmte Aufgaben, die aufeinander folgenden Altersabschnitten zugedacht sind, zum Beispiel: Laufen lernen, Sprechen lernen, Kontakt mit Gleichaltrigen etc.

Ergotherapie (von griech. Ergon: Arbeit, Beschäftigung und schöpfendes Tun): Übungsbehandlung, in der mittels bestimmter ausgesuchter Materialien und auch schöpferischer Prozesse individuelle Bewegungsanleitungen gegeben werden. Durch diese können Störungen in der Motorik, Sensorik und Wahrnehmung ausgeglichen werden.

Eutonie: Das Wort Eutonie ist aus dem Griechischen abgeleitet: eu = wohl, recht, harmonisch, und tonus = Spannung. Bezeichnung für eine Übungsmethode, in der durch bestimmte Wahrnehmungsübungen Konzentration und Körperbewusstsein erhöht werden.

Externalisierte Störung: Störungen, die sich eher durch ein Ausagieren zeigen: Hyperkinetische Störung, Aggressivität (auch extraversive Störungen genannt, im Gegensatz zu introversiven Störungen: Ängste, Phobien, soziale Hemmungen).

Focusing: von Eugene Gendlin konzipiertes psychotherapeutisches Verfahren, in dem das Bezugnehmen auf das körperliche Erleben Veränderungsschritte entstehen lässt.

Fremde Situation: Begriff aus der Bindungsforschung. Die Fremde Situation ist eine standardisierte Versuchsanordnung, mit der die unterschiedlichen Verhaltensweisen der Kinder als verschiedene Bindungsmuster klassifiziert werden können.

Gegenübertragung: die Gefühle, die die Therapeutin als Reaktion auf das Verhalten und die Situation des Kindes bei sich empfindet.

Gewahrwerdung: s. Symbolisierung.

Hypnotherapie: auf Milton Erickson zurückgehendes therapeutisches Verfahren, in dem die Klienten eher unmerklich in dialogischer oder erzählender Weise allmählich in den hypnotischen Zustand (Trance) hineingeführt werden. Es wird angenommen, dass wesentliche Möglichkeiten zur Problemlösung im Unbewussten des Patienten selbst und in dessen Ressourcen bereitliegen (Hole 1998).

ICD 10: Internationale Klassifikation psychischer Störungen.

Ideal-Selbst: s. Selbstideal

Individuation: Bezeichnung aus der Tiefenpsychologie C.G. Jungs. Der Entwicklungsprozess des Menschen von der überwiegenden Beeinflussung des unbewussten zum bewussten Selbst.

Inkongruenz: Widersprüchlichkeit und Unvereinbarkeit zwischen dem organismischen Erleben und dem Selbstkonzept.

Inneres Arbeitsmodell: Begriff aus der Bindungsforschung. Emotionale Organisationsstruktur, die sich aus den sozialen und emotionalen Erfahrungen des Kindes mit seiner jeweiligen Bindungsperson bildet. Diese Erfahrungen werden mit der Zeit verinnerlicht.

Jung, C. G: Psychoanalytiker (1875–1961), früherer Schüler von Freud, der sich später von Freud abwandte und eine eigene analytische Schule gründete. Kennzeichen dieser analytischen Schule sind zum Beispiel die Annahme eines kollektiven Unbewussten – im Gegensatz zum individuellen Unbewussten – und der große Stellenwert, den die Deutung von Symbolen einnimmt.

Kathartisch (von griech. *katharsis*, Reinigung): Pathogene Gefühle (Affekte) werden wieder belebt und in der therapeutischen Situation abreagiert.

Kinästhetisch: das Berühren und Tasten betreffend.

Kognition, kognitiv: Bezeichnung für Denkprozesse und deren konzeptionelle Einordnung und sinnvolle Anwendung im Verhalten.

Kognitiv-behavioral: s. Verhaltenstherapie.

Legasthenie: Lese-Rechtschreib-Schwäche. Im schulischen Bereich wird zwischen einer Legasthenie als entwicklungsbiologisch, zentralnervöser Lese-Rechtschreib-**Störung** und einer Lese- und Rechtschreib-**Schwäche** (LRS), als vorübergehendem legasthenem Erscheinungsbild unterschiedlicher Ursachen (seelische Belastung etc.) unterschieden (Bayer. Kultusministerium 1999).

Lösungsorientierte Therapie: Therapieform mit konkreten Handlungsanweisungen, die als Kurzzeittherapie den Schwerpunkt auf die Ressourcen und die Ziel- und Lösungsvorstellungen des Klienten legt.

Mentalisierung: Ein von Peter Fonagy und Mary Target ausgearbeitetes Konzept, das die Fähigkeit beschriebt, eigene und fremde mentale Zustände (Gefühle, Vorstellungen, Gedanken, Motive, Wünsche) zu erkennen und zu benennen.

Metapher: bildhafter Vergleich.

Mototherapie: psychomotorische Methode, bei der mittels gezielter Bewegungserfahrungen verschiedenste Störungen und Behinderungen behandelt werden.

Mutismus: Stummheit, Fehlen von Sprachäußerungen aufgrund hirnorganischer oder psychogener Ursachen.

Neuronale Dysfunktion: allgemeine Störung von Nervenfunktionen.

Operationalisieren: Ein Phänomen wird durch eine Handlung, eine Operation definiert. Beispiel: Intelligenz wird operationalisiert als Testergebnis in einem bestimmten Intelligenztest.

Peergroup: Gruppe von Gleichaltrigen.

Phänomenologisch: von dem Angeschauten, dem Phänomen ausgehend.

Phobie: Bezeichnung für abnorme, unkontrollierbare Furcht vor Objekten oder Situationen.

Phylogenetisch: stammesgeschichtlich.

Prä-, peri- und postnatal: vor, während und nach der Geburt.

Prävalenz: Häufigkeit einer Krankheit in einer Population.

Projektive Verfahren: diagnostische Verfahren, die unbewusste Strukturen, Bedürfnisse und Motive der Persönlichkeit aufgrund von Fantasieleistungen (in Form von Bildern, Geschichten) erheben.

Propiorezeptiv: die Eigenwahrnehmung von Muskeln und Gelenken betreffend.

Protagonist: Bezeichnung aus dem Psychodrama für die Person, deren Leben in Szene gesetzt wird.

Prozesswort: Verben, Adjektive und Adverbien, die jemand benutzt, um sein Empfinden auszudrücken.

Prozessziele: die Ziele, die im Spielprozess angestrebt werden, zum Beispiel mehr Spieltiefe, häufigerer Ausdruck von Gefühlen. Neben den Prozesszielen gibt es die Therapieziele, die die Therapieeffekte, wie zum Beispiel Abbau von Verhaltensstörungen, Kompetenz zur Selbstverwirklichung, näher definieren.

Psychoanalyse: Auf Sigmund Freud (1856–1939) zurückgehendes Konzept, nach dem das Kind bestimmte Entwicklungsphasen durchläuft, in denen libidinöse Energien, d. h. Triebkräfte, unterschiedliche Ausformungen annehmen. Die Symptome des Kindes gehen auf Konflikte zurück, die bestimmten Entwicklungsphasen zuzuordnen sind. Die Beziehung in der Therapie wird in erster Linie unter dem Aspekt der Übertragung und Gegenübertragung gesehen. Die Bedeutung der Übertragung in der Kindertherapie wird in den verschiedenen tiefenpsychologischen Ausrichtungen kontrovers diskutiert (Remschmidt/Quaschner 1997).

Psychodrama: psychotherapeutische Methode, in dem die Lebensgeschichte des Patienten – oder ein spezieller Ausschnitt davon – wie in einem Schauspiel szenisch dargestellt und damit einer Bearbeitung zugänglich gemacht wird. Das von J. R. Moreno für Erwachsene konzipierte Verfahren kann in modifizierter Form auch auf Kindergruppen übertragen werden (Aichinger 1993).

Psychodynamik: Begriff zur Beschreibung unbewusster Wünsche und Konflikte, ohne dabei schon eine bestimmte Theorie (z. B. die von Freud) über Art und Ursprung zugrunde zu legen.

Psychosomatisch: Bezeichnung für Krankheiten, die durch psychische Ursachen verursacht oder mitbedingt sind.

Repräsentationssystem: die Sinnesmodalität (visuell, auditiv, kinästhetisch), mit der jemand seine Wahrnehmung sprachlich ausdrückt, repräsentiert. So kann man sein Erleben z. B. eher visuell (ich sehe nur noch schwarz) oder eher auditiv (ich kann das nicht mehr hören) ausdrücken.

Resilienz: Die Fähigkeit belastende Lebensumstände erfolgreich zu bewältigen (lat. *resilire*, zurückspringen, abprallen).

Selbstaktualisierungstendenz: ein Teil der Aktualisierungstendenz, der für die Erhaltung des sich bildenden Selbstkonzeptes sorgt. Durch die Selbstaktualisierungstendenz werden Erfahrungen danach bewertet, ob sie für den Organismus als Ganzem förderlich sind und ob sie für das Selbstkonzept förderlich sind.

Selbstideal: das Selbstkonzept, das eine Person am liebsten besäße

Selbstkonzept: das Bild, das eine Person von sich hat. Es umfasst alle Erfahrungen, die ein Mensch bisher mit sich, d. h. mit seinen Wahrnehmungen, Gefühlen und Fähigkeiten gemacht hat.

Sichere Basis: Begriff aus der Bindungsforschung. Gemeint ist die Bezugsperson, die für das Kind ein Ausgangsort für die Erkundung der Umwelt und Zufluchtsort bei Angst und Gefahr ist.

Sinnesmodalität: Art und Weise der Sinneswahrnehmung.

Symbolisierung: Eine Person nimmt eine Vorstellung, ein Gefühl, einen Gedanken, eine Körperempfindung oder ein Wort mit ihrer gefühlten Bedeutung, d. h. ihrer spezifischen Bewertung, wahr.

Symptomträger: Bezeichnung aus der Familientherapie. Symptomträger ist dasjenige Familienmitglied, das – z. B. als Auswirkung einer bestimmten Familiendynamik – Symptome entwickelt hat.

Synapse: Verbindungsstelle zwischen den Ausläufern einer Nervenzelle und einer anderen Nerven- oder Muskelzelle. Zwischen beiden Zellen liegt ein schmaler Spalt, der durch signaltragende Botenstoffe überbrückt wird.

Syndrom: das Zusammentreffen einer Anzahl von Symptomen, die für eine Krankheit oder Störung charakteristisch sind.

Systemisch: Statt Ursache-Wirkungs-Zusammenhängen werden Kreisläufe von Wirkungen aufgezeigt. Dabei wird die gegenseitige Bedingtheit aller einzelnen Elemente deutlich gemacht.

T'ai Chi Ch'uan: aus China stammende Bewegungsmeditation. Die fließenden, harmonischen Bewegungen werden auf langsame Weise ohne Anstrengung durchgeführt.

Taktil: Berührungsempfindungen, die den Tastsinn betreffen.

Teilleistungsstörung: z. B. Legasthenie oder Dyskalkulie.

Tic: stereotype und plötzlich einschießende Bewegung, die unwillkürlich auftritt.

Tiefenpsychologisch: Verfahren, die die Grundannahmen der Neurosenlehre der Psychoanalyse, die Existenz und Wirkungsweise des Unbewussten, voraussetzen. Als psychotherapeutisches Verfahren unterscheidet sich eine tiefenpsychologische Vorgehensweise von einer psychoanalytischen durch eine niedrigere Behandlungsfrequenz und ein anderes Setting.

Übergangsobjekt: Begriff von D.W. Winnicott. Ein Objekt, z. B. Kuscheltier, Zipfel der Decke etc., das für das Kind anstelle bestimmter Aspekte der Mutter steht und das ihm für eine gewisse Zeit unentbehrlich wird.

Übertragung: Begriff aus der Psychoanalyse. Der Patient überträgt die gefühlsmäßigen Einstellungen, die er seinen Eltern gegenüber hat, auf die Therapeutin.

Übungstherapie: therapeutische Verfahren, in denen mittels spezieller Konzepte und ausgesuchter Materialien bestimmte Entwicklungsverzögerungen und -defizite und Behinderungen behandelt werden.

Verhaltenstherapie: Die Verhaltenstherapie beschränkt sich bewusst unter Verzicht auf Konstrukte zur Persönlichkeit und deren Entwicklung auf beobachtbares und messbares Verhalten. Verhaltensstörungen werden entsprechend den erforschten lerntheoretischen Gesetzmäßigkeiten im Verlauf der Biografie gelernt und aufrechterhalten. Die Reduktion des unerwünschten Verhaltens und das Erlernen von erwünschtem Verhalten erfolgt mithilfe strukturierender Anleitung durch die Therapeutin. Da zunehmend Kognitionen als verhaltenssteuernde Komponenten in der Verhaltenstherapie zur Anwendung kommen, wird in der neueren Literatur auch von kognitiv-behavioralen Interventionen gesprochen.

Vigilanz (lat. *vigilantia*, Wachsamkeit): Aufrechterhaltung einer bestimmten Aktivität für einen längeren Zeitraum, meist verbunden mit willkürlicher Aufmerksamkeit.

Visuell: das Sehen betreffend.

Wahrnehmung, unterschwellige: Der Organismus kann Reize und deren Bedeutung für den Organismus unterscheiden, ohne dass höhere Nervenzentren, die bei Vorgängen im Bewusstsein eine Rolle spielen, beteiligt sind (Rogers 1959/1991).

Wahrnehmungsstörung: Störung bei der die Verarbeitung und Verknüpfung ankommender Sinnesreize nicht richtig ausgebildet ist.

Widerstand: Begriff aus der Psychoanalyse, der damit alle Handlungen und Worte des Patienten bezeichnet, mit denen er sich dem Zugang zu seinem Unbewussten entgegenstellt.

Zen: Meditationspraxis des Buddhismus, in der die nicht beurteilende Aufmerksamkeit auf den gegenwärtigen Augenblick (Achtsamkeit) geübt wird. Zen, im Sitzen praktiziert, wird Zazen genannt.

Literatur

Affolter, F. (1977): Wahrnehmungsgestörte Kinder. Aspekte der Erfassung und Therapie. In: Zeitschrift für Pädiatrie und Pädologie. 12 (1977), S. 205-213.

Affolter, F. (2006): Wahrnehmung, Wirklichkeit und Sprache. 10. Auflage. Villingen-Schwenningen: Neckar-Vlg.

Aichinger, A. (1993): Zurück zum Ursprung. Abweichungen von der klassischen Psychodramamethode in der therapeutischen Arbeit mit Kindergruppen. In Bosselmann, R./Lüffe-Leonhardt, E./Gellert, M.: Variationen des Psychodramas. Ein Praxisbuch nicht nur für Psychodramatiker. 3. Auflage 2006. Meezen: Limmer.

Ainsworth, M.D. (1967): Infancy in Uganda: Infant care and the growth of love. Baltimore.

Ainsworth, M.D. (1968): Object relations, dependency, and attachment: a theoretical review of the infant-mother relationship. Child Development. 40 (1968), S. 969ff.

Ainsworth, M.D./Blehar, M.C./Waters, E./Wall, S. (1978): Patters of attachment. A psychological study of the strange situation. Hillsdale/NJ.

Aliki (2011): Gefühle sind wie Farben. 10. Auflage. Weinheim: Beltz und Gelberg.

Altherr, P. (1997): Das Hyperkinetische Syndrom des Kindesalters aus kinderpsychiatrischer Sicht: Diagnostik und Therapiemöglichkeiten im Überblick. In: Passolt, M. (Hrsg.): Hyperaktive Kinder: Psychomotorische Therapie. München: Ernst Reinhardt.

Antonowski, A. (1979): Health, stress, and coping: New perspectives on mental and physical well-being. San Francisco: Jossey-Bass.

Arnold, U./Arnold, K.-H. (1991): Dokumentation kinderpsychotherapeutischer Einzelbehandlungen – Entwurf eines Protokollbogens. Praxis der Kinderpsychologie und Kinderpsychiatrie. 40, S. 298ff.

arznei-telegramm (2000): Im Blickpunkt. Methylphenidat (Ritalin u. a.) – zunehmend überverordnet? Institut für Arzneimittelinformation. S. 65-66. Ausgabe 8.

Auckenthaler, A. (1992): Der Praktiker und das Rationale. Wenn Supervision ungemütlich wird. In: Auckenthaler, A./Kleiber, D.: Supervision in Handlungsfeldern der psychosozialen Versorgung. S. 101ff. Tübingen: dgvt-Verlag.

Auckenthaler, A. (2003): Supervision. In: Keil, W. /Stumm,W. /Wiltschko, J. (Hrsg.): Grundbegriffe der Klientenzentrierten und Focusing-orientierten Psychotherapie. S. 298-301. Stuttgart: Pfeiffer bei Klett-Cotta.

Ave-Lallemant (2010): Baum-Tests: Mit einer Einführung in die symbolische und graphologische Interpretation. 6. Auflage. München: Ernst Reinhardt

Ave-Lallement, U. (1994): Der Sterne-Wellen-Test. 2. Auflage. München: Ernst Reinhardt.

Axline, V.M. (1984): Kinderspieltherapie im nicht-direktiven Verfahren. Orig. 1947, 10.Auflage 2002. München: Ernst Reinhardt.

Axline, V.M. (2004): Dibs. Droemer/Knauer.

Ayres, J.A. (1998): Bausteine der kindlichen Entwicklung. 5. Auflage 2013. Berlin: Springer.

Baer, U./Frick-Baer, G. (2012): Wie Kinder fühlen. 3. Auflage. Weinheim: Beltz.

Bandler, R./Grinder J. (1997): Neue Wege der Kurzzeittherapie. 12. Auflage. Paderborn: Junferman.

Bandler, R./Grinder, J. (2000): Reframing. Paderborn: Junferman.

Barth, K. (2006): Lernschwächen früh erkennen: Im Vorschul- und Grundschulalter. München: Ernst Reinhardt.

Bauer, A. (2003): Heilende Märchen-Geschichten, die Kinder stark machen: Märchen gegen Kinderängste- und sorgen. München: Südwest.

Bauer, J. (2013): Das Gedächtnis des Körpers: Wie Beziehungen und Lebensstile unsere Gene steuern. 3. Auflage. München: Piper.

Bauers, B./Reich, G./Adam, D. (1986): Scheidungsfamilien: Die Situation der Kinder und die familientherapeutische Behandlung. In: Praxis der Kinderpsychologie und Kinderpsychiatrie, 35 (1986), S. 90ff.

Baulig, I./Baulig, V. (2002): Praxis der Kindergestalttherapie. Bergisch-Gladbach: Edition Humanistische Psychologie.

Baumgardt, U. (1985): Kinderzeichnungen – Spiegel der Seele. Kinder zeichnen Konflikte ihrer Familie. Freiburg.

Baumgärtel, F. (1976): Theorie und Praxis der Kinderpsychotherapie. München.

Bausum, J./Besser, L.-U./Kühn, M./Weiß, W. (Hrsg.) (2013): Traumapädagogik: Grundlagen, Arbeitsfelder und Methoden für die pädagogische Praxis. 3. Auflage. Weinheim: Beltz Juventa.

Beckmann, E. (2002): Die Person des Therapeuten – Ihre Bedeutung in der Personzentrierten Kindertherapie. In: Boeck-Singelmann, C. u. a. (Hrsg.): Personzentrierte Psychotherapie mit Kindern und Jugendlichen. Band 1. Göttingen, S. 261-284.

Behr, M. (1997): „Wenn die Beziehung stimmt, lässt sich pädagogisch alles machen“ – Bindungstheorie, Säuglingsforschung und Authentizität der Therapeutenperson. In: Deter, D./Sander, K./Terjung, B. (Hrsg.): Die Kraft des Personzentrierten Ansatzes. Köln: GwG, S. 27-48.

Behr, M. (2002): Therapie als Erleben der Beziehung – Die Bedeutung der interaktionellen Theorie des Selbst für die Praxis einer personzentrierten Kinder- und Jugendlichenpsychotherapie. In: Boeck-Singelmann u. a. (Hrsg.): Personzentrierte Psychotherapie mit Kindern und Jugendlichen. Band 1, S. 95-122. Göttingen: Hogrefe.

Behr, M. (2009): Die interaktionelle Therapeut-Klient-Beziehung in der Spieltherapie – Das Prinzip der Interaktionsresonanz. In: Behr, M./Hölldampf, D./Hüsson, D. (Hrsg): Psychotherapie mit Kindern und Jugendlichen. Personzentrierte Methoden und interaktionelle Behandlungskonzepte. S. 37-58. Göttingen: Hogrefe.

Behr, M. (2011): Beziehungszentrierter Erstkontakt in der heilpädagogischen und psychotherapeutischen Arbeit mit Kindern, Jugendlichen und Familien. Person, 15 (2), S. 108-117.

Behr, M. (2012): Interaktionelle Psychotherapie mit Kindern und Jugendlichen. Göttingen: Hogrefe.

Behr, M./Cornelius-White, J. (Eds.): Facilitating Young People's Development. International perspectives on person-centred theory and practice. Ross-on-Wye: PCCS Books.

Behr, M./Hölldampf, D. (2009): Systematische Bibliografie zur personzentrierten Arbeit mit Kindern, Jugendlichen, Eltern und Familien. In: Behr, M./Hölldampf, D./Hüsson, D. (Hrsg.) (2009): Psychotherapie mit Kindern und Jugendlichen. Personzentrierte Methoden und interaktionelle Behandlungskonzepte. S. 340-365.Göttingen: Hogrefe.

Behr, M./Hölldampf, D. (2010): Die Geschichte der Personzentrierten Kinder- und Jugendlichenpsychotherapie, Elternberatung und Familientherapie. Person, 14 (1), S. 54-61.

Behr, M./Hölldampf, D./Hüsson, D. (Hrsg.) (2009): Psychotherapie mit Kindern und Jugendlichen. Personzentrierte Methoden und interaktionelle Behandlungskonzepte. Göttingen: Hogrefe.

Behr, M./Hölldampf, D./Steiger, T. (2012): Störungsspezifische Handlungsleitlinien in der Kinder- und Jugendlichenpsychotherapie. Person, 16(1), S. 5-12.

Behr, M./Hüsson, D./Nuding, D./Wakolbinger, C. (Hrsg.).(2014). Psychotherapie und Beratung bei Kindern, Jugendlichen, Familien. Personzentrierte Beiträge aus zwei Jahrzehnten. Wien: facultas. wuv.

Behrendt, A.(2009): Spieltherapie auf der Kinderkrebsstation. Wenn nicht nur die „Hülle Haut" verletzt wird. Person-zentriert 22, 1, 29-32.

Belardi, N. (2002): Supervision. Grundlagen, Techniken, Perspektiven. (4. Auflage). München: C. H. Beck.

Bender, B./Fleischer, Th./Mersmann, B. (Hrsg.) (1999): Person und Beziehung in Schule und Unterricht. Ein Beitrag des Personzentrierten Ansatzes zur Professionalisierung des Lernens in der Schule. Köln: GwG-Verlag.

Besser, L.U. (2009): Wenn die Vergangenheit Gegenwart und Zukunft bestimmt. Wie Erfahrungen und traumatische Ereignisse Spuren in unserem Kopf hinterlassen, Gehirn und Persönlichkeit strukturieren und Lebensläufe determinieren. In: Bausum, J./Besser, L./ Kühn, M./Weiß, W. (Hrsg.): Traumapädagogik. Grundlagen, Arbeitsfelder und Methoden für die pädagogische Praxis. Weinheim: Juventa. S. 37-54.

Bettelheim, B. (1977): Kinder brauchen Märchen. München.

Betz, D./Breuninger, H. (1998): Teufelskreis Lernstörungen: Theoretische Grundlegung und Standardprogramm. 5. Auflage. Weinheim: Beltz.

Biermann, G./Biermann, R. (1998): Das Scenospiel im Wandel der Zeiten. Praxis der Kinderpsychologie und Kinderpsychiatrie, 47 (1998), S. 186-202.

Biermann-Ratjen, E.-M. , Eckert, J., Schwartz, H.-J. (1995): Gesprächspsychotherapie. Verändern durch Verstehen. 9. überarb. u. erw. Auflage 2003. Stuttgart: Kohlhammer.

Biermann-Ratjen, E-M. (2002): Entwicklungspsychologie und Störungslehre. In: Boeck-Singelmann/Ehlers/Hensel/Kemper/Monden-Engelhardt (Hrsg.): Personzentrierte Psychotherapie mit Kindern und Jugendlichen. Band 1. Göttingen, S. 11-34.

Biermann-Ratjen, E-M./Eckert, J./Schwartz, H.-J. (^{7}1995, 2002): Gesprächspsychotherapie – Verändern durch Verstehen. 9. Auflage. Stuttgart: Kohlhammer.

Biesinger, A./Gaus, A./Gaus, E. (2008): Warum müssen wir sterben? Wenn Kinder mehr wissen wollen. Freiburg: Herder.

Boeck-Singelmann, C./Ehlers, B./Hensel, Th./Kemper, F./Monden-Engelhardt, Ch. (Hrsg.) (2002): Personzentrierte Psychotherapie mit Kindern und Jugendlichen, Band 1. Göttingen.

Boeck-Singelmann, C./Ehlers, B./Hensel, Th./Kemper, F./Monden-Engelhardt, Ch. (Hrsg.) (2002): Personzentrierte Psychotherapie mit Kindern und Jugendlichen, Band 2. Göttingen.

Boeck-Singelmann, C./Hensel, Th./Jürgens-Jahnert, St./Monden-Engelhardt, Ch. (Hrsg.) (2003): Personzentrierte Psychotherapie mit Kindern und Jugendlichen. Band 3. Falldarstellungen. Göttingen.

Bois-Reymond, M. du (1995): Kinderängste. Erkennen – verstehen – helfen. 4. neu bearbeitete Auflage 2007. München: C. H. Beck.

Bovensiepen, G./Hopf, H./Molitor, G. (Hrsg.) (2002): Unruhige Kinder: Psychoanalyse des hyperkinetischen Syndroms. 2. Auflage. Brandes & Apsel.

Bowlby, J. (1973): Mütterliche Zuwendung und geistige Gesundheit. Orig. 1951, dt. München: Kindler.

Bowlby, J. (1975): Bindung. München: Kindler. Orig. 1969, dt. Frankfurt a.M: Fischer.

Bowlby, J. (1976): Trennung. Orig. 1973, dt. München: Kindler.

Bräutigam, B. (2009): Die Heilungskräfte der starken Wanja. Kinder- und Jugendliteratur in der Beratung und Therapie mit Kindern und Jugendlichen. Stuttgart: Vandenhoeck & Ruprecht.

Breitinger, E. (2011): Vertraute Fremdheit: Adoptierte erzählen. Berling: Ch. Links.

Brem-Gräser, L. (2011): Familie in Tieren: Die Familiensituation im Spiegel der Kinderzeichnung. 10. Auflage. München: Ernst Reinhardt.

Brett, D. (2007): Anna zähmt die Monster. Therapeutische Geschichten für Kinder von 6 bis 12 Jahren. Salzhausen: Iskopress.

Brett, D. (2008): Ein Zauberring für Anna. Therapeutische Geschichten für Kinder von 3 bis 8 Jahren. Salzhausen: Iskopress

Brisch, K. H. (2010): Posttraumatische Belastungsstörung und Störungen der Aufmerksamkeit und Hyperaktivität. In: Bundesarbeitsgemeinschaft der Kinderschutz-Zentren e.V. (Hrsg.): ADHS – Diagnostik und Hilfen für betroffene Kinder und Jugendliche und ihre Eltern. S. 35-71. Die Kinderschutz-Zentren, Bonner Str. 145, 50968 Köln.

Brooks, C. (1997): Erleben durch die Sinne (Sensory Awareness). 10. Auflage 2005. Paderborn: Junferman.

Buber, M. (1983): Ich und Du. 11. Auflage. Stuttgart: Reclam.

Bundesarbeitsgemeinschaft der Kinderschutz-Zentren (Hrsg.) (2011): Zwischen Traumkind und Trauma. Vorraussetzungen für gelingende Beziehungen in Pflege- und Adoptionsfamilien. Köln.

Bundesgesundheitsministerium für Gesundheit: Eckpunkte der Ergebnisse der vom Bundesministerium für Gesundheit und Soziale Sicherung durchgeführten interdisziplinären Konsensuskonferenz zur Verbesserung der Versorgung von Kindern, Jugendlichen und Erwachsenen mit Aufmerksamkeitsdefizit-Hyperaktivitätsstörung (ADHS). www.zentrales-adhs-netz.de/BMGS-Eckpunktepapier_1_.pdf

Bundeskonferenz für Erziehungsberatungsstellen (1994): Stellungnahme zum Gutachten Familie und Beratung. Informationen für Erziehungsberatungsstellen. 1+2 (1994), S. 3-7.

Burchartz, A. (2012): Psychodynamische Psychotherapie bei Kindern und Jugendlichen: Das tiefenpsychologisch fundierte Verfahren: Basiswissen und Praxis. Stuttgart: Kohlhammer.

Cardenás, B. (2009): Diagnostik mit Pfiffigunde: Ein kindgemäßes Verfahren zur Beobachtung von Wahrnehmung und Motorik bei Kindern von 5-8 Jahren. 10. Auflage. Dortmund: borgman

Cierpka, M. (2002): Kinder mit aggressivem Verhalten: Ein Praxismanual für Schulen, Kindergärten und Beratungsstellen. 2. Auflage. Göttingen: Hogrefe.

Cierpka, M./Feßmann, K. (2010): Die Kieselschule – Klang und Musik mit Steinen: Gewaltprävention in Kindergarten und Grundschule. München: Kösel.

Cramer, B. (2012): Bist du jetzt ein Engel? Mit Kindern und Jugendlichen über Leben und Tod reden – Ein Handbuch. 2. erweiterte Auflage. Tübingen: dgvt.

Crawford, I./Nuding, D. (2013): Filialtherapie – Ein personzentriertes Elterntraining zur Schulung elterlicher Achtsamkeit und Verringerung von elterlichem Stresserleben. DVD. Köln: GwG-Verlag.

Damasio, A. R. (2002): Ich fühle, also bin ich. 2. Auflage. München: List.

DeGrandpre, R. (2002): Die Ritalin – Gesellschaft. ADS: Eine Generation wird krankgeschrieben. Weinheim: Beltz

Dehmelt, P./Kuhnert, W./Zinn, A. (1989): Diagnostischer Elternfragebogen (DEF). Göttingen.

Deutscher Arbeitskreis für Jugend-, Ehe- und Familienberatung (DAK) (1993): Institutionelle Beratung im Bereich der Erziehungs-, Ehe-, Familien-, und Lebensberatung, Partnerschafts- und Sexualberatung. Informationen für Erziehungsberatungsstellen. 1+2 (1993), S. 10-13.

Deutscher Kinderschutzbund: Starke Eltern – starke Kinder. Hinüberstraße 8, 30175 Hannover. www.kinderschutzbund.de

Dolle-Weinkauf, B./Ewers, H.-H./Jäkel, R. (Hrsg.) (2006): Gewalt in aktuellen Kinder- und Jugendmedien: Von der Verherrlichung bis zur Ächtung eines gesellschaftlichen Phänomens. Weinheim: Juventa.

Donaldson, O.F. (2004): Von Herzen spielen. Emmendingen: Arbor Verlag

Döpfner, M. (1999): Ergebnisse der Therapieforschung zur Verhaltenstherapie mit Kindern und Jugendlichen. In: Borg-Laufs, M. (Hrsg): Lehrbuch der Verhaltenstherapie mit Kindern und Jugendlichen. S. 153-185. Tübingen: dgvt.

Döpfner, M./Frölich, J./Lehmkuhl, G. (2000a): Hyperkinetische Störungen. Göttingen: Hogrefe.

Döpfner, M./Frölich, J./Lehmkuhl, G. (2000b): Ratgeber Hyperkinetische Störungen. Göttingen: Hogrefe.

Döpfner, M./Frölich, J./Lehmkuhl, G. (2012): Aufmerksamkeitsdefizit-/Hyperaktivitätsstörung (ADHS). 2. Auflage. Göttingen: Hogrefe.

Döpfner, M./Frölich, J./Wolff Metternich, T. (2007): Ratgeber ADHS: Informationen für Betroffene, Eltern, Lehrer und Erzieher zu Aufmerksamkeitsdefizit-/ Hyperaktivitätsstörungen. 2. aktualisierte Auflage. Göttingen: Hogrefe.

Döpfner, M./Schürmann, S./Frölich, J. (2007): Therapieprogramm für Kinder mit hyperkinetischem und oppositionellem Problemverhalten THOP: Mit CD-ROM: Materialien für die klinische Praxis. 4. vollständig überarbeitete Auflage. Weinheim: Beltz.

Döpfner, M./Schürmann, S./Lehmkuhl, G. (2011): Wackelpeter und Trotzkopf: Hilfen für Eltern bei ADHS-Symptomen, hyperkinetischem und oppositionellem Verhalten. Mit Online-Materialien. 4. überarbeitete Auflage. Weinheim: Beltz.

Dorfman, E. (1972): Spieltherapie. In: Rogers, C.R.: Die klientenzentrierte Gesprächspsychotherapie. S. 219-254. München: Kindler.

Döring, E. (2011): Traumatherapie mit Kindern. Was hilft Spielen im Umgang mit traumatisierten Kindern? In: Wakolbinger, C./Katsivelaris, M./Reisel, B./Naderer, G.: Die Erlebnis- und Erfahrungswelt unserer Kinder. Vorträge und Workshops der 3. Internationalen Fachtagung für klienten-/personzentrierte Kinder- und Jugendlichenpsychotherapie. S. 219-238. Norderstedt: Books on Demand.

Döring, E./Monden-Engelhardt, C. (2011): Personzentrierte Elternschule – Miteinander leben. In: Wakolbinger, C./Katsivelaris, M./Reisel, B./Naderer, G.: Die Erlebnis- und Erfahrungswelt unserer Kinder. Vorträge und Workshops der 3. Internationalen Fachtagung für klienten-/personzentrierte Kinder- und Jugendlichenpsychotherapie. S. 359-364. Norderstedt: Books on Demand.

Dornes, M. (1993): Der kompetente Säugling. 13. Auflage 2011. Frankfurt a.M.: Fischer.

DSM-IV: Saß, H., Wittchen, H.-U., Zaudig, M. (1996): Diagnostisches und statistisches Manual psychischer Störungen DSM-IV. Göttingen: Hogrefe.

Dusolt, H. (2008): Elternarbeit als Erziehungspartnerschaft: Ein Leitfaden für den Vor- und Grundschulbereich. 3. vollst. überarb. Auflage. Weinheim: Beltz.

Eberwein, W. (2009): Humanistische Psychotherapie. Quellen, Theorien und Techniken. Stuttgart: Thieme.

Eckhardt, J-J. (2004): Wohnst du jetzt im Himmel? Ein Abschieds- und Erinnerungsbuch für trauernde Kinder. 5. Auflage. Gütersloher Verlagshaus.

Eder, S./Rebhandl-Schartner, P./Gasser, E. (2013): Annikas andere Welt - Hilfe für Kinder psychisch kranker Eltern. 2. Auflage. Salzburg: Edition Riedenburg.

Ehlers, B. (1981): Die personzentrierte Gruppentherapie mit Kindern. In: Goetze, H.: Personenzentrierte Spieltherapie. S. 44ff. Göttingen: Hogrefe.

Ehlers, B. (1996): Unterschiede zwischen Kindern und Erwachsenen in Bezug auf das therapeutische Angebot. Unveröffentlichtes Manuskript. Marburg.

Ehlers, B. (2002a): Praxis der Elternarbeit in der personzentrierten Psychotherapie mit Kindern und Jugendlichen. In: Boeck-Singelmann, C./ Ehlers, B./Hensel, T./Kemper, F./ Monden-Engelhardt, C. (Hrsg.): Personzentrierte Psychotherapie mit Kindern und Jugendlichen. Bd. 2, S.73-92. 2. überarbeitete u. erw. Auflage. Göttingen: Hogrefe.

Ehlers, B. (2002b): Störungskonzept und personzentrierte Behandlung des elektiven Mutismus. In: Boeck-Singelmann, C./Ehlers, B./Hensel, T./Kemper, F./Monden-Engelhardt, C. (Hrsg.): Personzentrierte Psychotherapie mit Kindern und Jugendlichen. Bd. 1, S.317-338. 2. überarbeitete u. erw. Auflage. Göttingen: Hogrefe.

Ehlers, T. (2002): Das Konzept einer globalen emotional bedingten Entwicklungsstörung und der personzentrierte Ansatz der Spieltherapie. In: Boeck-Singelmann, C. u. a. (Hrsg.): Personzentrierte Psychotherapie mit Kindern und Jugendlichen. Band 1. S. 81-94. 2. überarbeitete u. erw. Auflage. Göttingen: Hogrefe.

Ems. A. (2003): Gefangen in der eigenen „Sprachlosigkeit". Personzentrierte Psychotherapie bei der „Sprechstörung" Stottern. In: Boeck-Singelmann, C./Hensel, T./Jürgens-Jahnert, J./Monden-Engelhardt, C. (Hrsg.): Personzentrierte Psychotherapie mit Kindern und Jugendlichen. Bd. 3, S. 41-77. Göttingen: Hogrefe.

Esser, G./Fischer, S./Wyschkon, A./Laucht, M./Schmidt, M. (2007): Vorboten hyperkinetischer Störungen – Früherkennung bereits im Säuglingsalter möglich? Zeitschrift für Kinder- und Jugendpsychiatrie und Psychotherapie. 35 (3). S. 179-188.

Fahrig, H. (1991): Die verändernde Kraft der fantasierten Wirklichkeit. Ein Beitrag zur analytischen Kinderpsychotherapie. In: Lehmkuhl, U. (Hrsg.): Therapeutische Aspekte und Möglichkeiten der Kinder- und Jugendpsychiatrie. S. 118ff. Berlin: Springer.

Feder, H. (2009): Eine Schülerbegleitung über mehrere Jahre. Person-zentriert. 22(1), S. 33-38.

Fehringer, C. (2006): Ja, so ist die Jugend heute, schrecklich sind die jungen Leute. W. Busch – Personzentrierte Psychotherapie mit Jugendlichen. Person, Internationale Zeitschrift für Personzentrierte und Experienzielle Psychotherapie und Beratung, 2, S. 176-186.

Felber, M./Knudsen, K. (2010): Hyperaktive verhaltenskreative Kinder in Kindergarten und Schule. In: Bundesarbeitsgemeinschaft der Kinderschutz-Zentren e.V. (Hrsg.): ADHS – Diagnostik und Hilfen für betroffene Kinder und Jugendliche und ihre Eltern. S. 249-267. Die Kinderschutz-Zentren, Bonner Str. 145, 50968 Köln.

Figdor, H. (2000): Scheidungskinder: Wege der Hilfe. 2. Auflage. Gießen: Psychosozial Verlag.

Figdor, H. (2012): Kinder aus geschiedenen Ehen: Zwischen Trauma und Hoffnung: Wie Kinder und Eltern die Trennung erleben. Gießen: Psycho-sozial Verlag.

Fink, D. (2009): Personzentrierte Beratung von Jugendlichen. In: Rechtien, W./Waldhecker, J./Lück, H. E./Sewz, G. (Hrsg): Personzentrierte Beratung. S. 96-119. Köln: GwG-Verlag.

Fink, M. (2004): AD(H)S – Ein Diskussionsbeitrag aus der Praxis. Psychotherapeutenjournal, 2, S. 115-120.

Finke, J. (2003): Gesprächspsychotherapie. Grundlage und spezifische Anwendung. 4. Auflage 2009. Stuttgart. Thieme.

Fliegner, J.(2004): Scenotest-Praxis: Handbuch zur Durchführung, Auswertung und Interpretation. Bögldorf: Asanger.

Flitner, A. (2011): Spielen Lernen. Praxis und Deutung des Kinderspiels. 4. Auflage. Weinheim: Beltz.

Franz, M. (2008): Tabuthema Trauerarbeit: Kinder begleiten bei Abschied, Verlust und Tod. Don Bosco.

Fremmer-Bombik, E. (1999): Innere Arbeitsmodelle von Bindung. In: Spangler/Zimmermann (Hrsg.): Die Bindungstheorie. S. 109ff. Stuttgart: Kohlhammer.

Fremmer-Bombik, E./Grossmann, K.E. (1991): Frühe Formen empathischen Verhaltens. Zeitschrift f. Entwicklungspsychologie und Pädagogische Psychologie. Bd. XXIII, 4 (1991), S. 299-317.

Frenzel, P./Schmid, P.F./Winkler, M. (Hrsg.) (1992): Handbuch der personenzentrierten Psychotherapie. Bergisch-Gladbach: Edition Humanistische Psychologie.

Freud, A. (1980): Einführung in die Technik der Kinderanalyse. München: Kindler.

Freudiger, A. (2012): Mein großer Bruder Matti: Kindern ADHS erklären. Bonn: Balance Buch + Medien.

Frey, E. (2000): Vom Programm zur Metapher – den Bedürfnissen der Kinder im Trennungs- und Scheidungsprozess ihrer Eltern gerecht werden. Praxis der Kinderpsychologie und Kinderpsychiatrie, 2 (2000), S. 109-126.

Frey, S. (1999): Die Macht des Bildes – Der Einfluss der non-verbalen Kommunikation auf Kultur und Politik. Bern: Huber.

Freytag, A. (1999). Kann das Resilienzparadigma integrierende Funktion für die konzeptionelle Weiterentwicklung der Frühförderung übernehmen? In Opp, G./Fingerle, M./ Freytag, A. (Hrsg.): Was Kinder stärkt: Erziehung zwischen Risiko und Resilienz. S. 166-169. München: Ernst Reinhardt.

Friedrich, B. (2001): Zornmichel, Triezliese & Co. Umgang mit kindlichen Aggressionen. Wiesbaden: text-o-phon.

Fritsch, H. (1998): Musik und Instrumente in der therapeutischen Arbeit mit Kindern. Unveröffentlichtes Manuskript. Langquaid.

Fritsch, H./Klingshirn, E. (1997): Kinder verstehen. Hilfen zur Reflexion des pädagogischen und therapeutischen Alltags. Zu beziehen über: Katholische Jugendfürsorge der Diözese Regensburg e.V., Orleansstraße 2a, 93055 Regensburg.

Fritz, F. (2004): Das Spiel verstehen. Eine Einführung in Theorie und Bedeutung. Weinheim: Beltz Juventa.

Fröhlich-Gildhoff, K. (2003): Bezugspersonenarbeit im Rahmen der personzentrierten Psychotherapie mit Jugendlichen. In: Boeck-Singelmann u. a. (Hrsg.): Personzentrierte Psychotherapie mit Kindern und Jugendlichen. Band 3, S. 293-326. Göttingen: Hogrefe.

Fröhlich-Gildhoff, K. (2006 a). Gewalt begegnen – Konzepte und Projekte zur Prävention und Intervention. Stuttgart: Kohlhammer.

Fröhlich-Gildhoff, K. (2006 b): Freiburger Anti-Gewalt-Training (FAGT): Ein Handbuch. Stuttgart: Kösel.

Fröhlich-Gildhoff, K. (2006 c). Personzentrierte pädagogische und therapeutische Arbeit mit aggressiven/gewalttätigen Kindern und Jugendlichen. Person, 10 (2), S. 151-163.

Fröhlich-Gildhoff, K. (2008): Effective Factors in Child and Adolescent Therapy: Considerations for a meta-concept. In: Behr, M. & Cornelius-White, H.D. (Eds.): Facilitating Young People's Development: International perspectives on person-centered theory and practice. S. 25-39. Ross-on- Wye: PCCS.

Fröhlich-Gildhoff, K. (2009): Gewalttätige Kinder und Jugendliche – Ein Forschungssurvey zu den Ursachen und ein personzentriertes Interventionskonzept. In: Behr, M./Hölldampf, D./Hüsson, D. (Hrsg): Psychotherapie mit Kindern und Jugendlichen. Personzentrierte Methoden und interaktionelle Behandlungskonzepte. S. 219-240. Göttingen: Hogrefe.

Fröhlich-Gildhoff, K. (2011): Personzentrierte (pädagogische und therapeutische) Arbeit mit Kindern und Jugendlichen. In: Wakolbinger, C./Katsivelaris, M./Reisel, B./Naderer, G.: Die Erlebnis- und Erfahrungswelt unserer Kinder. Vorträge und Workshops der 3. Internationalen Fachtagung für klienten-/personzentrierte Kinder- und Jugendlichenpsychotherapie. S. 129-142. Norderstedt: Books on Demand.

Fröhlich-Gildhoff, K./Hanne, K. (2002): Frühe Beziehungsstörungen bei Kindern und Jugendlichen. In: Boeck-Singelmann, C./Ehlers, B./Hensel, T./Kemper, F./Monden-Engelhardt, C. (Hrsg.): Personzentrierte Psychotherapie mit Kindern und Jugendlichen. Bd. 1, S. 369-389. 2. überarbeitete u. erw. Auflage. Göttingen: Hogrefe.

Fröhlich-Gildhoff, K./Jürgens-Jahnert, S. (2010): Kinder mit ADHS-Symptomen. Betrachtungen aus einer integrierenden entwicklungspsychologischen und personzentrierten Perspektive. Gesprächspsychotherapie und Personzentrierte Beratung, 3, S. 162-170.

Fröhlich-Gildhoff, K./Rönnau, M./Dörner, T./Jaede, W. (2008): Kinder Stärken! Ein Kooperationsprojekt zur Förderung der seelischen und körperlichen Widerstandskraft (Resilienz) von Kindern. In: Scheuerer-Englisch, H./Hundsalz, A./Menne, K. (Hrsg.): Jahrbuch für Erziehungsberatung Band 7. S. 95-112. Weinheim: Beltz Juventa.

Fröhlich-Gildhoff, K./Rönnau-Böse, M. (2012): Die Wirksamkeit personzentrierter Kinderpsychotherapie bei Kindern mit einer Angststörung. Person, 16 (1), S. 71-83.

Fröhlich-Gildhoff, K./Rönnau-Böse, M. (2014): Resilienz. 3. aktualisierte Auflage. Stuttgart: UTB.

Fröhlich-Gildhoff, K./Rose, H.U. (2012): Störungen des Sozialverhaltens - Handlungsleitlinien zur Behandlung bei Personzentrierter Psychotherapie mit Kindern und Jugendlichen und Bezugspersonen. Person, 16 (1), S. 46-58.

Fthenakis, W.E. u. a. (1995): Gruppeninterventionsprogramm für Kinder mit getrennt lebenden oder geschiedenen Eltern. Weinheim: Beltz.

Füßner, M./Döring, E./Steinhauser, H./v. Zülow, C. (2012): Angststörungen - Handlungsleitlinien bei Personzentrierter Psychotherapie mit Kindern und Jugendlichen und Bezugspersonen. Person, 16 (1), 13-31.

Gahleitner, S. B. (2005): Neue Bindungen wagen. Beziehungsorientierte Therapie bei sexueller Traumatisierung. München: Reinhardt.

Gahleitner, S. B. (2008): Bindungstheorie und personzentrierte Beziehungsgestaltung: Überlegungen zu einem ‚allgemeinen Wirkfaktor'. Person, 12 (1), S. 46 - 57.

Gahleitner, S. B. (2011a): Neue Bindungen wagen: Personzentrierte Beziehungsgestaltung in der therapeutischen Arbeit mit traumatisierten Kindern und Jugendlichen. In: Wakolbinger, C./Katsivelaris, M./Reisel, B./Naderer, G.: Die Erlebnis- und Erfahrungswelt unserer Kinder. Vorträge und Workshops der 3. Internationalen Fachtagung für klienten-/personzentrierte Kinder- und Jugendlichenpsychotherapie. S. 21-38. Norderstedt: Books on Demand.

Gahleitner, S. B./Fröhlich-Gildhoff, K. /Wetzorke, F./Schwarz, M. (Hrsg.) (2011b): Ich sehe was, was Du nicht siehst....Gemeinsamkeiten und Unterschiede der verschiedenen Perspektiven in der Kinder- und Jugendlichenpsychotherapie. Stuttgart: Kohlhammer.

Gahleitner, S. B./Reichel, R. /Schigl, B./Leitner, A. (Hrsg.) (2014): Wann sind wir gut genug? Selbstreflexion, Selbsterfahrung und Selbstsorge in Psychotherapie, Beratung und Supervision. Weinheim: Beltz Juventa.

Gahleitner, S./Hensel, T./Baierl, M./Kühn, M./Schmid, M. (Hrsg.) (2014): Traumapädagogik in psychosozialen Handlungsfeldern: Ein Handbuch für Jugendhilfe, Schule und Klinik. Stuttgart: Vandenhoeck & Ruprecht.

Garber, S.W. & Spizman, R. F. (1993): Monsters Under the Bed and Other Childhood Fears: Helping Your Child Overcome Anxieties, Fears, and Phobias. New York: Villard.

Gauda, G. (2007): Theorie und Praxis des therapeutischen Puppenspiels. Norderstedt: Books on demand.

Gawrilow, C. (2012): Lehrbuch ADHS: Modelle, Ursachen, Diagnose, Therapie. Stuttgart: Reinhardt.

Geldard, K./Geldard, D. (1998): Counseling Children. London: Sage.

Gendlin, E. T./Wiltschko, J. (2007): Focusing in der Praxis. Eine schulenübergreifende Methode für Psychotherapie und Alltag. 3. Auflage Stuttgart: Klett-Cotta.

Gerndt, C. (1997): Das Spiel mit den Seifenblasen. Überlegungen zu Geschichte, Bedeutung und musealer Umsetzung von Kinderspiel. Magisterarbeit. Albert-Ludwigs-Universität, Freiburg.

Gerndt, C. (2011): Der Hund im Kühlschrank. Eine Anleitung zur lebendigen und bewussten Kommunikation. München: Südwest.

Gesellschaft für Personzentrierte Psychotherapie und Beratung (GwG) e.V. Melatengürtel 125a, 50825 Köln. www.gwg-ev.org
Gier, R. (2004): Die Bildsprache der ersten Jahre verstehen. Kösel
Ginott, H.G. (1966): Gruppenpsychotherapie mit Kindern. Theorie und Praxis der Spieltherapie. Weinheim: Beltz.
Goetze, H. (2001): Handbuch der personenzentrierten Spieltherapie. Göttingen: Hogrefe.
Goetze, H. (2009): Filialtherapie – Konzepte, Praxis und Wirksamkeit. In: Behr, M./Hölldampf, D./Hüsson, D. (Hrsg): Psychotherapie mit Kindern und Jugendlichen. Personzentrierte Methoden und interaktionelle Behandlungskonzepte. S. 78-98. Göttingen: Hogrefe.
Goetze, H. (2009): Metapherngeschichten – Über das Erfinden von Geschichten für Spieltherapieklienten. In: Behr, M./Hölldampf, D./Hüsson, D. (Hrsg): Psychotherapie mit Kindern und Jugendlichen. Personzentrierte Methoden und interaktionelle Behandlungskonzepte. S. 137-150. Göttingen: Hogrefe.
Goetze, H. (2012): Personzentrierte Spieltherapie – persönliche Rückblicke und Perspektiven. Gesprächspsychotherapie und Personzentrierte Beratung. 43 (3). S. 142-150.
Goetze, H. (2013): Familien spielend helfen: Mit der Filialtherapie elterliche Ressourcen stärken. Weinheim: Beltz Juventa.
Goetze, H./Jaede, W. (1974): Die nicht-direktive Spieltherapie. München.
Gontard, A.von (2013): Theorie und Praxis der Sandspieltherapie. Ein Handbuch aus kinderpsychiatrischer und analytischer Sicht. 2. Auflage. München: Kohlhammer.
Gordon, D. (1986): Therapeutische Metaphern. Paderborn: borgman.
Gordon, T. (1989): Familienkonferenz in der Praxis. Hamburg (TB).
Gordon, T. (1989): Familienkonferenz. Hamburg (TB).
Görlitz, G. (1993): Kinder ohne Zukunft. Stuttgart: Pfeiffer bei Klett-Cotta.
Görtz-Dorten, A./Döpfner, M. (2010): Therapieprogramm für Kinder mit aggressivem Verhalten (THAV). Göttingen: Hogrefe.
Gottman, J. (1999): Kinder brauchen emotionale Intelligenz. München (TB).
Graichen, J. (1979): Zum Begriff der Teilleistungsstörungen. In: Lempp, R. (Hrsg.): Teilleistungsstörungen im Kindesalter. S. 43-62. Bern: Huber.
Gratzer. W. (1993): Mit Aggressionen umgehen. Braunschweig: Westermann.
Grawe, K./Donate R./Bernauer, F. (1994): Psychotherapie im Wandel: Von der Konfession zur Profession. Göttingen: Hogrefe.
Grawe, K./Grawe-Gerber, M. (1999): Ressourcenaktivierung. Ein primäres Wirkprinzip der Psychotherapie. Psychotherapeut, 44 (1999), S. 63-73.
Greenberg, L.S. (2011): Emotionsfocussierte Therapie. München: Reinhardt.
Greenwald, R. (2001): EMDR in der Psychotherapie mit Kindern und Jugendlichen. Ein Handbuch. Paderborn: Junferman.
Groddeck, N. (2002): Carl Rogers. Wegbereiter der modernen Psychotherapie. Darmstadt: Wissenschaftliche Buchgesellschaft.
Groddeck, N. (2002): Klientenzentrierte Kunsttherapie mit Kindern und Jugendlichen. In: Boeck-Singelmann, C. u. a. (Hrsg.): Personzentrierte Psychotherapie mit Kindern und Jugendlichen. Band 2. S. 305-350. Göttingen: Hogrefe.
Grossmann, D./Gaetano, G. de (2002): Wer hat unseren Kindern das Töten beigebracht? Ein Aufruf gegen Gewalt in Fernsehen, Film und Videospielen. Stuttgart: Verlag freies Geistesleben.
Grossmann, K. (1999): Kontinuität und Konsequenzen der frühen Bindungsqualität während des Vorschulalters. In: Spangler, G./Zimmermann, P. (Hrsg.): Die Bindungstheorie. S. 191-202. Stuttgart: Klett-Cotta.

Grossmann, K./Grossmann K. E. (2012): Bindungen – das Gefüge psychischer Sicherheit. 5. überarbeitete Auflage. Stuttgart: Klett-Cotta.

Grossmann, K./Grossmann, K.E. (1991): Ist Kindheit doch Schicksal? Psychologie heute, 8 (1991), S. 21-27.

Grossmann, K.E./August, P./Fremmer-Bombik, E./Friedl, A./Grossmann, K./ Scheuerer-Englisch, H./Spangler, H./Stephan, C./Süß, G. (1989): Die Bindungstheorie: Modell und entwicklungspsychologische Forschung. In: Keller, H. (Hrsg.): Handbuch der Kleinkindforschung, S. 31-55. 4. Auflage 2011. Bern: Huber.

Grossmann, K.E./Grossmann, K. (1994): Bindungstheoretische Grundlagen psychologisch sicherer und unsicherer Entwicklung. Gesprächspsychotherapie und Personzentrierte Beratung, 96 (1994), S. 26-41.

Grundmann, H. (2010): Wir sind immer für Dich da! Wenn Mama und Papa sich trennen. Münster: Coppenrath.

Grützner, W./Kulisch, E./Langenmayr, A. (2002): Gruppenpsychotherapie bei Kindern aus Scheidungsfamilien und ihren Eltern. In: Boeck-Singelmann, C. u. a. (Hrsg.): Personzentrierte Psychotherapie mit Kindern und Jugendlichen. Band 2. S. 211-238.

Gutberlet, M. (2013): Schülerzentrierter Unterricht im Sinne von Carl Rogers: Zwei Lehrer führen durch ein Lern-Land der anderen Art. In: Gesprächspsychotherapie und Personzentrierte Beratung. 44 (1). 21-24.

Hahn, K./Müller, F.-W. (Hrsg.) (1993): Systemische Erziehungs- und Familienberatung. Mainz: Matthias-Grünewald-Verlag.

Hammer, A. (2011): „Gibt es dich noch?“ Beziehungsaufbau in der Therapie mit emotional instabilen Jugendlichen. In: Wakolbinger, C./Katsivelaris, M./Reisel, B./Naderer, G.: Die Erlebnis- und Erfahrungswelt unserer Kinder. Vorträge und Workshops der 3. Internationalen Fachtagung für klienten-/personzentrierte Kinder- und Jugendlichenpsychotherapie. S. 107-128. Norderstedt: Books on Demand.

Harlow, H.F./Zimmermann, R.R. (1958): The development of affective responsiveness in infant monkeys. Proceedings of the American Philosophical Society, 102 (1958), S. 501-509.

Hart, O. van der (1999): Abschiedsrituale in der Psychotherapie. Stuttgart: Klett-Cotta.

Hartmann, T. (2009): Eine andere Art, die Welt zu sehen. Das Aufmerksamkeits-Defizit-Syndrom. 12. Auflage. Lübeck: Schmidt-Römhild.

Heckhausen, H. (1964): Entwurf einer Psychologie des Spiels. Psychologische Forschung. 27 (1964), S. 313-397.

Heekerens, H-P. (2002): Wirksamkeit der personzentrierten Kinder- und Jugendlichenpsychotherapie. In: Boeck-Singelmann, C. , Ehlers, B., Hensel, T., Kemper, F., Monden-Engelhardt, C. (Hrsg.): Personzentrierte Psychotherapie mit Kindern und Jugendlichen. Bd. 1, S. 195-207. 2. überarb. und erw. Auflage. Göttingen: Hogrefe.

Heinemann, E./Hopf, H. (2006): AD(H)S: Symptome - Psychodynamik - Fallbeispiele - psychoanalytische Theorie und Therapie. Stuttgart: Kohlhammer.

Heinerth, K. (2000): Von der akuten zur Posttraumatischen Belastungsreaktion: Eine stresstheoretische Grundlegung zum Verständnis und zur klientenzentrierten Intervention. München, Psychologische Arbeiten und Berichte (PAB) der Ludwig-Maximilian-Universität.

Hendriksen, J. (2011): Intervision. Beratung in sozialer Arbeit und Schule. 3. Auflage. Weinheim: Beltz Juventa.

Hengstenberg, E. (1993): Entfaltungen. 2. Auflage. Freiburg: Arbor.

Hensel, T. (2002): Verbalisieren als empathisches Verstehen in der personzentrierten Kinderpsychotherapie. In: Boeck-Singelmann, C. u. a. (Hrsg.): Personzentrierte Psychotherapie mit Kindern und Jugendlichen. Band 1, S. 285-314. 2. Auflage. Göttingen: Hogrefe.

Hensel, T./Meusers, M. (Hrsg.) (2006): EMDR mit Kindern und Jugendlichen: Ein Handbuch. Göttingen: Hogrefe.

Hetzer, H. (1979): Entwicklung des Spielens. In: Hetzer/Todt/Seiffge-Krenke/Arbinger (Hrsg.): Angewandte Entwicklungspsychologie des Kindes- und Jugendalters. Heidelberg.

Hinderer, P./Kroth, M. (2005): Kinder bei Tod und Trauer begleiten: Konkrete Hilfestellungen in Trauersituationen für Kindergarten, Grundschule und zu Hause. 2. Auflage. Münster: Ökotopia.

Hinz, A./Behr, M. (2002): Biografische Rekonstruktionen und Reflexionen. Zum 100. Geburtstag von Carl Rogers. Gesprächspsychotherapie und Personzentrierte Beratung. 3, S. 197-210.

Hobday, A./Ollier, K. (2011): Helfende Spiele. Kreative Lebens- und Konfliktberatung von Kindern und Jugendlichen. 3. Auflage. Weinheim: Beltz Juventa.

Hockel, C. M. (2002): Das Spielerleben als Entwicklungsraum – mit einem Fall von Depression im Kindesalter. In: Boeck-Singelmann, C./Ehlers, B./Hensel, T./Kemper, F./Monden-Engelhardt, C. (Hrsg.): Personzentrierte Psychotherapie mit Kindern und Jugendlichen. Bd. 1, S.211-236. 2. überarbeitete u. erw. Auflage. Göttingen: Hogrefe.

Hockel, C. M. (2003): Angstbewältigung und ein Fall von Zwangserkrankung im Jugendalter. In: Boeck-Singelmann, C., Hensel, T, Jürgens-Jahnert, J., Monden-Engelhardt, C. (Hrsg.): Personzentrierte Psychotherapie mit Kindern und Jugendlichen. Bd. 3, S. 203-236. Göttingen: Hogrefe.

Hockel, C. M: (2011a): Grenzsetzung in der Kinder- und Jugendlichenpsychotherapie. In: Wakolbinger, C./Katsivelaris, M./Reisel, B./Naderer, G.: Die Erlebnis- und Erfahrungswelt unserer Kinder. Vorträge und Workshops der 3. Internationalen Fachtagung für klienten-/ personzentrierte Kinder- und Jugendlichenpsychotherapie. S. 143-180. Norderstedt: Books on Demand.

Hockel, C. M. (2011b): Personzentrierte Kinderpsychotherapie. München: Ernst Reinhardt.

Hofer, M. (1996): Pädagogische Psychologie als Wissenschaft und als beraterische Praxis. In: Hofer, M./Wild, E./Pikowski, B. (Hrsg.): Pädagogisch-Psychologische Berufsfelder. Beratung zwischen Theorie und Praxis. S. 1-24. Bern.

Höger, D. (2006): Klientenzentrierte Therapietheorie. In: Eckert, J./Biermann-Ratjen, E.-M./ Höger, D. : Gesprächspsychotherapie. Lehrbuch für die Praxis. S. 117-138. (2. Auflage 2012). Berlin: Springer.

Hole, G. (1998): Die Therapeutische Hypnose. Formen, Möglichkeiten und Grenzen. Sonderbeilage der Milton Erickson Gesellschaft für Klinische Hypnose. Konrad Straße 16, 80801 München.

Hölldampf, D., Behr, M./Crawford, I. (2010): Effectiveness of Person-Centered and Experiential Psychotherapies with Children and Young People: a review of outcome studies. In Cooper, J., Watson, J.C., Hölldampf, D. (Eds.): Person-centered and Experiential Therapies Work. 16-44. Ross-on-Wye: PCCS.

Hölldampf, D./Behr, M. (2009): Wirksamkeit personzentrierter Kinder- und Jugendlichenpsychotherapie. In: Behr, M./Hölldampf, D./Hüsson, D. (Hrsg): Psychotherapie mit Kindern und Jugendlichen. Personzentrierte Methoden und interaktionelle Behandlungskonzepte. S. 319-339. Göttingen: Hogrefe.

Hölldampf, D./Behr, M. (2011): Wirksamkeit Personzentrierter Kinder- und Jugendlichenpsychotherapie. In: Wakolbinger, C./ Katsivelaris, M./Reisel, B./Naderer, G.: Die Erlebnis-

und Erfahrungswelt unserer Kinder. Vorträge und Workshops der 3. Internationalen Fachtagung für klienten-/personzentrierte Kinder- und Jugendlichenpsychotherapie. S. 365-394. Norderstedt: Books on Demand.

Hollerer, T. (2011): Arbeit mit Eltern und anderen wichtigen Bezugspersonen von ADHS-Kindern – Überlegungen aus personzentrierter Sicht. In: Wakolbinger, C./Katsivelaris, M./Reisel, B./Naderer, G. (Hrsg.): Die Erlebnis- und Erfahrungswelt unserer Kinder. Vorträge und Workshops der 3. Internationalen Fachtagung für klienten-/personzentrierte Kinder- und Jugendlichenpsychotherapie. S. 343-358. Norderstedt: Books on Demand.

Hollritt, D. (2003): Am liebsten würde ich alles wieder gut machen": Personzentrierte Spieltherapie mit einem fünfjährigen Mädchen mit Anpassungsstörung nach Trennung der Eltern. In: Boeck-Singelmann, C., Hensel, T, Jürgens-Jahnert, J., Monden-Engelhardt, C. (Hrsg.): Personzentrierte Psychotherapie mit Kindern und Jugendlichen. Bd. 3, S. 7-40. Göttingen: Hogrefe.

Holzer, A. (2006): Jugendliche in der Personzentrierten Psychotherapie. Eine Reflexion der Praxis. Person, 10 (2), 164-175.

Homeier, S./Schrappe, A. (2012): Flaschenpost nach irgendwo: Ein Kinderfachbuch für Kinder suchtkranker Eltern. 2. Auflage. Frankfurt a. M.: Mabuse-Verlag.

Homeier, S./Siegmann-Schroth, B. (2011): Aktion Springseil. Ein Kinderfachbuch für Kinder, deren Eltern sich getrennt haben. Frankfurt a. M.: Mabuse.

Homeier, S. (2006): Sonnige Traurigtage. Frankfurt a. M.: Mabuse-Verlag.

Hufnagel, G. (2003): Personzentrierte Kinder- und Jugendlichenpsychotherapie im Kontext von Heimerziehung. In: Boeck-Singelmann, C., Hensel, T, Jürgens-Jahnert, J., Monden-Engelhardt, C. (Hrsg.): Personzentrierte Psychotherapie mit Kindern und Jugendlichen. Bd. 3, S. 237-256. Göttingen: Hogrefe.

Hufnagel, G./Fröhlich-Gildhoff, K. (2002): Die Entstehung seelischer Störungen – betrachtet aus einer personzentrierten und entwicklungspsychologischen Perspektive. In: Boeck-Singelmann, C. u. a. (Hrsg.): Personzentrierte Pschychotherapie mit Kindern und Jugendlichen. Band 1. S. 35-80. Göttingen: Hogrefe.

Hundsalz, A. (1998): Beratung, Psychotherapie oder Psychologische Beratung? Zum Profil therapeutischer Arbeit in der Erziehungsberatung. Praxis der Kinderpsychologie und Kinderpsychiatrie, 47 (1998), S. 157-173.

Hundsalz, A. (2008): Erziehungsberatung zeigt Profil. Aktuelle Konzepte einer Institution. In: Scheuerer-Englisch, H./Hundsalz, A./Menne, K. (Hrsg.): Jahrbuch der Erziehungsberatung. Band 7. S. 15-32. Weinheim: Juventa

Hurrelmann, K./Rixius, N./Schirp, H. (1999): Gewalt in der Schule. Ursachen, Vorbeugung, Intervention. Weinheim: Beltz Juventa.

Hüsson, D. (2009): Sexuell missbrauchte Kinder und Jugendliche – Differenzielles Vorgehen in der Personzentrierten Psychotherapie. In: Behr, M./Hölldampf, D./Hüsson, D. (Hrsg): Psychotherapie mit Kindern und Jugendlichen. Personzentrierte Methoden und interaktionelle Behandlungskonzepte. S. 243-264. Göttingen: Hogrefe.

Hüsson, D. (2011): Personzentrierte Therapie mit traumatisierten Kindern und Jugendlichen. In: Wakolbinger, C./Katsivelaris, M./Reisel, B./Naderer, G.: Die Erlebnis- und Erfahrungswelt unserer Kinder. Vorträge und Workshops der 3. Internationalen Fachtagung für klienten-/personzentrierte Kinder- und Jugendlichenpsychotherapie. S. 239-256. Norderstedt: Books on Demand.

Hüsson, D. (2012): Beendigungsphase in der personzentrierten Kinder- und Jugendlichenpsychotherapie. Person, 16 (2), S. 121-129.

Hüsson, D./Döring, E./Riedel, K. (2012): Traumafolgestörungen - Handlungsleitlinien für die Personzentrierte Psychotherapie mit Kindern, Jugendlichen und Bezugspersonen. Person, 16 (1),59-70.

Hüther, G. (2012): Biologie der Angst. Wie aus Stress Gefühle werden. 15. Auflage. Göttingen: Vandenhoeck & Ruprecht.

Hüther, G./Bonney, H. (2013): Neues vom Zappelphilipp: ADS verstehen, vorbeugen und behandeln. Weinheim: Beltz.

Hyams, H-U. (2002): Kinder wollen keine Scheidung. Stuttgart: Klett-Cotta.

Imber-Black, E./Roberts, J./Whiting, R.A. (2006): Rituale. Rituale in Familie und Familientherapie. 5. Auflage. Heidelberg: Carl Auer.

Internationale Klassifikation psychischer Störungen. ICD-10 Kapitel V (F) (1999): In: Dilling, H./Mombour, W./Schmidt, M. H. (Hrsg.): World Health Organiziation. 3. Auflage. Bern: Hans Huber.

Irblich, D. (2003): „Bau mir ein Haus!“ Falldarstellung einer personenzentrierten Psychotherapie mit einem geistig behinderten Jungen. In: Boeck-Singelmann u. a. (Hrsg.): Personzentrierte Psychotherapie mit Kindern und Jugendlichen. Band 3, S. 163-202. Göttingen: Hogrefe.

Irwin, E. C. (1983): The diagnostic and therapeutic use of pretend play. In: Schaefer, Ch. E./ O'Conner K. J. (Hrsg.): Handbook of Play Therapy. S. 148-173. New York: John Wiley & Sons.

Iseli, C. (2006): Empathie in der Psychotherapie mit Kindern und Jugendlichen. Person, 10 (2), S. 118-130.

Jacob, A. (2002): Bild und Vision in der personzentrierten Psychotherapie mit Kindern und Jugendlichen. In: Boeck-Singelmann, C. u. a. (Hrsg.): Personzentrierte Psychotherapie mit Kindern und Jugendlichen. Band 2. 2. überarb. u. erw. Auflage. Göttingen, S. 287-302.

Jaede, W. (1993): Trennungs- und Scheidungsberatung in Erziehungsberatungsstellen unter besonderer Berücksichtigung kindlicher Entwicklungskriterien. Praxis der Kinderpsychologie und Kinderpsychiatrie, 42 (1993), S. 42-49.

Jaede, W. (2002): Der entwicklungsökologische Ansatz in der personzentrierten Kinder- und Jugendlichenpsychotherapie. In: Boeck-Singelmann, C. u. a. (Hrsg.): Personzentrierte Psychotherapie mit Kindern und Jugendlichen. Band 1, S. 123-150. 2. überarb. u. erw. Auflage. Göttingen: Hogrefe.

Jaede, W. (2006): Was Scheidungskindern Schutz gibt. Wie sie unbeschädigt durch die Krise kommen. Freiburg: Herder.

Jaede, W./Wolf, J./Zeller-König, B. (1996): Gruppentraining mit Kindern aus Trennungs- und Scheidungsfamilien. Weinheim: Beltz.

Jenny, B. (2011): KOMPASS – Personzentriertes Kompetenztraining in der Gruppe für Jugendliche mit Autismus-Spektrum-Störungen am Beispiel der Module „Nonverbale Kommunikation“ und „Small Talk“. In: Wakolbinger, C./ Katsivelaris, M./Reisel, B./Naderer, G.: Die Erlebnis- und Erfahrungswelt unserer Kinder. Vorträge und Workshops der 3. Internationalen Fachtagung für klienten-/personzentrierte Kinder- und Jugendlichenpsychotherapie. S. 21-38. Norderstedt: Books on Demand.

Jenny, B./Käppler, C. (2009): Gruppentherapie – Konzept, Vorgehen und Evaluation einer Gruppenbehandlung bei Kindern mit sozialen und emotionalen Problemen. In: Behr, M./ Hölldampf, D./Hüsson, D. (Hrsg): Psychotherapie mit Kindern und Jugendlichen. Personzentrierte Methoden und interaktionelle Behandlungskonzepte. S. 101-120. Göttingen: Hogrefe.

Jürgens-Jahnert, S./Boeck-Singelmann, C./Monden-Engelhardt, C./Zebiri, K. (2012): Depressive Störungen – Handlungsleitlinien für die Personzentrierter Psychotherapie mit Kindern, Jugendlichen und Bezugspersonen. Person, 16 (1), 32-45.

Jürgens-Jahnert, S. (2002): Ätiologie und Behandlung der kindlichen Enuresis aus personzentrierter Sicht. In: Boeck-Singelmann, C./Ehlers, B./Hensel, T./Kemper, F./Monden-Engelhardt, C. (Hrsg.): Personzentrierte Psychotherapie mit Kindern und Jugendlichen. Bd. 1, S.339-368. 2. überarbeitete u. erw. Auflage. Göttingen: Hogrefe.

Jürgens-Jahnert, S. (2002): Therapieeinleitung und Diagnostik in der personzentrierten Psychotherapie mit Kindern und Jugendlichen: einige theoretische Überlegungen und praktische Anwendungen. In: Boeck-Singelmann, C. u. a. (Hrsg.): Personzentrierte Psychotherapie mit Kindern und Jugendlichen. Band 2, S. 257-286. Göttingen: Hogrefe.

Jürgens-Jahnert, S. (2011): Selbststrukturstörungen bei Kindern und Jugendlichen. In: Wakolbinger, C./Katsivelaris, M./Reisel, B./Naderer, G. (Hrsg.): Die Erlebnis- und Erfahrungswelt unserer Kinder. Vorträge und Workshops der 3. Internationalen Fachtagung für klienten-/personzentrierte Kinder- und Jugendlichenpsychotherapie. S. 83-106. Norderstedt: Books on Demand.

Just, H. (1982): Klientenzentrierte Spieltherapie mit aggressiven Kindern. In: Benecken, J. (Hrsg.): Kinderspieltherapie. S. 149-179. Stuttgart: Kohlhammer.

Juul, J. (1997): Das kompetente Kind. Reinbek: rororo.

Kakar-Oel, A. (1999): Verhaltenstherapie und TAEK-WON-DO. Psychotherapie in Psychiatrie, Psychotherapeutischer Medizin und Klinischer Psychologie. Bd. 4, 1 (1999), S. 28-31.

Kalff, D.M. (2000): Sandspiel. Seine therapeutische Wirkung auf die Psyche. 4. Auflage. München: Ernst Reinhardt.

Karch, D. (1989): Teilleistungsstörungen. In: Karch, D. u. a. (Hrsg.): Normale und gestörte Entwicklung. S. 79-90. Berlin: Springer.

Katz-Bernstein, N. (1996): Das Konzept des Safe Place – ein Beitrag zur Praxeologie Integrativer Kinderpsychotherapie. In: Metzmacher, B./Petzold, H./ Zaepfel, H. (Hrsg.): Praxis der Integrativen Kindertherapie: Integrative Kindertherapie in Theorie und Praxis. Bd. 2, S. 111-141. Paderborn: Junferman.

Kellogg, R. (1969): Analysing Children's Art. Palo Alto: Muller.

Kemper, F. (2002): Personzentrierte Familienspieltherapie – am Beispiel einer Familie mit einem zähneknirschenden Knaben. In: Boeck-Singelmann, C. u. a. (Hrsg.): Personzentrierte Psychotherapie mit Kindern und Jugendlichen, Band 2. Göttingen, S. 93-158.

Kesper, G./Hottinger, C. (2007): Mototherapie bei Sensorischen Integrationsstörungen. Eine Anleitung zur Praxis. 7. Auflage. München: Ernst Reinhardt.

Keys, S./Walshaw, T.: Person-Centred Work with Children and Young People. UK practitioner perspectives. Ross-on-Wye: PCCS Books.

Keyserlingk, L.v. (1999): Geschichten gegen die Angst. Freiburg.

Keyserlingk, v. L. (2006): Die schönsten Geschichten für die Kinderseele. Freiburg: Herder.

Kiesling, U. (2013): Sensorische Integration im Dialog: Verstehen lernen, ins Gleichgewicht zu kommen. 9. Auflage. Dortmund: verlag modernes lernen.

Kilb, R./Weidner, J./Gall, R. (2013): Konfrontative Pädagogik in der Schule: Anti-Aggressivitäts- und Coolnesstraining (Pädagogisches Training). (3. Auflage). Weinheim: Beltz Juventa.

Kiphard, E. J. (1994): Mototherapie Teil 2. 4. Auflage. Dortmund: borgmann.

Kiphard, E. J. ([2]1997): Das hyperaktive Kind aus psychomotorischer Sicht. In: Passolt, M. (Hrsg.): Hyperaktive Kinder: Psychomotorische Therapie. S. 64-84. 3. Auflage 2003. München: Ernst Reinhardt.

Klees, K. (2002): Kindzentrierte Beratung für Kinder in Notsituationen. Teil 1. Gesprächspsychotherapie und Personzentrierte Beratung. 1, S. 27-37.

Klees, K. (2003): Kindzentrierte Beratung für Kinder in Notsituationen. Teil 2. Gesprächspsychotherapie und Personzentrierte Beratung, 2, S. 85-91.

Klein, A. (2012): Resilienz und protektive Faktoren: Sozialpädagogische Hilfen für Kinder und Jugendliche am Beispiel einer stationären Jugendhilfeeinrichtung. Heidelberg: Carl Auer.

Klenk, V./Klenk, C. (2009): Als Idas Mama die Farben verlor. Hitzacker: edition per ce val.

Klosinski, G. (1988): Das 10-Wünsche-Fantasiespiel. Gedanken und Erfahrungen zum projektiven Fragen am Beginn des therapeutischen Dialoges mit Kindern und Jugendlichen. Acta Paedopsychiat, 51 (1988), S. 164-171.

Klosinski, G. (Hrsg.) (1991): Pubertätsriten. Bern: Hans Huber.

Knudsen, K. (2010): „Ins Gelingen verliebt sein und nicht ins Scheitern". Ressourcen und Stärken von ADHS-Kindern. In: Bundesarbeitsgemeinschaft der Kinderschutz-Zentren e.V. (Hrsg.): ADHS – Diagnostik und Hilfen für betroffene Kinder und Jugendliche und ihre Eltern. S. 231-237. Die Kinderschutz-Zentren, Bonner Str. 145, 50968 Köln.

Koch, C./Strecker, C. (2011): Kindern bei Trennung und Scheidung helfen: Psychologischer und juristischer Rat für Eltern. Weinheim: Beltz.

Koch, K. (2003): Der Baumtest: Der Baumzeichenversuch als psychodiagnostisches Hilfsmittel. 11. Auflage. Bern: Hans Huber.

Korittko, A. (2011): Wenn die Trauma-Vergangenheit in die Gegenwart springt. Frühkindliche Traumatisierungen bei Pflegekindern und ihre Folgen. In: Bundesarbeitsgemeinschaft der Kinderschutz-Zentren (Hrsg): Zwischen Traumkind und Trauma. Vorraussetzungen für gelingende Beziehungen in Pflege- und Adoptionsfamilien. Köln. S. 55-71.

Kormann, G./Saur, B. (2002): Personzentrierte Mototherapie mit verhaltensauffälligen Kindern. In: Boeck-Singelmann, C./Ehlers, B./Hensel, T./Kemper, F./Monden-Engelhardt, C. (Hrsg.): Personzentrierte Psychotherapie mit Kindern und Jugendlichen. Bd. 2, S.351-370. Göttingen: Hogrefe.

Kormann, G./Saur, B. (2003): HKS und personzentrierte Mototherapie: Fallbeispiel Claudio. In: Boeck-Singelmann, C/Hensel,T./Jürgens-Jahnert, S./Monden-Engelhardt, C. (Hrsg.): Personzentrierte Psychotherapie mit Kindern und Jugendlichen. Bd. 3: Störungsspezifische Falldarstellungen, S. 133-162. Göttingen: Hogrefe.

Kos, M./Biermann, G (1995): Die verzauberte Familie. 5. Auflage 2002.

Krähenbühl, A./Schramm-Geiger, J./Brandes-Kessel, J. (2000): Meine Kinder, deine Kinder, unsere Familie. Hamburg: rororo.

Krause, M.P. (2002): Gesprächspsychotherapie und Beratung mit Eltern behinderter Kinder. München: Ernst Reinhardt.

Krenz, A. (1997): Was Kinderzeichnungen erzählen. Freiburg: Herder.

Kriz, J. (2013): Humanistische Psychotherapie im Kontext des deutschen Gesundheitssystems. Gesprächspsychotherapie und Personzentrierte Beratung. 44 (2). S. 64-71.

Krotwatschek, D./Hengst, U. (2010): Mit dem Zauberteppich unterwegs: Entspannung in Schule und Gruppe und Therapie für Kinder und Jugendliche. Dortmund: borgmann

Krotwatschek, D./Theiling, U. (2012): Geschichten von der Fly. Entspannung für unruhige, unauffällige, übermütige und ängstliche Kinder. 2. Auflage. Dortmund: borgmann.

Krowatschek, D. (2012): Wut – Wie Sie mit Aggressionen Ihres Kindes umgehen. Ostfildern: Patmos.

Krowatschek, D./Domsch, H. (2011): Stressfrei in die Schule: Ängste überwinden. 2. Auflage. Ostfildern: Patmos.

Krowatschek, D./Krowatschek, G. (2011): Das ADS-Trainingsbuch 2: Band 2: Soziales Lernen mit ADS-Kindern (1. bis 6. Klasse). 6. Auflage. Aol-Verlag in der Aap Lehrerfachverlage GmbH.

Krowatschek, D./Krowatschek, G./Hengst, U. (2013b): Das ADS-Trainingsbuch 1: Methoden, Strategien und Materialien für den Einsatz in der Schule. 7. Auflage. Aol-Verlag in der Aap Lehrerfachverlage GmbH.

Krowatschek, D./Wingert, G. (2013a): Marburger Verhaltenstraining (MVT): ADS/ADHS - Materialien für Diagnostik und Gruppentraining in Schule und Therapie. 5. Auflage. Dortmund: borgmann.

Krucker, W. (1997): Spielen als Therapie – ein szenisch-analytischer Ansatz zur Kinderpsychotherapie. München: Pfeiffer.

Kunze, D. (2008): Das Personzentrierte Konzept in Beratung und Pädagogik. In: Freyberger, H. J./Loew, T. H./Richter, R. (Hrsg.): Psychodynamische Psychotherapie. 7. Jg. Nr. 3, S. 179-190.

Ladwig, B. (2010): Eine Generation wird krankgeschrieben?! Was steckt hinter ADHS? In: Bundesarbeitsgemeinschaft der Kinderschutz-Zentren e.V. (Hrsg.): ADHS – Diagnostik und Hilfen für betroffene Kinder und Jugendliche und ihre Eltern. S. 17-25. Die Kinderschutz-Zentren, Bonner Str. 145, 50968 Köln.

Lambert, M. J./Barley, D.E. (2002): Research summary on the therapeutic relationship and psychotherapy outcome. In Norcross, J.C. (Ed.): Psychotherapy relationships that work: Therapists contributions and responsiveness to patients. pp. 17-36. Oxford: University Press.

Landreth, G. (2012): Play therapy. The Art of the Relationship. 3. überarbeitete Auflage. New York: Routledge.

Landreth, G. L. (Hrsg.) (2001): Innovations in Play Therapy: Issues, process, and special populations. New York:Routledge.

Landreth, G. L./Bratton, S. (2005): Child Parent Relationship Therapy (CPRT): A 10-session filial therapy model. New York: Routledge.

Landreth, G. L./Sweeney, D. S. (2001): Child-centered group play therapy. In: Landreth, G. L. (Eds.): Innovations in Play Therapy: Issues, process, and special populations. S. 181-202. New York: Routledge.

Langer, I./Langer, S. (2011): Jugendliche begleiten und beraten. München: Ernst Reinhardt.

Langosch, G./Müller, F.-W. (1998): Abenteuer Konflikt – frühe Gewaltprävention in Kindertagesstätten. Mainz: Grünewald.

Largo, R. H./Czernin, M. (2014): Glückliche Scheidungskinder. Was Kinder nach der Trennung brauchen. München: Piper.

Lattschar, B./Wiemann, I. (2013): Mädchen und Jungen entdecken ihre Geschichte: Grundlagen und Praxis der Biografiearbeit. 4. Auflage. Weinheim: Beltz Juventa.

Lauth, G. W./Schlottke, P.F. (2009): Training mit aufmerksamkeitsgestörten Kindern: Mit Online-Materialien für die klinische Praxis. 6. vollständig überarbeitete Auflage. Weinheim: Beltz.

Letzel, J./Heinrich, K. (2011): ADHS? Ein Buch von Kindern. Leipzig: Militzke.

Leuner, H./Horn, G./Klessmann, E. (1997): Katathymes Bilderleben mit Kindern und Jugen dlichen. 4. Auflage. München: Ernst Reinhardt.

Leuzinger-Bohleber, M. (2008): Psychoanalyse der Frühbeziehung – Embodiment –Neuroplastiziät – Frühprävention als gesellschaftliche Notwendigkeit angesichts von Trauma, Gewalt und sozialer Desintegration. Stuttgart: Kohlhammer.

Leuzinger-Bohleber, M./Brandl, Y./Hüther, G. (Hrsg.) (2006): ADHS – Frühprävention statt Medikalisierung. Göttingen: Vandenhoeck & Rupprecht.

Lewis, R. (1999): Leben heißt Staunen. Weinheim: Beltz.
Lude, W. (2002): Personzentrierte Gruppenpsychotherapie mit Kindern und Jugendlichen. In: Boeck-Singelmann, C. u. a. (Hrsg.): Personzentrierte Psychotherapie mit Kindern und Jugendlichen, Band 2, S. 159-182. Göttingen: Hogrefe.
Lühning, E./Ringeisen-Tannhof, P. (2003): Erziehungskurse für Eltern. Das Kursleiterprogramm Fit for Kids. Weinheim: Beltz.
Lux, M. (2007): Der Personzentrierte Ansatz und die Neurowissenschaften. München: Ernst Reinhardt.
Lux, M. (2008): Der Personzentrierte Ansatz und die Neurowissenschaften. In: Tuczai, M./ Stumm, G./Kimbacher, D./Nemeskeri, N. (Hrsg.): Offenheit und Vielfalt: Personzentrierte Psychotherapie. Grundlagen. Ansätze. Anwendungen. Düsseldorf: Krammer.
Luxburg, J.v. (1984): Kindzentrierte Spiel- und Kommunikationstheorie. Geistige Behinderung, 23 (1), S. 40-51.
Maar, N./Ballhaus, V. (2002): Papa wohnt jetzt in der Heinrichstrasse. Atlantis.
Mahler, M.S. (1989): Symbiose und Individuation. Stuttgart: Kohlhammer.
Main, M. (1999): Desorganisation im Bindungsverhalten. In: Spangler, G./Zimmermann, P. (Hrsg.): Die Bindungstheorie. S. 120-139. 6. Auflgage 2011. Stuttgart: Klett-Cotta.
Marquardt, E. (2007): Kind sein zwischen zwei Welten: Was im Inneren von Scheidungskindern vorgeht. 2. Auflage. Heidelberg: Junfermann.
Maxeiner, V. (1988): Märchenspiel als Gruppenpsychotherapie für behinderte Kinder. Praxis der Kinderpsychologie und Kinderpsychiatrie, 37 (1988), S. 252-257.
Meyer-Glitza, E. (2008): Ein Funkspruch von Papa. Therapeutische Geschichten zu Trennung und Verlust. 3. Auflage. Salzhausen: iskopress.
Meyer-Glitza, E. (2008): Jacob der Angstbändiger. Geschichten gegen Kinderängste. Salzhausen: iskopress.
Meyer-Glitza, E. (2010): Wenn Frau Wut zu Besuch kommt. Therapeutische Geschichten für impulsive Kinder. 6. Auflage. Salzhausen: Iskopress.
Miller, A. (1997): Das Drama des begabten Kindes und die Suche nach dem wahren Selbst. 2. Auflage. Frankfurt a.M.
Mills, J.C./Crowley, R.J. (1996): Therapeutische Metaphern für Kinder und das Kind in uns. 4. Auflage 2011. Heidelberg: Carl Auer.
Mogel, H. (2002): Spiel – ein Fundamentales Lebenssystem des Kindes. In: Boeck-Singelmann u. a. (Hrsg.): Personzentrierte Psychotherapie mit Kindern und Jugendlichen. Band 1, S. 237-258. Göttingen: Hogrefe.
Mogel, H. (^{2}1994): Psychologie des Kinderspiels. 3. aktual. u erweiterte Auflage 2008. Berlin: Springer.
Mohr-Modes, B. (2003). The Power of Play in the Lives of Preschool Children within Changing European and U.S. Societies. Post-Professional Master of Science Thesis in Occupational Therapy, University of Puget Sound, Tacoma, Washington, U.S.A. (unveröffentlicht).
Molcho, S. (2012): Körpersprache der Kinder. München: Ariston.
Monden-Engelhardt, C. (2002): Zur personzentrierten Psychotherapie mit Jugendlichen. In: Boeck-Singelmann, C. u. a. (Hrsg.): Personzentrierte Psychotherapie mit Kindern und Jugendlichen, Band 2, S. 9-72. Göttingen: Hogrefe.
Monden-Engelhardt, C. (2008): Überraschend und herausfordernd. Beziehungsaufnahme mit Jugendlichen und jungen Erwachsenen in der Psychotherapie. In: Gesprächspsychotherapie und Personzentrierte Beratung. 39. Jg. 2, S. 66-74.
Mosch, E. v. (2011): Mamas Monster: Was ist nur mit Mama los? Kindern Depression erklären. 4. Auflage. Bonn: Balance Buch und Medien.
Motschnig, R./Nykl, L. (2009): Konstruktive Kommunikation. Stuttgart: Klett-Cotta.

Mrochen, S. (2002): Bewertung und Akzeptanz. Eine Herausforderung in Erziehung und Psychotherapie. In: Boeck-Singelmann, C. u.a. (Hrsg.): Personzentrierte Psychotherapie mit Kindern und Jugendlichen. Band 1, S. 239-254. Göttingen: Hogrefe.

Mrochen, S./Bierbaum, H. (1997): Einige Grundlagen der Kinderhypnose. In: Mrochen, S./ Holtz, K.-L./Trenkle, B. (Hrsg.): Die Pupille des Bettnässers. Hypnotherapeutische Arbeit mit Kindern und Jugendlichen. S. 10-29. 7. Auflage 2009. Heidelberg: Carl Auer.

Mrochen, S./Vogt-Hillmann, M. (1999): Teilearbeit mit Handpuppen. In: Vogt-Hillmann, M. & Burr, W. (Hrsg.): Kinderleichte Lösungen. Lösungsorientierte Kreative Kindertherapie. S. 201-216. 6. Auflage 2009. Dortmund: borgmann.

Müller, E. (2009): Silberstaub der Sterne. Märchen zum Entspannen und Träumen. München: Kösel.

Müller, E. (2010): Du spürst unter deinen Füßen das Gras. Autogenes Training in Phantasie- und Märchenreisen. 28. Auflage. Fischer TB.

Müssig, R. (1991): Familien-Selbst-Bilder. Gestaltende Verfahren in der Paar- und Familientherapie. München.

Muth-Seidel, D./Seidel, D. (2006): Cool mit Nic Panda: Training für Kinder mit Schul- und Prüfungsangst. Dortmund: borgmann.

Neumeyer, A. (1999): Ach, könnte ich doch zaubern – ein kleines bisschen nur. Zaubern als Medium für die pädagogische und therapeutische Arbeit mit Kindern. In: Vogt-Hillmann, M./Burr, W. (Hrsg.): Kinderleichte Lösungen. Lösungsorientierte Kreative Kindertherapie. S. 217-228. Dortmund: borgman.

Neumeyer, A. (2008): Therapeutisches Zaubern. In: Simon, T./Weiss, G.: Heilpädagogische Spieltherapie. S. 174-188. Stuttgart: Klett Cotta.

Neumeyer, A. (2009): Mit Feengeist und Zauberpuste: Zauberhaftes Arbeiten in Pädagogik und Therapie. 4. Auflage. Freiburg: Lambertus.

Neuy-Bartmann, A. (2010): „Mein Kind hat ADHS".Strategien von Eltern im Umgang mit ihren Kindern. In: Bundesarbeitsgemeinschaft der Kinderschutz-Zentren e.V. (Hrsg.): ADHS – Diagnostik und Hilfen für betroffene Kinder und Jugendliche und ihre Eltern. S. 181-188. Die Kinderschutz-Zentren, Bonner Str. 145, 50968 Köln.

Neymeier, A. (2013): Einführung in das therapeutische Zaubern. Heidelberg. Carl Auer.

Nienstedt, M./Westermann, A. (2013): Pflegekinder und ihre Entwicklungschancen nach frühen traumatischen Erfahrungen. 4. Auflage. Stuttgart: Klett-Cotta.

Nissen, G. (1989): Emotionale Störungen mit vorwiegend psychischer Symptomatik. In: Eggers, C. u.a.: Kinder- und Jugendpsychiatrie. 5. Auflage. S: 156-188. Berlin: Springer.

Nuding, D./Döring, E. (2013): Humanistische Kinder- und Jugendlichenpsychotherapie. Gesprächspsychotherapie und Personzentrierte Beratung. 44 (4). S. 203-206.

Oaklander, V. (2013): Gestalttherapie mit Kindern und Jugendlichen. 16. Auflage. Stuttgart: Klett-Cotta.

Oerter, R. (^{2}1997): Psychologie des Spiels. München.

Ognjenovic, V. (2004): Es soll dir gut gehen! 50 Workshops für die sozialtherapeutische Arbeit mit traumatisierten Kindern und Erwachsenen. Weinheim: Beltz Juventa.

Ondracek, P. (2007): Personzentriertheit. In: Greving, (Hrsg.): Kompendium der Heilpädagogik. Bd. 2. J-Z. 155-163. Troisdorf: Bildungsverlag EINS.

Orlinsky, D./Roennestadt, M. H./Willutzki, U.(2004): Fifty Years of Psychotherapy Process-Outcome Research: Continuity and Change. In: Lambert, M.J. (Hrsg.): Bergin and Garfield's Handbook of Psychotherapy and Behavior Change. S. 307-390. New York: Wiley.

Ortner, G. (2004): Märchen, die Kindern helfen: Geschichten gegen Angst und Aggression, und was man beim Vorlesen wissen sollte. Für Kinder von 3 bis 7 Jahren. 20. Auflage. Orac.

Oswald, S. H./Goldbeck, L. (2009): Traumatisierung und psychische Auffälligkeiten bei Pflegekindern. Trauma und Gewalt. Heft 4, S. 304-314.

Passolt, M. (Hrsg.) (2003): Hyperaktive Kinder: Psychomotorische Therapie. 3. Auflage. München: Ernst Reinhardt.

Pauli, L./Schäfer, K. (2009): mutig, mutig. Zürich: Atlantis-Orell Füssli.

Peseschkian, N. (2012): Der Kaufmann und der Papagei: Orientalische Geschichten in der Positiven Psychotherapie. 33. Auflage. Frankfurt a. M.: Fischer.

Peseschkian, N./Peseschkian N. (2004): Geschichten, Lebensweisheiten und Parabeln als Medien der Psychiatrie und Psychotherapie. Forum der Kinder- und Jugendpsychiatrie und Psychotherapie, 14, 3-12.

Peseschkian, N: (2011): Der nackte Kaiser: oder: Wie man die Seele der Kinder und Jugendlichen versteht und heilt. 3. Auflage. Frankfurt a. M.: Fischer.

Petermann, F./Petermann, U. (2000): Training mit aggressiven Kindern. 9. Auflage. Weinheim: Beltz.

Petermann, U. (2001): Die Kapitän-Nemo-Geschichten: Geschichten gegen Angst und Stress. 18. Auflage. Freiburg: Herder.

Petermann, U. (2014): Entpannungstechniken für Kinder und Jugendliche: Ein Praxisbuch. 8. aktual. Auflage. Weinheim: Beltz.

Petermann, U./Petermann, F. (2009): Training mit sozial unsicheren Kindern: Einzeltraining, Kindergruppen, Elternberatung. Mit CD-ROM. Weinheim: Beltz.

Petermann, U./Walter, H.-J. (1997): Spezifische Ängste und Phobien. In: Petermann, F. (Hrsg.): Fallbuch der Klinischen Kinderpsychologie. S. 127-145. Göttingen: Hogrefe.

Petersen, H. (2003): Psychogener Appetitverlust. In: Boeck-Singelmann, C./Hensel, T./ Jürgens-Jahnert, J., Monden-Engelhardt, C. (Hrsg.): Personzentrierte Psychotherapie mit Kindern und Jugendlichen. Bd. 3, S. 257-292. Göttingen: Hogrefe.

Petzold, H. (1987): Puppen und Puppenspiel in der Integrativen Therapie mit Kindern. In: Petzold, H./Ramin, G. (Hrsg.): Schulen der Kinderpsychotherapie. S. 427-488. Paderborn: Junferman.

Petzold, H./Ramin, G. (1987): Integrative Therapie mit Kindern. In: H. Petzold/G. Ramin (Hrsg.): Schulen der Kinderpsychotherapie. S. 359-426. 3. Auflage 1995. Paderborn: Junferman.

Pisarski, A./Pisarski, W. (2008): Dafür bist du nicht zu klein! Kinder beim Trauern begleiten. Bayerischer Landesverband Evangelischer Tageseinrichtungen (Hrsg.). Neustadt an der Aisch: Ph. C.W. Schmidt.

Port, M. (2013): Das mutige Buch. Stuttgart: Klett Kinderbuch Verlag.

Poser, M. (Hrsg.) (2010): Tiefenpsychologisch fundierte Psychotherapie bei Kindern und Jugendlichen: Falldarstellungen und Therapiekonzeption. Stuttgart: Schattauer.

Proksch, R. (1990): Hilfe zur Selbsthilfe. Beratungsleistungen nach dem neuen Kinder- und Jugendhilfegesetz. Blätter der Wohlfahrtspflege, 12 (1990), S. 323-325. Herausgegeben vom Wohlfahrtswerk für Baden-Württemberg, Stuttgart.

Randerat, J. (2008): Fips versteht die Welt nicht mehr, Wenn Eltern sich trennen. Stuttgart: Thienemann.

Rech-Simon, C./Simon, F. B. (2014): Survival-Tipps für Adoptiveltern. 2. Auflage. Heidelberg: Carl Auer.

Rechtien, W./Waldhecker, J./Lück, H. E. /Sewz, G. (Hrsg) (2009): Personzentrierte Beratung: Beiträge zur Fundierung professioneller Praxis. Köln: GwG-Verlag.

Reiners, B. (2013): Kinderorientierte Familientherapie. Stuttgart: Vandenhoek & Ruprecht.

Reisel, B. (2001a): The Clinical Treatment of the Problem Child. Carl Rogers als Kinderpsychotherapeut. Person, Internationale Zeitschrift für Personzentrierte und Experienzielle Psychotherapie und Beratung, 5 (2), S. 55-67.

Reisel, B. (2001b): Das Personzentrierte Entwicklungsmodell. Zum Verständnis kindlicher Entwicklung im Personzentrierten Ansatz. In: Frenzel, P./Keil, W.W./Schmid, P.F./Stölzl, N. (Hrsg.): Klienten-/Personzentrierte Psychotherapie, Kontexte, Konzepte, Konkretisierungen. S. 96-118. Wien: Facultas.

Reisel, B. (2002): Wenn die Erfahrung zum Feind wird. Zum Verständnis kindlicher Verhaltensauffälligkeit aus personzentrierter Sicht. In: Iseli, C. et al. (Hrsg.): Identität, Begegnung, Kooperation. Peson/Klientenzentrierte Psychotherapie und Beratung an der Jahrhundertwende. S. 408-424. Köln: GwG-Verlag.

Reisel, B./Wakolbinger, C. (2012): Kinder und Jugendliche. In: Eckert, J./Biermann-Ratjen, E-M./Höger, D. (Hrsg.): Gesprächspsychotherapie. Lehrbuch für die Praxis. S. 253-277. 2. Auflage. Heidelberg: Springer.

Remschmidt, H. (1997): Angstsyndrome. In: Remschmidt, M. (Hrsg.): Psychotherapie im Kinder- und Jugendalter. S. 198-219. Stuttgart: Thieme.

Remschmidt, H./Quaschner, K. (1997): Tiefenpsychologisch fundierte Psychotherapie. In: Remschmidt, H. (Hrsg.): Psychotherapie im Kindes- und Jugendalter. S. 80-91. Stuttgart: Thieme.

Résisbois-Kemp, C. (2011): Focusing in der Arbeit mit Kindern. In: Wakolbinger, C./Katsivelaris, M./Reisel, B./Naderer, G.: Die Erlebnis- und Erfahrungswelt unserer Kinder. Vorträge und Workshops der 3. Internationalen Fachtagung für klienten-/personzentrierte Kinder- und Jugendlichenpsychotherapie. S. 257-278. Norderstedt: Books on Demand.

Rheinberg, F. (2002): Motivation. Stuttgart: Kohlhammer.

Richter, V. (2011): Rückenwind für Scheidungskinder: Ein Ratgeber für verantwortungsbewusste Eltern. Wien: Kneipp.

Riedel, K. (2002): Personzentrierte Kindertherapie bei sexueller Misshandlung. In: Boeck-Singelmann, C./Ehlers, B./Hensel, T./Kemper, F./Monden-Engelhardt, C. (Hrsg.): Personzentrierte Psychotherapie mit Kindern und Jugendlichen. Bd. 2, S.185-210. 2. überarbeitete u. erw. Auflage. Göttingen: Hogrefe.

Riedel, K. (2008): Empathie bei Kindern psychisch kranker Eltern. München: Ernst Reinhardt.

Riedel, K. (2009): Personzentrierte Kinderpsychotherapie bei Kindern psychisch kranker Eltern. In: Behr, M./Hölldampf, D./Hüsson, D. (Hrsg): Psychotherapie mit Kindern und Jugendlichen. Personzentrierte Methoden und interaktionelle Behandlungskonzepte. S. 265-284. Göttingen: Hogrefe.

Roberts, R. W./Nee, R. H. (Hrsg.) (1992): Konzepte der Sozialen Einzelfallhilfe. Freiburg: Lambertus.

Rogers, C. R. (1939): The clinical treatment of the problem child. Boston: Houghton Mifflin Company.

Rogers, C. R. (1959/1991): Eine Theorie der Psychotherapie, der Persönlichkeit und der zwischenmenschlichen Beziehungen. Köln: GwG Verlag.

Rogers, C. R. (1961/1991): Entwicklung der Persönlichkeit. 8. Auflage. Stuttgart: Klett-Cotta.

Rogers, C. R. (1964/1979): Lernen in Freiheit. München: Kösel.

Rogers, C. R. (1972): Die klientenzentrierte Gesprächspsychotherapie. Orig. 1951, dt. München: Kindler.

Rogers, C. R. (1972): Die nicht-direktive Beratung. Orig. 1942, dt. München: Kindler.

Rogers, C. R. (1977): Die Kraft des Guten – ein Appell zur Selbstverwirklichung. München: Kindler. (19. Auflage 2012).

Rogers, C. R. (1997): Therapeut und Klient. Grundlagen der Gesprächspsychotherapie. Orig. 1962, dt. Frankfurt a.M.: Fischer.

Rogers, C. R. (2007): Der neue Mensch. 8. Auflage. Stuttgart: Klett Cotta.

Rommel, E./Behr, M./Aich, G.(2012): Spieltherapie in Kindertageseinrichtungen – Konzept, Praxis, Wirksamkeit. Person, Internationale Zeitschrift für Personzentrierte und Experienzielle Psychotherapie und Beratung, 2, S. 138-149.

Rönnau, M./Fröhlich- Gildhoff, K. (2009): Kinder stärken – Resilienzförderung in der Kindertagesstätte. In: Behr, M./Hölldampf, D./Hüsson, D. (Hrsg): Psychotherapie mit Kindern und Jugendlichen. Personzentrierte Methoden und interaktionelle Behandlungskonzepte. S. 121-133. Göttingen: Hogrefe.

Rönnau-Böse, M./Fröhlich-Gildhoff, K. (2010): Resilienzförderung im Kita-Alltag: Was Kinder stark und widerstandsfähig macht. Freiburg: Herder.

Rosenberg, M. B. (2002): Gewaltfreie Kommunikation. Aufrichtig und einfühlsam miteinander sprechen. Paderborn: Junfermann.

Rosenberg, M. B. (2007): Kinder einfühlend ins Leben begleiten: Elternschaft im Licht der gewaltfreien Kommunikation. Paderborn: Junfermann.

Rosenberg, M. B. (2012): Gewaltfreie Kommunikation: Eine Sprache des Lebens. 10. Auflage. Paderborn: Junfermann.

Rotthaus, W. (1989): Die Auswirkungen systemischen Denkens auf das Menschenbild des Therapeuten und seine therapeutische Arbeit. Praxis der Kinderpsychologie und Kinderpsychiatrie, 38 (1989), S. 10-15.

Ruf-Bächtiger, L. (1995): Das frühkindliche psychoorganische Syndrom. 4. Auflage 2003. Stuttgart: Thieme.

Rust, H. (2009): Zeichnen mit Jugendlichen und darüber reden – Selbstkonzept und Lebensplanung in personzentrierten Entwicklungsgesprächen mit lern- und geistig behinderten jungen Menschen. In: Behr, M./Hölldampf, D./Hüsson, D. (Hrsg): Psychotherapie mit Kindern und Jugendlichen. Personzentrierte Methoden und interaktionelle Behandlungskonzepte. S. 151-173. Göttingen: Hogrefe.

Ryan, T./Walker, R. (^{3}2004): Wo gehöre ich hin? Biografiearbeit mit Kindern und Jugendlichen. 4. Auflage 2007. Weinheim: Beltz Juventa.

Sabrowski, S./Grützner, W. (2003): Personzentrierte Psychotherapie bei einem Kind mit Hutchinson-Gilford Progerie. In: Boeck-Singelmann, C./Hensel, T./Jürgens-Jahnert, J./ Monden-Engelhardt, C. (Hrsg.): Personzentrierte Psychotherapie mit Kindern und Jugendlichen. Bd. 3, S. 105-132. Göttingen: Hogrefe.

Sachsse, U. (2008): Imaginative Psychotherapie in der traumazentrierten Behandlung. Trauma & Gewalt 2. Heft 1. S. 64-69.

Sack, M./Gromes, B./Lempa, W. (2007): Traumatherapie „light". Trauma & Gewalt. 1, Heft 3. S. 214-221.

Saint-Exupéry, A. de (1994): Der kleine Prinz. Orig. 1946, dt. Düsseldorf.

Sander, K./Ziebertz, T. (2010): Personzentrierte Beratung. Weinheim: Beltz Juventa.

Schäfer, G.E. (1989): Spielfantasie und Spielumwelt. Weinheim: Juventa

Schäfer, U. (2003): Tim Zippelzappel und Philipp Wippelwappel: Eine E-Mail Geschichte für Kinder mit ADS-Syndrom. Bern: Hans Huber.

Scheuerl, H. (1990): Das Spiel. Untersuchungen über sein Wesen, seine pädagogischen Möglichkeiten und Grenzen. Bd.1. 11. Auflage. Weinheim: Beltz.

Schiffer, E. (1999): Warum Hieronymus B. keine Hexe verbrannte. Weinheim: Beltz.

Schiffer, E. (2013): Wie Gesundheit entsteht. Salutogenese. Schatzsuche statt Fehlerfahndung. 8. neu bearbeitete Auflage. Weinheim: Beltz.

Schiffer, E./Schiffer, H. (2002): Nachdenken über Zappelphilipp – ADS: Beweg-Gründe und Hilfen. Weinheim: Beltz

Schildbach, B./August-Frenzel, P./Schwabe-Höllein, M./Zorzi, H./Klarner, F. (1991): So sehen Scheidungskinder ihre Familien: Eine Untersuchung von Familienzeichnungen. Poster für die 10. Tagung Entwicklungspsychologie. Köln.

Schleiffer, R. (1997): Adoption: psychiatrisches Risiko und/oder protektiver Faktor? Praxis der Kinderpsychologie und Kinderpsychiatrie, 46 (1997), S. 645-659.

Schlippe, A. v. (2010): Familientherapie im Überblick. Basiskonzepte, Formen, Anwendungsmöglichkeiten. 12. überarb. Neuauflage. Paderborn: Junferman.

Schmela, M. (2010): „Vom Zappeln und vom Philipp ...“. Behandlungsansätze in der Arbeit mit von ADHS betroffenen Kindern. In: Bundesarbeitsgemeinschaft der Kinderschutz-Zentren e.V. (Hrsg.): ADHS – Diagnostik und Hilfen für betroffene Kinder und Jugendliche und ihre Eltern. S. 99-147. Die Kinderschutz-Zentren, Bonner Str. 145, 50968 Köln.

Schmid, G. (2007): Diagnostik. In: Kahl, K.G., Puls, J.H., Schmid, G. (Hrsg.): Praxishandbuch ADHS. Diagnostik und Therapie für alle Altersstufen. Stuttgart: Thieme.

Schmid, G. (2010): „Wer sucht, der findet (immer?)!“ Von Verhaltensmerkmalen zur Diagnose ADHS. In: Bundesarbeitsgemeinschaft der Kinderschutz-Zentren e.V. (Hrsg.): ADHS – Diagnostik und Hilfen für betroffene Kinder und Jugendliche und ihre Eltern. S. 27-33. Die Kinderschutz-Zentren, Bonner Str. 145, 50968 Köln.

Schmid, P. F. (2007): Begegnung von Person zu Person. Die anthropologischen Grundlagen Personzentrierter Therapie. In: Kriz, J./Slunecko, T. (Hrsg.): Gesprächspsychotherapie. Die therapeutische Vielfalt des personzentrierten Ansatzes. S. 34-48. Wien: facultas.wuv.

Schmidtchen, S. (1972): Effekte von klientenzentrierter Spieltherapie bei mehrfach gestörten Kindern. Unveröffentlichte Dissertaton. Kiel.

Schmidtchen, S. (1978): Klientenzentrierte Spieltherapie. Weinheim: Beltz.

Schmidtchen, S. (1989): Kinderpsychotherapie. Stuttgart: Kohlhammer.

Schmidtchen, S. (1991): Klientenzentrierte Spiel- und Familientherapie. 3. überar. u. erw. Auflage. Weinheim: Beltz.

Schmidtchen, S. (1993): Zwei Fliegen mit einer Klappe? Evaluation der Hypothese eines zweifachen Wirksamkeitsanspruches der klientenzentrierten Spieltherapie. Psychologie in Erziehung und Unterricht 40, S. 34-42.

Schmidtchen, S. (1999): Möglichkeiten und Grenzen der klienten- bzw. personzentrierten Spieltherapie mit Kindern. In: Viquerat, H. (Hrsg.): Klinische Kinder- und Jugendlichen-Psychologie. Diagnostik, Störungsbilder, Therapie. Tagungsband der 9. Tage der Klinischen Psychologie 1998. S. 181-246. Bonn: Deutscher Psychologen Verlag.

Schmidtchen, S. (2001): Allgemeine Psychotherapie für Kinder, Jugendliche und Familien. Stuttgart: Kohlhammer.

Schmidtchen, S. (2002): Neue Forschungsergebnisse zu Prozessen und Effekten der Therapeutischen Kinderspieltherapie. In: Boeck-Singelmann, C. u. a. (Hrsg.): Personzentrierte Psychotherapie mit Kindern und Jugendlichen. Band 1. S. 153-194.

Schmidtchen, S. (2003): Behandlung der Störung des Sozialverhaltens durch eine klientenzentrierte Psychotherapie für Kinder, Jugendliche und Familien. In: Boeck-Singelmann u. a. (Hrsg.): Personzentrierte Psychotherapie mit Kindern und Jugendlichen. Band 3, S. 79-104. Göttingen: Hogrefe.

Schmidt-Traub, S. (2010): Selbsthilfe bei Angst im Kindes- und Jugendalter: Ein Ratgeber für Kinder, Jugendliche, Eltern und Erzieher. 2. Auflage. Göttingen: Hogrefe.

Schmitz-Schretzmair, R. (2003): Der Weg zu einer Personzentrierten Schule besteht aus vielen kleinen Schritten. Gesprächspsychotherapie und Personzentrierte Beratung, 1, S. 15-18.

Schmitz-Schretzmair, R. (2011): Personzentrierte Kommunikation, Kooperation und Konfliktlösung – in Schulen werden diese drei Kompetenzen mehr denn je gebraucht. Gesprächspsychotherapie und Personzentrierte Beratung. 42(2). S. 77-80.

Schneewind, K.: Freiheit in Grenzen. Universität München. Department Psychologie. Leopoldstraße 13, 80802 München. www.freiheit-in-grenzen.org.

Schneider, M./Schneider, R.P.(1994): Bewegen und Entspannen nach Musik. Anleitungsbuch mit CD: Rhythmisierungen, Bewegung und Ausgleich in Kindergarten und Unterricht. Mühlheim: Verlag an der Ruhr.

Schneider, S. (1012): Angststörungen. In: Feger, J. M. /Eggers, C. /Resch, F. (Hrsg.): Psychiatrie und Psychotherapie des Kindes- und Jugendalters. S. 473-495. 2. Auflage. Berlin: Springer.

Schneider, S./Borer, S.(2007): Nur keine Panik! Was Kids über Angst wissen sollten. Basel: Karger.

Schulte-Markwort, M. (1994): Gewalt ist geil. Stuttgart: Trias.

Schuster, M. (1993): Die Psychologie der Kinderzeichnung. 2. Auflage. Berlin: Springer.

Schwarz, H. (2012): Märchen zum Mitmachen für Kita-Kinder: Lauschen, singen, erzählen, nachspielen. Mühlheim: Verlag an der Ruhr.

Seidler, E. (2004): Von der Unart zur Krankheit. Deutsches Ärzteblatt, 101: A 239-243 (Heft 5).

Seiffge-Krenke, I. (2000): Ein sehr spezieller Freund: Der imaginative Gefährte. In: Praxis der Kinderpsychologie und Kinderpsychiatrie. Heft 9, S. 689-702. Göttingen: Vandenhoeck & Ruprecht.

Seitz, R./Seitz M. (2009): Kreative Kinder. Das Praxisbuch für Eltern und Pädagogen. München: Kösel.

Selg, H. (1974): Menschliche Aggressivität; Theorien, Diagnostik. Göttingen.

Signer-Fischer, S. (1993): Der Wachhund und der Schlafhund. Hypnotische Techniken zur Behandlung von Schlafstörungen bei Kindern. In: Mrochen, S./Holtz, K-L./Trenkle, B. (Hrsg.): Die Pupille des Bettnässers. S. 186-198. Heidelberg: Carl Auer.

Signer-Fischer, S. (1999): Magie und Realismus in der Angstbehandlung. In: Vogt-Hillmann, M./Burr, W. (Hrsg.): Kinderleichte Lösungen. Lösungsorientierte Kreative Kindertherapie. S. 143-157. Dortmund: borgman.

Simchen, H. (2010): „Traumsusen" im Fokus. Das Aufmerksamkeitsdefizitsyndrom ohne Hyperaktivität. In: Bundesarbeitsgemeinschaft der Kinderschutz-Zentren e.V. (Hrsg.): ADHS – Diagnostik und Hilfen für betroffene Kinder und Jugendliche und ihre Eltern. S. 83-96. Die Kinderschutz-Zentren, Bonner Str. 145, 50968 Köln.

Simon, T. (2008): Sandspieltherapie. In: Simon, T./Weiss, G.: Heilpädagogische Spieltherapie. S. 162-173.Stuttgart: Klett Cotta.

Simon, T./Weiss, G. (2008): Heilpädagogische Spieltherapie. Stuttgart: Klett-Cotta.

Snunit, M./Golomb, N. (1991): Der Seelenvogel. 30. Auflage. Hamburg: Carlsen.

Spangenberg, B. (2002): Märchen gegen Kinderängste. Freiburg: Herder.

Spangenberg, B. (2002): Märchen helfen Scheidungskindern. Freiburg: Herder.

Spangler, G./Zimmermann, P. (2011): Die Bindungstheorie. 6. Auflage. Stuttgart: Klett-Cotta.

Späth, H. (2012): Personzentriertes Handeln in der Lerntherapie. PERSON, 16(1), S. 84-96.

Specht, F. (1993): Zu den Regeln des fachlichen Könnens in der psychosozialen Beratung von Kindern, Jugendlichen und Eltern. Praxis der Kinderpsychologie und Kinderpsychiatrie, 42 (1993), S. 113-124.

Spitz, R.A. (1945): Hospitalism. Psychoanalytic Study of the Child. Bd. 1. Yale, S. 53-74.

Spitzer, G. (2010): Warum zappelt Philipp? Wie wir entspannt mit ADHS umgehen können. Berlin: Überreuter.

Spitzer, M. (2012): Digitale Demenz: Wie wir uns und unsere Kinder um den Verstand bringen. München: Droemer.
Staabs, G.v. (1992): Der Scenotest. 8. Auflage. Bern: Hans Huber.
Statistisches Bundesamt (2013): www.destatis.de/DE/ZahlenFakten/GesellschaftStaat/Soziales/Sozialleistungen/KinderJugendhilfe/KinderJungedhilfe.html (März 2014)
Steck, B. (1998): Eltern-Kind-Beziehungsproblematik bei der Adoption. Praxis der Kinderpsychologie und Kinderpsychiatrie, 47 (1998), S. 240-262.
Stein, M./von Hout, M. (2006): Wie Hasenherz die Angst besiegte. München: cbj.
Steinhage, R. (1992): Sexuelle Gewalt – Kinderzeichnungen als Signal. Reinbek: rororo.
Stern, D. N. (1992): Die Lebenserfahrung des Säuglings. 10. Auflage 2011. Stuttgart: Klett-Cotta. .
Stern, D. N. (1999): Wie das Gewebe der Seele geknüpft wird. Psychologie heute, 12 (1999), S. 38-44.
Stiftung zum Wohl des Pflegekindes (Hrsg.) (2005): Traumatische Erfahrungen in der Kindheit – langfristige Folgen und Chancen der Verarbeitung in der Pflegefamilie. Tagungsdokumentation. Idstein: Schulz-Kirchner-Verlag.
Stiftung zum Wohl des Pflegekindes (Hrsg.) (2006): Bindung und Trauma – Konsequenzen in der Arbeit für Pflegekinder. Tagungsdokumentation. Idstein: Schulz-Kirchner-Verlag.
Stölting, E. (2010): Hibbel: Ein Vorlesebuch für Eltern unruhiger Kinder. Köln: GwG Verlag.
Stölting, E. (2011): Lisa-Marie. Ein Vorlesebuch für Kinder, deren Eltern sich getrennt haben. Köln: GwG Verlag.
Stosch, T. von (1988): Personenzentrierte Gruppenpsychotherapie in Form von Fantasie- und Rollenspielen mit 4- bis 7jährigen Kindern: Erfahrungen aus dem teilstationären Bereich für Vorschulkinder einer Kinder- und Jugendpsychiatrie. In: Esser, U./Sander, K. (Hrsg.): Personenzentrierte Gruppenpsychotherapie. S. 162-180. Heidelberg.
Streeck-Fischer, A./Fricke, B. (2007): „Lieber unruhig sein als in einem tiefen dunklen Loch eingesperrt." ADHD aus psychodynamischer Sicht. Praxis der Kinderpsychologie und Kinderpsychiatrie, 4 (56), S. 277-299.
Strobach, S. (2013): Scheidungskindern helfen. Übungen und Materialien. 3. Auflage. Weinheim: Beltz Juventa.
Sweeney, D. S. (1997): Counseling children through the world of play. Wheaton/Illinois: Tyndale House Publishers.
Teml, H./Teml, H. (2002): Komm mit zum Regenbogen. (7. Auflage). Linz: Veritas.
Textor, M. R. (1996): Problemkinder oder Problemsituation? In: Textor, M. R.: Problemkinder? Auffällige Kinder in Kindergarten und Hort. S. 41-46. Weinheim: Beltz.
Textor, M. R. (2012): Elternarbeit im Kindergarten. Ziele, Formen, Methoden. 3. Auflage. Norderstedt: Books on Demand.
Thompson, C. L./Rudolph, L. B. (1996): Counseling Children. Pacific-Grove: Brooks/Cole Publishing Company.
Tilly, C./Offermann, A. (2012): Mama, Mia und das Schleuderprogramm. Kindern Borderline erklären. Bonn: Balance Buch + Medien.
Tinker, R. H./Wilson, S. A. (2000): EMDR mit Kindern. Paderborn: Junferman.
Traxler, K. (2006): Das Bewegungskonzept Elfriede Hengstenbergs. Freiburg: Arbor.
Trott, G. E. (1993): Das hyperkinetische Syndrom und seine medikamentöse Behandlung. Leipzig.
Türcke, Ch. (2012): Hyperaktiv!: Kritik der Aufmerksamkeitsdefizitkultur. München: C.H. Book.
Vogt-Hillmann, M. (1999): Vom Ressourcosaurus und anderen fabelhaften Wesen. In: Vogt-Hillmann/Burr (Hrsg.): Kinderleichte Lösungen. Lösungsorientierte Kreative Kindertherapie. 6. Auflage 2009. Dortmund: borgman. S. 11-29.

Vopel, K. (2002): Kinder ohne Streß: Im Wunderland der Fantasie. 7. Auflage. Salzhausen: iskopress.

Vopel, K. (2010): Interaktionsspiele für Kinder. Bd. 1. 13. Auflage. Salzhausen: iskopress.

Vopel, K. (2011): Kunsttherapie für Kinder: 110 Ideen zum Zeichnen und Malen. Salzhausen: Iskopress.

Voß, R. (1993): Das hyperaktive Kind: Sinn-volles Handeln verstehen. In: Hahn, K./Müller, F.-W. (Hrsg.): Systemische Erziehungs- und Familienberatung. S. 83-91. Mainz: Grünewald.

Wakolbinger, C. (2009): Die präsente Therapeutenperson – Authentizität als entscheidender Faktor in der personzentrierten Kinder- und Jugendlichenpsychotherapie. In: Behr, M./ Hölldampf, D./Hüsson, D. (Hrsg): Psychotherapie mit Kindern und Jugendlichen. Personzentrierte Methoden und interaktionelle Behandlungskonzepte. S. 59-77. Göttingen: Hogrefe.

Wakolbinger, C. (2010): Die heilsame Beziehung: Resonanz der Therapeutin als Grundlage für empathisches Verstehen und Wertschätzen in der Personzentrierten Psychotherapie. Person, 14 (1), S. 21-31.

Wakolbinger, C./Katsivelaris, M./Reisel, B./Naderer, G. (Hrsg.) (2011): Die Erlebnis- und Erfahrungswelt unserer Kinder. Vorträge und Workshops der 3. Internationalen Fachtagung für klienten-/personzentrierte Kinder- und Jugendlichenpsychotherapie. Norderstedt: Books on Demand.

Wallerstein, J./Blakeslee, S. (1989): Gewinner und Verlierer – Frauen, Männer und Kinder nach der Scheidung. München.

Wartner, U.G. (1999): Die klinische Anwendung bindungstheoretischer Konzepte – Beispiele aus der Sicht einer klinischen Psychologin. In: Spangler, G./Zimmermann, P. (Hrsg.): Die Bindungstheorie. S. 409-418. Stuttgart: Klett-Cotta.

Watzlawick, P./Beavin, J./Jackson, D. (2000): Menschliche Kommunikation. 10. Auflage. dt. 1969. Bern: Hans Huber.

Weidner, J./Kilb, R./Kreft, D. (Hrsg.)(2009): Gewalt im Griff 1: Neue Formen des Anti-Aggressivitäts-Trainings. (5. Auflage).Weinheim: Beltz Juventa.

Weinberg, D. (2013a): Traumatherapie mit Kindern. Strukturierte Trauma-Interventionen und traumabezogene Spieltherapie. 2. Auflage. München: Pfeiffer bei Klett-Cotta.

Weinberg, D. (2013b): Psychotherapie mit komplex traumatisierten Kindern: Behandlung von Bindungs- und Gewalttraumata der frühen Kindheit. München: Pfeiffer bei Klett-Cotta.

Weinberg, D./Hensel, T. (2008): Traumazentrierte Spieltherapie. In Landolt, M. A./Hensel, T. (Hrsg.): Traumatherapie bei Kindern und Jugendlichen. S. 111-134. Göttingen: Hogrefe.

Weinberger, S. (2009): Jugendliche in der Psychotherapie. In: Behr, M./Hölldampf, D./Hüsson, D. (Hrsg): Psychotherapie mit Kindern und Jugendlichen. Personzentrierte Methoden und interaktionelle Behandlungskonzepte. S. 198-218. Göttingen: Hogrefe.

Weinberger, S. (2011): Wie viel Traumatherapie steckt in der personzentrierten Spieltherapie? In: Wakolbinger, C./Katsivelaris, M./Reisel, B./Naderer, G. (Hrsg.) (2011): Die Erlebnis- und Erfahrungswelt unserer Kinder. Vorträge und Workshops der 3. Internationalen Fachtagung für klienten-/personzentrierte Kinder- und Jugendlichenpsychotherapie. S.205-218. Norderstedt: Books on Demand.

Weinberger, S. (2013): Klientenzentrierte Gesprächsführung. Eine Lern- und Praxisanleitung für helfende Berufe. 14. Auflage. Weinheim: Beltz Juventa.

Weinberger, S./Lindner, H. (2011): Personzentrierte Beratung. Stuttgart: Kohlhammer.

Weinberger, S./Papastefanou, C. (2008): Wege durchs Labyrinth. Personzentrierte Beratung und Psychotherapie mit Jugendlichen. Weinheim: Beltz Juventa.

Weiss, G. (2008): Therapeutische Geschichten. In: Simon, T./Weiss, G.: Heilpädagogische Spieltherapie. S. 140-161. Stuttgart: Klett Cotta.

Weiß, H./Benz, D. (1987): Auf den Körper hören. Hakomi-Psychotherapie. Eine Einführung. München: Kösel.

Weiß, W. (2013): Philipp sucht sein Ich: Zum pädagogischen Umgang mit Traumata in den Erziehungshilfen. 7. Auflage. Weinheim: Beltz Juventa.

Weiß, W./Friedrich, E. K./Picard, E./Ding, U. (2014): »Als wär ich ein Geist, der auf mich runter schaut«: Dissoziation und Traumapädagogik. Weinheim: Beltz Juventa.

Welter-Enderlin, R./Hildenbrand, B. (Hrsg.) (2012): Resilienz - Gedeihen trotz widriger Umstände. 4. Auflage. Heidelberg: Carl Auer.

Werner, I./Lätzer, K. L./Leuzinger-Bohleber, M. (2010): Störungen der frühen Affektregulation: Klinische und empirische Annäherung an ADHS. In: Bundesarbeitsgemeinschaft der Kinderschutz-Zentren e.V. (Hrsg.): ADHS – Diagnostik und Hilfen für betroffene Kinder und Jugendliche und ihre Eltern. S. 149-179. Die Kinderschutz-Zentren, Bonner Str. 145, 50968 Köln.

Weyer, M. (2006): Adoption – und danach? Erfahrungen, Orientierungen und Berichte über die Adoption fremdländischer Kinder. Burgdorf: Kirchturm Verlag.

Wiegel, S. (2013): Für immer in meinem Herzen: Das Trauer- und Erinnerungsalbum für Kinder. 3. Auflage. Freiburg: Patmos.

Wiemann, I. (2011): Wie viel Wahrheit braucht mein Kind? Von kleinen Lügen, großen Lasten und dem Mut zur Aufrichtigkeit in der Familie. 5. Auflage. München: rororo.

Wiemann, I. (2012): Adoptiv- und Pflegekindern ein Zuhause geben: Informationen und Hilfen für Familien. (3. Auflage). Bonn: Balance Buch + Medien.

Wild, R. (1988): Erziehung zum Sein. Freiburg: Arbor.

Willutzki, U./Teismann, T. (2013): Ressourcenaktivierung in der Psychotherapie. Göttingen: Hogrefe.

Wiltschko, J. (1995): Focusing Therapie. Einige Splitter, in denen das Ganze sichtbar werden kann. GwG-Zeitschrift, 98 (1995), S. 17-28.

Wiltschko, J. (2002): Focusing und Focusing-Therapie. In: Keil, W.W./Stumm, G. (Hrsg.): Die vielen Gesichter der personzentrierten Psychotherapie. S. 231-264. Wien: Springer.

Wiltschko, J. (2011): Ich spüre, also bin ich! Nicht-Wissen als Quelle von Veränderung. Münster: Monsenstein/Vannerdat.

Winnicott, D. W. (1974): Reifungsprozesse und fördernde Umwelt. Stuttgart: Klett-Cotta.

Winnicott, D. W. (^{5}1989): Vom Spiel zur Kreativität. 13. Auflage 2012. Stuttgart: Klett-Cotta.

Winter, B. (2010): "Komm, das schaffst Du!" Aufmerksamkeitsprobleme und ADHS: Ergotherpeutische Alltagshilfen für mehr / Konzentration / Selbstständigkeit / Selbstvertrauen. Stuttgart: Trias.

Wintsch, H. (2000): Therapeutische Gruppen mit kriegstraumatisierten Kindern. Praxis der Kinderpsychologie und Kinderpsychiatrie, 49 (2000), S. 209-230.

Wirl, C. (1997): Therapeutische Geschichten und Metaphern. In: Mrochen, S./Holtz, K.-L./ Trenkle, B. (Hrsg.): Die Pupille des Bettnässers. S. 60-83.Heidelberg: Carl Auer.

Wirl, C. (1999): Es war einmal ... über das Erfinden von Märchen und (therapeutischen) Geschichten. In: Vogt-Hillmann, M./Burr, W. (Hrsg.): Kinderleichte Lösungen. S. 47-67. 6. Auflage 2009. Dortmund: borgman.

Wittmann, A. J. (2006): Personzentrierte Spieltherapie nach sexuellem Missbrauch – eine Kasuistik zur Verdeutlichung zentraler Spiel- und Symbolisierungsprozesse. Person, 10 (2), S. 142-150

Wittmann, A. J. (2012): Die Kraft des Spiels – therapeutische Hilfen für Kinder mit sexuellen Mißbrauchserfahrungen. Gesprächspsychotherapie und Personzentrierte Beratung. 43 (1). S. 31-37.

Wohnhaus-Baggerd, U. (2008): ADHS und Psychomotorik: Systemische Entwicklungsbegleitung als therapeutische Intervention. Schorndof: Hofmann.

Wolters, J.-M./Fußmann, A. (Hrsg.) (2008): Budopädagogik: Kampf-Kunst in Erziehung, Therapie und Coaching. Hergensweiler: Ziel Verlag.

Wolzfeld, C. (2013): Schulentwicklung zwischen Person und System. In: Gesprächspsychotherapie und Personzentrierte Beratung. 44 (1). 12-17.

Wuchner, M./Eckert, J. (1995): Frequenz-Dauer-Setting in der Gesprächspsychotherapie heute. Teil 2: Klientenzentrierte Einzelpsychotherapie bei Kindern und Jugendlichen. GwG Zeitschrift, 97 (1995), S. 17-20.

Wunderer, S. (2010): Warum ist Mama traurig? Frankfurt a.M.: Mabuse-Verlag.

Wustmann Seiler, C. (2004): Resilienz. Widerstandsfähigkeit von Kindern in Tageseinrichtungen fördern. Berlin: Cornelsen.

Wustmann, C. (2007): Resilienz. In: Bundesministerium für Bildung und Forschung (Hrsg.): Auf den Anfang kommt es an. Perspektiven für eine Neuorientierung der frühkindlichen Bildung. Bundesministerium für Bildung und Forschung. S. 119-189.

Wüthrich, G./Harter, K. (2007): Das therapeutische Puppenspiel: Ein Spiegel der kindlichen Seele. München: Kösel.

Wygotski, L. S. (2010): Das Spiel und seine Bedeutung in der psychischen Entwicklung des Kindes. In Elkonin, D.: Psychologie des Spiels. S. 462. Berlin: Lehmanns Media.

Ziler, H./Brosat, H./Tötemeyer, N. (2007): Der Mann-Zeichen-Test: In der detail-statistischen Auswertung nach Ziler. Münster: Aschendorff Verlag.

Zimmer, R. (2004): Handbuch der Bewegungserziehung: Grundlagen für Ausbildung und pädagogische Praxis. Freiburg: Herder.

Zimmer, R. (2012a): Handbuch der Psychomotorik: Theorie und Praxis der psychomotorischen Förderung von Kindern. Freiburg: Herder.

Zimmer, R. (2012b): Handbuch der Sinneswahrnehmung: Grundlagen einer ganzheitlichen Bildung und Erziehung. Freiburg: Herder.

Zimmermann, P. (1999): Bindungsentwicklung von der frühen Kindheit bis zum Jugendalter und ihre Bedeutung für den Umgang mit Freundschaftsbeziehungen. In: Spangler, G./ Zimmermann, P. (Hrsg.): Die Bindungstheorie. S. 203-231. Stuttgart: Klett-Cotta.

Zimmermann, P. (2000): Bindung, Internale Arbeitsmodelle und Emotionsregulation: Die Rolle von Bindungserfahrungen im Risiko-Schutz-Modell. Frühförderung interdisziplinär 19, S. 119-129.

Zimpel, A. F. (2012): Laßt unsere Kinder spielen. Der Schlüssel zum Erfolg. Göttingen: Vandenhoeck & Ruprecht.

Zöllner, U./Arter, C./Gmür, M. (2006): Persönlichkeitsdiagnostik mit dem Sterne-Wellen-Test. München: Ernst Reinhart.

Zulliger, H. (1990): Heilende Kräfte im kindlichen Spiel. Frankfurt a.M.

Zülow, C. v. (2009): Das Asperger-Syndrom – Personzentrierte Spieltherapie als sozial-emotionale Entwicklungsförderung. In: Behr, M./Hölldampf, D./Hüsson, D. (Hrsg): Psychotherapie mit Kindern und Jugendlichen. Personzentrierte Methoden und interaktionelle Behandlungskonzepte. S. 285-316. Göttingen: Hogrefe.

Zurhorst, G. (2007): Die therapeutische Beziehung in der Gesprächspsychotherapie (GPT). Jenseits von Deutungs- und Manipulationsmacht. In: Kriz, J./Slunecko, T. (Hrsg.): Gesprächspsychotherapie. Die therapeutische Vielfalt des personzentrierten Ansatzes. S. 79-94. Wien: facultas.

Adressen

Fort- und Weiterbildung in Personzentrierter Psychotherapie mit Kindern und Jugendlichen und in Personzentrierter Beratung mit Kindern, Jugendlichen und deren Bezugspersonen:

Deutschland:

GwG – Gesellschaft für Personzentrierte Psychotherapie und Beratung
Melatengürtel 125a, 50825 Köln

Tel. 0221/925908-0
Fax 0221/251276
E-Mail: gwg@gwg-ev.org
www.gwg-ev.org

Österreich:

ÖgwG – Österreichische Gesellschaft für wissenschaftliche, klienten-zentrierte Psychotherapie und personorientierte Gesprächsführung
Altstadt 13, A–4020 Linz

Tel./Fax +43(0)732/78 46 30
E-Mail: office@oegwg.at
www.psychotherapie.at/oegwg

Forum – Forum Personzentrierte Praxis, Ausbildung und Forschung der APG, Wien
Liechtensteinstr. 129/3, A–1090 Wien

Tel./Fax +43(0)1/966 79 44
E-Mail: buero@apg-forum.at
www.apg-forum.at

VRP – Vereinigung Rogerianische Psychotherapie
Postfach 33, A–1091 Wien

Tel./Fax +43(0)664/417 31 70
E-Mail: office@vrp.at
www.vrp.at

Schweiz:

Schweizerische Gesellschaft für den Personzentrierten Ansatz
Josefstraße 79
CH–8005 Zürich

Tel. +41(0)44/271 71 70
Fax +41(0)44/272 72 71
E-Mail: info@pca-acp.ch
www.pca-acp.ch

Therapiematerial: Bezugsadressen

Donna Vita
Pädagogisch-therapeutischer Fachhandel
Postfach 130121, 50495 Köln

Tel. +49 (0)221/139 62 09
Fax +49 (0)221/139 62 09
E-Mail: mail@donnavita.de
www.donnavita.de

KIKT-TheMa
Therapeutische Materialien
Antwerpener Straße 46, 50672 Köln

Tel. +49 (0)221/58919673
Fax +49 (0)221/511797
E-Mail: info@kikt-thema.de
www.kikt-thema.de

Sachregister

Personenregister